Kokosöl

BRUCE FIFE

KOKOSÖL

Das Geheimnis gesunder Zellen

KOPP VERLAG

1. Auflage Januar 2013
2. Auflage Juli 2013
3. Auflage Februar 2014
4. Auflage September 2014
5. Auflage Januar 2016
6. Auflage Juli 2016
7. Auflage Juli 2021 als Sonderausgabe
8. Auflage Juni 2025 als Sonderausgabe
9. Auflage Mai 2026 als Sonderausgabe

Titel der amerikanischen Originalausgabe: *The Coconut Oil Miracle*

Übersetzung: Ortrun Cramer
Umschlaggestaltung: Christine Ibele
Satz und Layout: opus verum, München

Printed in Germany

ISBN: 978-3-86445-840-8

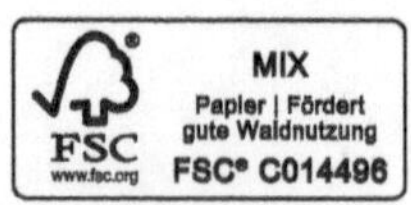

Gerne senden wir Ihnen unser Verlagsverzeichnis
Kopp Verlag
Bertha-Benz-Straße 10
D-72108 Rottenburg a. N.
E-Mail: info@kopp-verlag.de
Tel.: +49 7472 9806-10
Fax: +49 7472 9806-11

Unser Buchprogramm finden Sie auch im Internet unter:
www.kopp-verlag.de

Inhalt

Vorwort

Bisher ist nur einer überschaubaren Gruppe von Lipid-Forschern bekannt, wie unglaublich gesund die besonderen gesättigten Fettsäuren im Kokosöl sind. Überhaupt weiß kaum jemand, der im medizinischen Bereich arbeitet, etwas von den Vorzügen des Kokosöls. Es ist verpönt, weil über Nahrungsfette insgesamt falsche Vorstellungen herrschen. Doch glücklicherweise beginnt sich die Lage zu ändern, allmählich setzt sich durch, welch ungeheuer nützlichen Beitrag die tropischen Öle zu Ernährung und Therapie leisten können.

Wie der Leser auf den folgenden Seiten erfährt, sind nicht alle gesättigten Fette generell schädlich, im Gegenteil, einige sind sogar sehr gesund. Es wird beschrieben, was Lipid-Forscher über eine besondere Gruppe gesättigter Fette herausgefunden haben, die sich in der Muttermilch und im Kokosöl finden. Die Rede ist von den sogenannten mittelkettigen Fettsäuren und ihren erstaunlichen gesunden Eigenschaften. Es ist eine wahrhaft faszinierende Geschichte!

Wer sich die Zeit nimmt, dieses Buch zu lesen, ist vielleicht zunächst überrascht, wenn er erfährt, dass diese gesättigten Fette sehr gesund sind. Im Gegensatz zu der bei Laien und auch medizinischen Fachleuten verbreiteten Ansicht sind die gesättigten Fette im Kokosöl für unsere Gesundheit empfehlenswert . Das ist eigentlich auch gar nicht verwunderlich, denn wäre Kokosöl ungesund, so hätte sich das längst in den Regionen unserer Erde erweisen müssen, wo es seit Generationen verwendet wird. Tatsächlich ist es genau umgekehrt: Bevölkerungsgruppen, die sich von der Kokosnuss ernähren, erfreuen sich einer bemerkenswert guten Gesundheit.

Historisch betrachtet gehört das Öl aus der Kokosnuss zu den ersten Ölen, die als Nahrungsmittel und als Arznei verwendet wurden. In der ayurvedischen Medizin beispielsweise ist der gesundheitliche und kosmetische Nutzen von Kokosöl schon seit langer Zeit anerkannt. Bis heute wird die Kokosnuss von den Menschen im asiatisch-pazifischen Raum – das ist immerhin die Hälfte der Weltbevölkerung – auf die eine oder andere Weise genutzt. Viele von ihnen sind erstaunlich gesund und erfreuen sich eines langen Lebens. Wie Studien zeigen, sind Menschen, die in tropischen Klimagebieten leben und sich mit viel Kokosöl ernähren, gesünder; sie leiden seltener an Herz-Kreislauf-Erkrankungen, Krebs, Verdauungsstörungen und Prostataerkrankungen. In Nordamerika und Europa findet man in den Kochbüchern, die Ende des 19. Jahrhunderts en vogue waren, viele Rezepte mit Kokosöl. Herz-Kreislauf-Erkrankungen und Krebs waren damals kaum bekannt. Der gesunde Menschenverstand würde daraus schließen, dass die gesättigten Fette im Kokosöl unmöglich die gefährlichen Gifte sein können, zu denen sie oft gemacht werden.

Warum dann all diese Negativpropaganda? Da man allgemein der Ansicht ist, »gesättigtes Fett« spiele bei der Entstehung von Herz-Kreislauf-Erkrankungen eine Rolle, gilt Kokosöl als Gesundheitsrisiko. Doch vieles von dem, was über die Verbindung zwischen Kokosöl und erhöhtem Herz-Kreislauf-Erkrankungsrisiko gesagt und geschrieben wird, stützt sich im günstigsten Fall auf Indizien und ist schlimmstenfalls falsch. Studien, die zeigen, dass der Verzehr von Kokosöl den Cholesterinwert und damit das mögliche Risiko einer Herz-Kreislauf-Erkrankung erhöht, waren schlecht angelegt, denn die untersuchte Kost enthielt keine essenziellen Fettsäuren. Bevölkerungsgruppen, die sehr viel Öl aus der Kokosnuss verzehren, essen daneben auch andere Öle aus Pflanzen und Fisch, um ihre Ernährung ausgewogener zu gestalten.

Die »wissenschaftliche«, aber auch die politische Propaganda der *American Soybean Association (ASA)* und des *Center for Science in the Public Interest* (übersetzt: »Zentrum für Wissenschaft im Interesse der Öffentlichkeit« – sollte es vielleicht richtiger heißen: im eigenen Interesse?) führen gemeinsam eine Kampagne, tropische Öle durch mehrfach ungesättigtes Öl aus Sojabohnen zu ersetzen, die von amerikanischen Farmern angebaut werden. Diese Kampagne hat die Lebensmittelindustrie, aber auch Restaurant- und Kinoketten veranlasst, anstelle von Kokosöl Öle mit mehrfach ungesättigten Fettsäuren zu verwenden. Geblendet durch diese Negativpropaganda heißen sogar Ernährungswissenschaftler und Mediziner diesen Wechsel gut, schließlich seien mehrfach ungesättigte Öle gesund für das Herz. Bei dieser Kampagne werden einfach alle gesättigten Fette zu »Gift« erklärt. Mit keinem Wort wird in der Presse – nicht einmal in Fachzeitschriften – erwähnt, dass bestimmte Untergruppen gesättigter Fette sehr wohl gesund sind.

»Den Rest der Geschichte« – wie der legendäre amerikanische Rundfunkmoderator Paul Harvey gesagt hätte – erzählt die Masse belegter wissenschaftlicher Fakten, die diesem Buch zugrunde liegen. Und im Rahmen dieser Geschichte erfährt der Leser, dass man »gesättigte Fette« in zwei

Hauptkategorien unterteilt: einerseits die langkettigen und andererseits die kurz- und mittelkettigen Fette. Jede Untergruppe zeigt eine biologisch deutlich unterschiedliche Wirkung. Es wird dargelegt, dass der Verzehr von zu viel mehrfach ungesättigten Fetten unserer Gesundheit weit eher schadet als die gesättigten Fette in tropischen Ölen.

Kokosöl ist nicht nur kein »Nahrungsgift«, sondern es enthält ein ganz besonderes Fett namens »Monolaurin«. Dieses mittelkettige Fett, das erstmals in meinem Labor entdeckt wurde, gehört zu den erstaunlichsten Fetten in der Natur; es findet sich in der Muttermilch und im Öl der Kokosnuss. Unter dem Namen »Lauricidin®« ist es inzwischen im Handel erhältlich. Zurzeit wird Monolaurin (Lauricidin®) in klinischen Studien auf seine Wirksamkeit bei der Behandlung von Genitalherpes, Hepatitis C und HIV/AIDS getestet. Die ersten klinischen Ergebnisse sind vielversprechend, vieles spricht dafür, dass es sich um eine neue Waffe der Alternativmedizin handelt.

Bruce Fife gebührt das Lob, in diesem sehr lesenswerten Buch die gesunde Wirkung von Kokosöl und insbesondere von Monolaurin herauszustellen. Dem interessierten Leser eröffnet sich eine neue, ausgewogene Sicht der Rolle von Fett, besonders gesättigtem Fett, in unserer Ernährung.

Dr. Jon J. Kabara
Professor emeritus der Chemie und Pharmakologie
Michigan State University

Einführung

Als ich vor einigen Jahren an einem Treffen von Ernährungsberatern teilnahm, hörte ich eine Teilnehmerin sagen: »Kokosöl ist gesund«. Wir konnten es nicht fassen. Kokosöl und gesund? Absurd, dachten wir. Überall erzählt man uns, wie schädlich es sei, weil es gesättigte Fette enthalte, welche »die Arterien verstopfen«. Und dann sollte es plötzlich gesund sein?

Sie wusste, dass wir ihre Erklärung anzweifeln würden und beeilte sich zu erklären: »Es wird zu Unrecht kritisiert, in Wirklichkeit zählt Kokosöl zu den gesunden Fetten.« Sie zitierte gleich mehrere Studien, die bewiesen, dass es nicht der Bösewicht war, zu dem man es erklärt hatte, sondern vielmehr gesundheitlich von größtem Nutzen. Ich erfuhr, dass es schon seit Jahrzehnten im Krankenhaus in intravenös verabreichten Nährlösungen für schwerkranke Patienten verwendet wird, weil es teilweise dieselben Nährstoffe enthält wie die Muttermilch. Ich erfuhr, dass Kokosöl zur Behandlung verbreiteter Krankheiten verwendet werden kann und dass die US-Nahrungs- und Arzneimittelbehörde *FDA (Food an Drug Administration)* es als sicheres natürliches Nahrungsmittel klassifiziert. (Es steht auf der *GRAS*-Liste der *FDA*, wobei *GRAS* für *generally regarded as safe* steht, zu Deutsch: »gilt allgemein als sicher«.)

Das Treffen hatte mich neugierig gemacht. Ich hatte viel gelernt, aber es waren auch Fragen aufgeworfen worden, die mich beunruhigten. Beispielsweise diese: »Wenn Kokosöl – manchmal auch Kokosnussöl genannt – gut ist, warum wird es dann dauernd als ungesund bezeichnet? Wenn der gesundheitliche Nutzen real ist, warum haben wir vorher nie davon gehört? Warum hören wir nichts über die Verwendung von Kokosöl in Krankenhäusern, in Babynahrung und anderswo? Wenn es gut ist für die Kranken und die ganz Jungen, warum sollte es uns dann nicht auch guttun? Warum würde es die Regierung auf die Liste unbedenklicher Nahrungsmittel setzen, wenn es gefährlich und ungesund wäre? Warum werden die Studien über Kokosöl nicht einer breiteren Öffentlichkeit zugänglich gemacht? Warum hat man uns in die Irre geführt … oder hat man das überhaupt? Vielleicht ist Kokosöl ja wirklich schlecht, und die Krankenhauspatienten und Eltern, die ihre Säuglinge mit Babynahrung füttern, werden getäuscht?« Diese und viele andere Fragen gingen mir im Kopf herum. Ich musste die Antworten finden.

Also machte ich mich auf die Suche nach allem, was ich über Kokosöl herausfinden konnte. Als Erstes fiel mir auf, dass in Zeitschriften und Büchern kaum etwas darüber geschrieben wurde. Selbst meine ernährungswissenschaftlichen Lehrbücher sagten relativ wenig über das Thema. Niemand schien viel darüber zu wissen. Fast alles, was ich in der »populären« Literatur über Gesundheitsthemen fand, war kritisch, immer wieder hieß es, Kokosöl sei schlecht wegen des hohen Gehalts an gesättigten Fettsäuren. Ohne weitere Erklärung schien ein Autor vom anderen abzuschreiben. Es war beinahe so, als sei ein königliches Dekret an alle Autoren ergangen, wonach sie über Kokosöl exakt dasselbe sagen müssten, wenn sie politisch korrekt (aber nicht unbedingt auch richtig) liegen wollten. Etwas anderes zu schreiben, verstieß gegen die Regeln, Punkt und Schluss. Aber ich fand einige – wenige – Autoren, die sich dieser Rhetorik widersetzten und offen erklärten, Kokosöl sei nicht schlecht. Aber auch sie lieferten kaum Einzelheiten, niemand schien wirklich etwas darüber zu wissen.

Der einzige Ort, an dem ich nüchterne Fakten finden konnte, waren oftmals ignorierte Forschungs-Journale. Hier stieß ich auf eine wahre Goldader an Information und fand Antworten auf alle meine Fragen. Hier konnte ich die Suche ansetzen, denn diese Zeitschriften berichten über die tatsächlichen Ergebnisse von Studien und geben nicht, wie die meisten populären Zeitschriften und Bücher, nur die Meinung Einzelner wieder. In den renommierten wissenschaftlichen und medizinischen Fachzeitschriften gab es Berichte über buchstäblich Hunderte von Studien. Was ich dort lernte, war wirklich verblüffend. Ich erfuhr, dass Kokosöl zu den bemerkenswertesten, gesunden Nahrungsmitteln zählt. Mit war, als hätte ich ein antikes gesundes Nahrungsmittel wiederentdeckt, das die Welt beinahe vergessen hatte. Außerdem erfuhr ich, warum Kokosöl zum Buhmann erklärt worden war, und warum es so viele Missverständnisse gab. (Darüber werde ich später berichten, die Antwort mag Sie verwundern, ja, vielleicht sogar in Rage bringen.)

Ich begann, Kokosöl bei mir selbst anzuwenden und empfahl es auch meinen Klienten (ich bin zertifizierter Ernährungsberater und *Naturopathic Doctor).* Ich konnte beobachten, wie es chronische Schuppenflechte beruhigte, Schuppen beseitigte, präkanzeröse Hautläsionen heilte, die Erholung nach einer Grippe beschleunigte, Blaseninfektionen bekämpfte, chronische Müdigkeit überwinden half und bei Hämorrhoiden Linderung verschaffte. Darüber hinaus wird in der wissenschaftlichen Literatur über Anwendungsmöglichkeiten bei der Behandlung von Karies, Magengeschwüren, gutartiger Prostatahyperplasie (vergrößerter Prostata), Epilepsie, Genitalherpes, Hepatitis C und HIV/AIDS berichtet. Ja, so unglaublich es auch klingen mag, ich erfuhr, dass Kokosnuss zur Bekämpfung von AIDS eingesetzt werden kann – jener schrecklichen Krankheit, die als unheilbar gilt! Schon viele AIDS-Patienten haben davon profitiert. Bemerkenswert ist auch, dass Kokosöl eine Herz-Kreislauf-Erkrankung verhindern kann. Richtig gelesen: eine Herz-Kreislauf-Erkrankung verhindern! Jahrelang hat man uns weisgemacht, es verursache solch eine Erkrankung, aber neuere Forschungsergebnisse beweisen etwas anderes. Es wird vielleicht schon bald als hochwirksame Hilfe bei der Bekämpfung von Herz-Kreislauf-Erkrankungen weithin anerkannt werden.

Ich habe weiter über Kokosöl und andere Öle geforscht und bin mittlerweile von den möglichen Nutzen des Kokosöls so beeindruckt, dass ich mich geradezu verpflichtet fühlte, mein neu erworbenes Wissen mit anderen zu teilen. Deshalb habe ich dieses Buch geschrieben. Bevor ich fortfahre, möchte ich noch erklären, dass ich weder Kokosöl verkaufe noch irgendwelche finanziellen Interessen an der Kokosnussindustrie hege. Ich habe dieses Buch in der Absicht geschrieben, Mythen und Missverständnisse zu zerstreuen und Ihnen etwas über die wahrhaft wunderbare Heilwirkung des Kokosöls zu vermitteln. Was Sie in diesem Buch erfahren, mag unglaublich, bisweilen sogar ganz unfassbar erscheinen, aber ich habe nichts erfunden. Jede Aussage in diesem Buch stützt sich auf öffentlich zugängliche wissenschaftliche Studien, historische Berichte und persönliche Erfahrung. Wenn Sie den Dingen selbst auf den Grund gehen möchten, so finden Sie am Ende dieses Buchs Literaturangaben und zusätzliche Informationsquellen.

Wann immer ich über Kokosöl spreche, denken meine Zuhörer sofort: »Ist das nicht schädlich?« Vielleicht haben Sie auch so reagiert, als Sie mein Buch zum ersten Mal sahen. Doch gemach, denken Sie für einen Augenblick nach! Sie brauchen nichts weiter zu tun, als nur ein wenig gesunden Menschenverstand walten zu lassen, und schon wird Ihnen klar, dass es lächerlich ist, Kokosöl für gefährlich zu halten. Denn Kokosnüsse (und Kokosöl) dienen Millionen Menschen in Asien, den pazifischen Inseln, Afrika und Zentralamerika seit Jahrtausenden als wichtige Nahrungsquelle. Traditionell erfreuen sich die Menschen dort einer weit besseren Gesundheit als wir in Nordamerika und Europa, die wir keine Kokosnuss essen. Vor der Einführung moderner Lebensmittel ernährten sich viele dieser Menschen fast ausschließlich von der Kokosnuss. Sie litten nicht an Herz-Kreislauf-Erkrankungen, Krebs, Arthritis, Diabetes und anderen Zivilisations- und degenerativen Erkrankungen, zumindest nicht, bevor sie ihre traditionelle, auf Kokosnuss aufgebaute Ernährung aufgaben und sich modernen Lebensmitteln zuwendeten. Wenn es jetzt noch nicht klar ist, dass Kokosöl nicht der große Übeltäter ist, dann wird es schon bald offensichtlich werden.

Kapitel 1 – Die Wahrheit über Kokosöl

Wenn Sie auf der Welt nach einem Volk suchen würden, das sich weit besserer Gesundheit erfreut als die Menschen in den meisten Ländern, einem Volk, dem die Beschwerden degenerativer Erkrankungen kaum bekannt sind – die Ureinwohner der südpazifischen Inseln würden Sie mit Sicherheit in Erstaunen versetzen. Diese Menschen in ihrem tropischen Paradies sind bemerkenswert gesund und nur selten von Leiden und Schmerzen durch Krankheiten geplagt, die wir in den meisten anderen Ländern nur allzu gut kennen. Sie sind gesund und widerstandsfähig. Herz-Kreislauf-Erkrankungen, Krebs, Diabetes und Arthritis sind beinahe unbekannt, zumindest bei denen, die ihre traditionellen Ernährungsgewohnheiten beibehalten.

Forscher wissen seit Langem, dass die Gesundheit dieser Inselbewohner beeinträchtigt wird, wenn sie ihre traditionelle Kost zugunsten westlicher Nahrungsmittel aufgeben. Sie leiden dann an ähnlichen Krankheiten, die man auch im Westen antrifft. Wie der Kardiologe Dr. Ian Prior, Direktor der epidemiologischen Abteilung am *Wellington Hospital* in Neuseeland, betont, zeigte sich dieses Muster bei den Einwohnern der Pazifikinseln ganz deutlich: Je stärker sich die Ureinwohner von der Ernährung ihrer Vorfahren entfernten, desto häufiger litten sie an Zivilisationskrankheiten wie Gicht, Diabetes, Arteriosklerose, Fettleibigkeit und Bluthochdruck.

Was ist also diese Wunderkost, die diese Menschen vor solchen Krankheiten schützt? Was ist dieses jahrtausendealte geheimnisvolle Nahrungsmittel, das bei den Inselkulturen im Pazifik verbreitet, in der westlichen Ernährung aber dennoch so wenig bekannt ist? Würde man untersuchen, womit sich diese Menschen üblicherweise ernähren, man träfe auf Bananen, Mangos, Papayas, Kiwi, Taro, Sagopalme und Kokosnuss. Sie alle sind in den Tropen zwar häufig anzutreffen, aber nur wenige sind allgemein verbreitet oder dienen Millionen Inselbewohnern als Grundnahrungsmittel. Mangos finden sich beispielsweise nur in begrenzten Gebieten, für die Bewohner der meisten Inseln sind sie keine wichtige Nahrungsquelle. Das Gleiche gilt für Bananen: in manchen Regionen finden wir sie im Überfluss, in anderen sind sie eher knapp und tragen wenig, wenn überhaupt, zur Ernährung der Menschen bei.

Bei Polynesiern und Asiaten rund um den Pazifik sind Tarowurzel und Palmsago sowie die Kokosnuss die am häufigsten verzehrten Lebensmittel. Tarowurzel und Palmsago sind reich an Ballaststoffen und Kohlenhydraten, sie sind Grundnahrungsmittel vieler Inselvölker, ähnlich wie Reis und Weizen in anderen Erdteilen. Ihr Nährstoffgehalt ist jedoch geringer als der von Reis und Weizen, sie enthalten weniger Vitamine und Mineralstoffe. Solche Lebensmittel sind also wohl kaum das Geheimnis hinter der guten Gesundheit der Inselbewohner.

Das einzige andere Lebensmittel, das überall in der Region verzehrt wird, ist die Kokosnuss. Sie ist seit Jahrhunderten ein Grundnahrungsmittel fast aller polynesischen und melanesischen sowie vieler asiatischen Völker. Sie dient als Lebensmittel, zum Würzen und zur Herstellung von Getränken. Besonders geschätzt wird ihr hoher Gehalt an Öl, das zum Kochen und Braten benutzt wird.

In vielen Kulturen der Welt steht Kokosöl schon lange hoch im Kurs, und das nicht nur als wertvolles Nahrungsmittel, sondern auch als wirksame Arznei. In den Tropen ist es Bestandteil der traditionellen Medizin. So findet man es beispielsweise in Indien in vielen Präparaten der ayurvedischen Medizin, die dort seit Jahrtausenden praktiziert wird und bis heute die wichtigste Form medizinischer Behandlung für Millionen Menschen darstellt. Es ist bekannt, dass im zentralamerikanischen Panama viele Menschen zur Selbstbehandlung von Krankheiten glasweise Kokosöl trinken. Über Generationen hinweg haben sie die Erfahrung gemacht, dass es die Erholung beschleunigt. In Jamaika gilt die Kokosnuss als gesundes Herz-Tonikum. In Nigeria und anderen Teilen des tropischen Afrikas betrachtet man Palmkernöl (das dem Kokosöl sehr ähnlich ist) als zuverlässiges Heilmittel gegen alle möglichen Krankheiten. Es wird dort schon so lange mit Erfolg angewendet, dass es mittlerweile zu dem am meisten verabreichten Naturheilmittel geworden ist. Unter den Völkern Polynesiens gilt die Kokospalme wegen ihres Nährstoffgehalts und der heilenden Wirkung als die wertvollste aller Pflanzen. Die wunderbare Heilwirkung der Kokosnuss wird in den Kulturen, in denen sie angebaut wird, von alters her hoch geschätzt. Aber erst in jüngster Zeit wird sie auch in der restlichen Welt bekannt.

Während der therapeutische Nutzen des einzigartigen Öls aus der Kokosnuss in der westlichen Gesellschaft noch weithin unbekannt ist, wissen Lipid-Forscher längst darüber Bescheid. In Krankenhäusern verwendet man dieses Öl zur Ernährung von Patienten mit Verdauungsschwierigkeiten oder Malabsorptionssyndrom. Häufig wird es auch Säuglingen und Kleinkindern gegeben, die keine anderen Fette verdauen können. Es ist ein wichtiger Bestandteil von Babynahrung. Anders als andere Fette schützt es vor Herz-Kreislauf-Erkrankungen, Krebs, Diabetes und weiteren Zivilisationskrankeiten. Es unterstützt das Immunsystem und hilft damit dem Körper bei der Abwehr von Infektionen und Krankheiten. Es ist insofern etwas ganz Besonderes, als es eine Gewichtsabnahme fördert, was ihm den Ruf des einzigen kalorienarmen Öls der Welt eingebracht hat.

In unserer modernen Gesellschaft, in der wir ständig ermahnt werden, den Fettverzehr einzuschränken, klingt es vielleicht merkwürdig, dass eine bestimmte Art von Öl ratsam sein und tatsächlich vor einer Krankheit schützen soll. Dabei kann es sehr gesund sein, die Nahrung umzustellen und mehr Öl zu essen – solange es Kokosöl ist. Man rät uns, höchstens 30 Prozent der täglichen Kalorien in Form von Fett zu uns zu nehmen, um das Risiko einer Herz-Kreislauf-Erkrankung zu senken. Doch polynesische Völker essen sehr große Mengen Fett, hauptsächlich aus der Kokosnuss, bei einigen macht Fett bis zu 60 Prozent der täglichen Kalorienaufnahme aus – das Doppelte der allgemein als vernünftig empfohlenen Menge. Das Limit von 30 Prozent mag für die Öle gelten, die in der westlichen Ernährung üblich sind, aber Kokosöl ist anders. Es gehört zu den »guten« Ölen, die zu besserer Gesundheit führen. Bei wissenschaftlichen Untersuchungen hat es sich als das beste Speiseöl erwiesen, sein gesundheitlicher Nutzen ist höher einzuschätzen als der von anderen empfohlenen Ölen.

Wann immer von Kokosöl die Rede ist, denken die meisten sofort an gesättigte Fettsäuren und meinen, es sei schlecht. Es stimmt, dass Kokosöl hauptsächlich aus gesättigten Fettsäuren besteht. Dabei ist jedoch zumeist nicht bekannt, dass es viele verschiedene Arten von gesättigten Fetten gibt, die sich alle unterschiedlich auf unseren Körper auswirken. Das pflanzliche gesättigte Fett, das sich im Kokosöl findet, unterscheidet sich von den tierischen Fetten, und zwar ganz erheblich, wie durch jahrelange wissenschaftliche Forschung belegt ist.

Wenn Sie bisher wegen des hohen Gehalts an gesättigtem Fett auf Kokosöl verzichtet haben, dann geht es Ihnen nicht anders als Hunderttausenden, die von eigennützigen geschäftlichen Interessen bewusst in die Irre geführt worden sind. Möglicherweise sind Sie ja skeptisch und sperren sich sogar gegen die Vorstellung, dass Kokosöl gesund sein könnte. Bei mir war es früher genauso. Aber nach jahrelangem intensivem Studium der wissenschaftlichen Literatur und persönlicher klinischer Anwendung betrachte ich dieses wunderbare Öl in einem anderen Licht. Vieles von dem, was Sie in diesem Buch lesen, ist so neu, dass sogar die meisten medizinischen Fachleute noch nichts darüber wissen.

Kokosöl in der Küche zu verwenden, kann sich als eine der gesündesten Entscheidungen erweisen, die Sie je treffen konnten. In diesem Buch werden Sie entdecken, wie viel gesundheitlichen Nutzen Sie aus der Kokosnuss und Kokosöl ziehen können. Sie werden auch erfahren, warum es viele Forscher als das gesündeste Öl der Welt betrachten. Und Sie werden verstehen, warum die Kokospalme bei vielen Völkern in Asien und Polynesien einen ganz besonderen Namen trägt: »Baum des Lebens«.

Der Krieg um tropische Öle

Jetzt fragen Sie sich vielleicht: »Wenn Kokosöl so gut ist, wie Sie sagen, warum hat es dann so einen schlechten Ruf?« Die Gründe sind einfach: Geld, Politik und Missverständnisse. Wie jeder weiß, ist Kokosöl ein gesättigtes Fett, und man rät uns ständig, den Verzehr von gesättigtem Fett einzuschränken. »Gesättigtes Fett« ist mittlerweile beinahe gleichbedeutend mit »Herz-Kreislauf-Erkrankung«. Nur wenige kennen den Unterschied zwischen den mittelkettigen gesättigten Fettsäuren im Kokosöl und den langkettigen gesättigten Fettsäuren in Fleisch und anderen Nahrungsmitteln. Für die meisten ist gesättigtes Fett gleich gesättigtes Fett – ein übler Stoff, der in Lebensmitteln lauert und nur auf die Gelegenheit wartet, sie mit einem Herzinfarkt zur Strecke zu bringen. Selbst Ärzte wissen nicht, dass es da einen Unterschied gibt. Ja, sie wissen oft nicht einmal, dass es nicht nur eine Art von gesättigtem Fett gibt (die verschiedenen Arten werden im nächsten Kapitel beschrieben). Bedauerlicherweise wiederholen viele Mediziner, Gesundheits- und Fitness-Autoren nur, was sie hören; sie verstehen weder etwas von Fetten noch von deren Wirkung im Körper. Erst in jüngster Zeit erinnert man sich der Wahrheit über Kokosöl.

Schon in den 1950er-Jahren zeigte sich bei Untersuchungen der gesundheitliche Nutzen von Kokosöl. Viele Jahre lang galt es als gut und nährstoffreich. Wie konnte es dann zu einem verschmähten, arterienverstopfenden

Bösewicht werden? Das geht zu einem erheblichen Teil auf das Konto der *American Soybean Association (ASA,* Amerikanischer Verband der Sojaproduzenten). Es begann Mitte der 1980er-Jahre. Damals wurden die Medien angestachelt, die Öffentlichkeit vor einer neuen Gefahr für die Gesundheit – den tropischen Ölen – zu warnen. Kokosöl sei, so tönte es plötzlich, ein gesättigtes Fett und verursache Herzinfarkte. Wohin man auch schaute, jedes Produkt, das Kokosnuss- oder Palmöl enthielt, wurde als »ungesund« bemängelt. Als Reaktion auf die scheinbar überwältigende öffentliche Resonanz gingen Kinos dazu über, ihr Popcorn mit Sojaöl zuzubereiten; Lebensmittelhersteller wechselten von den tropischen Ölen, die sie jahrelang verwendet hatten, zu Sojaöl; Restaurants verzichteten zugunsten von Sojaöl und anderen pflanzlichen Ölen auf tropische Öle. Anfang der 1990er-Jahre war der Markt für Letztere auf einen Bruchteil seines einstigen Umfangs geschrumpft. Die Betreiber dieser Medienkampagne proklamierten den Sieg in ihrem Kampf gegen tropische Öle.

Jeder Mann, jede Frau und jedes Kind in Amerika (und nicht nur dort) waren Opfer in diesem Öl-Krieg. Es ist geradezu tragisch, dass das Öl, das an die Stelle von Kokosnuss- und Palmöl trat, gehärtetes Pflanzenöl (zumeist aus Sojabohnen) war – eines der ungesündesten Speiseöle überhaupt. Und der einzige Profiteur dieser neuen Gesundheitsmasche war die Soja-Industrie. Diese gehärteten Ersatzstoffe enthalten genauso viel gesättigtes Fett wie die tropischen Öle, nur dass sie nicht aus leicht verdaulichen mittelkettigen Fettsäuren bestehen, wie sie im Kokosöl gefunden werden, sondern aus toxischen Transfettsäuren. Das Ergebnis war, dass gesunde tropische Öle durch höchst ungesunde, chemisch veränderte Pflanzenöle ersetzt wurden. Wir alle sind Opfer, denn jedes Mal, wenn wir etwas essen, das diese Öle enthält, leidet unsere Gesundheit.

Die gesamte Kampagne war ein sorgfältig inszenierter Plan der *ASA,* die Konkurrenz durch die importierten tropischen Öle auszuschalten. In den 1960er und 1970er-Jahren deuteten Forschungsergebnisse darauf hin, dass einige Sorten gesättigten Fetts den Cholesterinspiegel erhöhen. Da hohe Cholesterinwerte als Risikofaktor bei der Entstehung von Herz-Kreislauf-Erkrankungen gelten, wurde gesättigtes Fett zum unerwünschten Nahrungsbestandteil erklärt, man riet uns, den Verzehr einzuschränken. Allgemein herrschte die Ansicht: Je weniger gesättigtes Fett, desto besser.

Die *ASA* machte sich die öffentliche Angst vor gesättigten Fetten und den vermeintlichen Zusammenhang mit Herz-Kreislauf-Erkrankungen zunutze und inszenierte eine Krise der Volksgesundheit. Diese sollte so schrecklich sein, dass die Menschen aus Angst auf tropische Öle verzichteten. 1986 versandte die *ASA* ein »Fettbekämpfer-Kit« an Soja-Farmer, die aufgerufen wurden, sich schriftlich an Regierungsvertreter, Lebensmittel-Hersteller und andere zu wenden, um gegen den »Vormarsch hochgradig gesättigter tropischer Fette wie Palmöl und Kokosöl« zu protestieren. Die Frauen und Familien von rund 400.000 Soja-Farmern wurden zu landesweiter Lobbyarbeit für den gesundheitlichen Nutzen von Sojaöl ermuntert. Wohlmeinende, aber irregeleitete Gruppen wie die Verbraucherschutzorganisation *Center for Science in the Public Interest (CSPI,* Zentrum für Wissenschaft im Interesse der Öffentlichkeit) schlossen sich dem Kampf an und gaben Erklärungen heraus, in denen Palmöl, Kokosöl und Palmkernöl als »arterienverstopfende Fette« bezeichnet wurden.

Seit ihrer Gründung in den 1970er-Jahren hatte die *CSPI,* eine gemeinnützige Organisation, gesättigte Fette verunglimpft. Wie die meisten Ernährungsberater der damaligen Zeit ging sie fälschlicherweise davon aus, alle gesättigten Fette wären gleich und griff sie aufs Schärfste an. Ermuntert durch die von der *ASA* erzeugte Publizität, verschärfte sie die Attacke. Tropische Öle wurden, da hochgradig gesättigt, in Werbeschriften, Presseerklärungen und Lobbyarbeit vehement kritisiert. Die *CSPI* schien gesättigtes Fett für eines der schlimmsten Übel zu halten, das die Menschheit je befallen hatten. Die *ASA* hatte für ihren Feldzug zur Eroberung des Tropenöl-Marktes einen einflussreichen, lautstarken Verbündeten gefunden.

Für eine Gruppe, die sich als Verfechter einer Erziehung zu bewusstem Essen präsentierte, wusste die *CSPI* erstaunlich wenig über gesättigte Fette, ganz besonders über Kokosöl. Anstatt die Öffentlichkeit wahrheitsgemäß über gesättigte Fette aufzuklären, gelang es ihr, die Missverständnisse und Falschinformationen noch zu verstärken. Wie wenig die *CSPI* von Lipid-Biochemie verstand, zeigt sich in einer von ihr herausgegebenen Broschüre mit dem Titel *Saturated Fat Attack* (Attacke gesättigter Fette). Wahrscheinlich haben sich viele Laien und auch medizinische Fachleute durch die darin enthaltenen Informationen in die Irre führen lassen, doch die Ernährungs-Biochemikerin Dr. Mary G. Enig schreibt: »Es gab viele sachliche Fehler in der Broschüre, beispielsweise eine falsche Darstellung der Biochemie der Fette und Öle und äußerst fehlerhafte Erklärungen über den Fett- und Ölgehalt vieler Produkte.« Den meisten Lesern fiel das jedoch gar nicht auf; durch die Broschüre und andere unzutreffende Informationen, die die Gruppe verbreitete, ließen sie sich davon überzeugen, ganz auf tropische Öle zu verzichten. Dass die *CSPI* nicht über ausreichende wissenschaftliche Kenntnisse verfügte, machte sie zur ahnungslosen Marionette der *ASA*.

Im Oktober 1988 schloss sich Phil Sokolof der Medienkampagne an. Der Millionär aus Nebraska hatte einen Herzinfarkt überlebt und daraufhin die *National Heart Savers Association* gegründet. Er schaltete ganzseitige Zeitungsanzeigen, in denen er den Lebensmittelkonzernen vorwarf, »Amerika zu vergiften«, weil sie tropische Öle mit hohem Gehalt an gesättigten Fettsäuren verwendeten. In seiner radikalen Haltung zu gesättigtem Fett führte er eine landesweite Kampagne gegen Tropenöle, die angeblich der Gesundheit schadeten. In einer Anzeige war eine Kokosnuss-»Bombe« mit brennender Lunte zu sehen, verbunden mit der Warnung, Kokosöl und Palmöl gefährdeten die Gesundheit. Es währte nicht lange und alle waren überzeugt, Kokosöl verursache Herzinfarkte.

Auch die Lebensmittelhersteller machten mit. In der Hoffnung, aus der Stimmung gegen tropische Öle Profit schlagen zu können, versahen sie ihre Produkte mit dem Hinweis: »Ohne Tropenöle«. Die US-Handelskommission *FTC (Federal Trade Commission)* erklärte entsprechende Etiketten für unzulässig, da sie den Eindruck erweckten, das Produkt sei gesünder, weil es kein tropisches Öl enthielte, wofür es jedoch keinen Beweis gebe.

Fiktion triumphiert über Fakten

Derweil planten Tropenöl-Exporteure aus Malaysia eine Werbekampagne gegen die »böswillige Angstmache« vor ihrem Produkt. Jetzt war der Krieg um tropisches Öl voll entbrannt. Es ging um den drei Milliarden Dollar schweren Pflanzenöl-Markt in den Vereinigten Staaten. Dort hatten die dominierenden heimischen Sojaöl-Produzenten einen brutalen Propagandafeldzug gegen die ausländische Konkurrenz gestartet. Die Tropenöl-Industrie, der nur wenige Verbündete zur Seite standen und die nur über vergleichsweise geringe finanzielle Mittel für einen Gegenangriff verfügte, hatte gegen die vereinten Kräfte von *ASA, CSPI* und anderen keine Chance. Nur wenige schenkten den einsamen Stimmen Gehör, die gegen die Verbreitung von Falschinformationen über tropische Öle protestierten. Als die Attacke gegen das Kokosöl begann, fragten sich Mediziner und Forscher, die mit dem Öl bestens vertraut waren, nach dem Warum. Sie wussten, dass es keine Herz-Kreislauf-Erkrankungen verursachte, sondern vielmehr manch gesundheitlichen Nutzen bot. Einige meldeten sich sogar zu Wort, um die Sache richtigzustellen. Doch schon längst hatte sich die öffentliche Meinung auf die Seite der *ASA* geschlagen, niemand hörte mehr zu.

Forscher mit Kenntnissen über tropische Öle wurden eingeladen, bei Senatsanhörungen über die gesundheitliche Wirkung dieser Produkte auszusagen. »Kokosöl beeinflusst den Cholesterinwert nicht, nicht einmal dann, wenn es die einzige Fettquelle ist«, sagte Dr. George Blackburn, ein Wissenschaftler der *Harvard Medical School,* am 21. Juni bei einer Anhörung des Kongresses über tropische Öle. »Seit Jahrtausenden ernähren sich viele hauptsächlich von diesen tropischen Ölen, ohne den geringsten Hinweis auf schädliche Auswirkungen in der jeweiligen Bevölkerungsgruppe«, sagte Dr. Mary G. Enig, Expertin über Fette und Öle und frühere Wissenschaftlerin der *University of Maryland.*

Dr. C. Everett Koop, ehemals als *Surgeon General* für das Gesundheitswesen der Vereinigten Staaten verantwortlich, bezeichnete die Angstmache vor tropischen Ölen als »Torheit«. Wirtschaftliche Interessen, die entweder versuchten, die Schuld auf andere abzuwälzen, oder die unwissentlich der Hysterie gegen gesättigte Fette folgten, »versetzen die Bevölkerung grundlos in Angst und Schrecken«. Dr. David Klurfeld, Vorsitzender der Abteilung Ernährungs- und Lebensmittelwissenschaft an der *Wayne State University,* nannte die Kampagne gegen tropische Öle einen »Public-Relations-Hokuspokus«. Er verwies darauf, dass tropische Öle lediglich zwei Prozent der amerikanischen Ernährung ausmachten, sodass sie sich, selbst wenn sie so schlecht wären, wie die *ASA* behauptete, kaum negativ auf die Gesundheit auswirken würden: »Die Menge an tropischen Ölen in der amerikanischen Ernährung ist so gering, dass man sich darüber keine Sorgen zu machen braucht. Die Länder mit dem höchsten Palmöl-Verzehr der Welt sind Costa Rica und Malaysia. Dort liegt die Häufigkeit von Herz-Kreislauf-Erkrankungen und hohen Cholesterinwerten weit unter der in den westlichen Ländern. Diese Angst vor tropischen Ölen war nie ein echtes Gesundheitsproblem.«

Trotz der Aussagen angesehener Mediziner und Lipid-Forscher änderten die Medien ihre Haltung nicht. Die Krise über gesättigte Fette war neu, und das brachte Schlagzeilen. Große Zeitungen, Fernseh- und Radiosender griffen die Anzeigen gegen gesättigtes Fett auf und entwickelten daraus Horrorstorys mit Titeln wie: »Das Öl aus der Hölle«. Diejenigen, die über Kokosöl Bescheid wussten, wurden ignoriert oder von den Medienleuten sogar öffentlich an den Pranger gestellt. Der Rausch, den die *ASA* und ihre Freunde erzeugt hatten, und die Fiktion, die sie verbreiteten, siegten über wissenschaftlich fundierte Fakten.

Der Fluch der Transfettsäuren

Als Reaktion auf die öffentliche Stimmung kündigten *McDonald's, Burger King* und *Wendy's* an, fortan alle bisher verwendeten gesättigten Fette durch »gesündere« Pflanzenöle zu ersetzen. Mit dem Wechsel zu den neuen Pflanzenölen stieg der Fettgehalt der frittierten Lebensmittel – wohl kaum ein gesundheitsfördernder Schritt. Untersuchungen der *FDA* und anderer Stellen ergaben, dass Pommes frites beim Frittieren in Rindertalg weniger Fett aufnahmen als bei der Verwendung von Pflanzenöl. Man schätzt, dass der Fettgehalt der Fritten und damit der Fettverzehr durch den Wechsel zu Pflanzenölen mehr als verdoppelt wurde. Damit nicht genug: Das Fett war auch noch gehärtet. Diese Art von Fett ist schlimmer als Rindertalg, weil es toxische Transfette enthält. Transfettsäuren wirken sich weit negativer auf den Cholesteringehalt des Blutes aus als Rindertalg, sie gelten deshalb als größeres Risiko für eine Herz-Kreislauf-Erkrankung.

Die *ASA* schaffte es, eine Gesundheitskrise zu produzieren, wo es keine gegeben hatte. Die meisten besaßen nur geringe ernährungswissenschaftliche Kenntnisse und ergriffen deshalb Partei für die Sojabohnen-Industrie – ein erneuter Beweis dafür, dass Geld und Politik über die Wahrheit siegen können. In Wirklichkeit hatte es gar keinen öffentlichen Aufschrei gegeben; Auslöser der Umstellung war eine aggressive Negativkampagne. Infolgedessen formulierten die meisten großen Lebensmittelhersteller, die sehr genau auf die Ängste der Verbraucher achteten, Hunderte Produkte neu und ersetzten tropische Öle durch gehärtetes Öl. Seit 1990 brät die Fast-Food-Industrie ihre Pommes frites in gehärtetem Pflanzenöl anstelle von Rindertalg oder tropischen Ölen – weil Pflanzenöle eben allgemein als gesünder gelten als andere Öle.

Brot, Plätzchen, Kekse, Suppen, Eintöpfe, Saucen, Bonbons, Tiefkühl- und Fertiggerichte aller Art waren bis dahin zumeist mit tropischen Ölen zubereitet worden. Bis Ende der 1980er-Jahre fanden sich tropische Öle in vielen unserer Lebensmittel. Sie waren bei der Industrie beliebt, denn sie verliehen den Lebensmitteln so manche willkommene Eigenschaft. Diese pflanzlichen gesättigten Fette sind sehr stabil, sie werden nicht ranzig wie mehrfach ungesättigte Öle. Mit tropischen Ölen blieben die Lebensmittel länger frisch und waren gesünder. Das ist heute nicht mehr so. Lebensmittel, die Tropenöle enthalten, sind nur noch schwer zu finden.

Als Resultat des Feldzugs gegen tropische Öle sind Kokosöl und Palmöl heute fast völlig aus unserer Nahrungskette verschwunden. Die Folge ist, dass wir heute weit weniger gesunde Fettsäuren, wie wir sie im Kokosöl finden, essen und stattdessen viel mehr ungesunde Transfettsäuren aus gehärtetem Sojaöl. Fast 80 Prozent des heute in den USA verwendeten Pflanzenöls stammt aus Sojabohnen. Drei Viertel dieses Öls sind gehärtet (bis zu 50 Prozent Transfettsäuren). Das bedeutet eine Riesenmenge höchst schädlicher Transfettsäuren im heutigen Essen, die es vorher gar nicht gab. Beispielsweise enthält eine einzige Mahlzeit im Restaurant heute satte 19,2 Gramm Transfettsäuren, 1982 waren es nur 2,4 Gramm. Das Essen ist dasselbe, nur das Öl ist anders. Da gehärtete Öle überall verwendet werden, trifft uns der Fluch der Transfettsäuren bei jedem Essen (es sei denn, wir bereiten es von A bis Z selbst zu).

Ja, wir haben die Schlacht verloren. Uns entgeht so mancher gesundheitliche Nutzen, den wir aus dem regelmäßigen Verzehr von Kokosnussprodukten hätten ziehen können. Und zugenommen haben wir außerdem. Wir laufen heute weit eher Gefahr, an einem Herzleiden, Krebs, Diabetes, einer Infektionskrankheit, Fettleibigkeit und den Folgen eines entgleisten Immunsystems zu erkranken. Diese Zivilisationskrankheiten werden mit dem Verzehr gehärteter und teilgehärteter Pflanzenöle in Verbindung gebracht. Durch die schlaue Marketing-Strategie der *ASA* und die fehlgeleiteten Bemühungen von Verbraucherschutzgruppen haben wir ein gesundes Fett durch ein gefährliches und schädliches ersetzt.

Die Asche dieser Schlacht glimmt noch immer. Bis heute verdammt so mancher schlecht informierte Schreiber oder Redner das Kokosöl als »arterienverstopfendes« gesättigtes Fett. Aber wem sollen Sie nun glauben? Werden Sie sich auf die Seite der Sojabohnen-Industrie schlagen, deren riesige finanzielle Interessen auf dem Spiel stehen, oder glauben Sie der Forschung über die Bewohner der Pazifikinseln, die sehr viel Kokosöl verzehren und viel gesünder sind als wir? Oder vertrauen Sie den Studien über Menschen in Sri Lanka, die reichlich Kokosöl essen, und bei denen Herz-Kreislauf-Erkrankungen so selten sind wie fast nirgends sonst auf der Welt? Ich persönlich glaube den Menschen, die Kokosöl essen und nicht an einer Zivilisationskrankheit leiden. In den westlichen Ländern verzehren wir nur sehr wenig Kokosöl, nehmen dafür aber erhebliche Mengen an gehärteten Pflanzenölen zu uns. Und mit welchem Ergebnis? Bei uns grassieren Herz-Kreislauf-Erkrankungen, sie sind Todesursache Nummer Eins.

Studien haben gezeigt, dass natürliches Kokosöl als Teil der normalen Ernährung den Cholesteringehalt des Blutes nicht beeinflusst. Nicht gehärtetes, unbehandeltes Kokosöl wirkt absolut nicht schädlich. Epidemiologische Studien zeigen eindeutig, dass Bevölkerungsgruppen, die reichlich davon verzehren, verglichen mit anderen, deren Ernährung nur wenig davon enthält, so gut wie nie an einem Herzleiden erkranken. Würde sich Kokosöl negativ auf die Gesundheit auswirken, so müsste es sich in der Krankheitsziffer und Sterblichkeit bei Bevölkerungsgruppen zeigen, die viel Kokosöl verwenden. Aber gerade die gehören zu den gesündesten Menschen der Welt. Schon allein simple Logik widerlegt also die Verleumdungskampagne der *ASA*. Wie Sie auf den folgenden Seiten entdecken werden, bietet Kokosöl so vielfältigen gesundheitlichen Nutzen, dass es mit Recht das Etikett angeheftet bekommt: »Das gesündeste Öl der Welt.«

Kapitel 2 – Fette verstehen

In diesem Kapitel beschreibe ich die Unterschiede zwischen gesättigten und ungesättigten Fetten und erkläre, warum Kokosöl anders ist als alle anderen Öle. Da die Besonderheit jedes einzelnen Öls auf seiner chemischen Zusammensetzung beruht, muss ich die Unterschiede in chemischen Begriffen erklären. Nur werden leider viele, denen ein entsprechender wissenschaftlicher Hintergrund fehlt, verwirrt sein, wenn von Chemie die Rede ist. Ich bitte um Nachsicht, ich werde mich bemühen, meine Erklärung auch für den Laien verständlich zu machen. Wenn Sie dennoch verwirrt werden, macht das nichts, blättern Sie die Seiten einfach durch und gehen Sie weiter zum nächsten Abschnitt. Mit diesem Kapitel möchte ich Ihnen ein wissenschaftliches Fundament liefern. Sie brauchen aber kein Chemie-Experte zu sein, um die Vorteile des Kokosöls genießen zu können.

Triglyceride und Fettsäuren

Ärzte verwenden oft den Betriff »Lipid«, wenn sie von Fett reden. Als Lipide werden verschiedene fettähnliche Substanzen im Körper bezeichnet. Die häufigsten und wichtigsten dieser Lipide sind die Triglyceride. Wenn wir von Fetten und Ölen sprechen, meinen wir in der Regel Triglyceride. Zwei weitere Lipide – Phospholipide und Sterole (zu denen auch das Cholesterin zählt) – sind chemisch betrachtet keine Fette, weil sie keine Triglyceride sind. Da sie aber ähnliche Merkmale besitzen, werden sie oft als »Fette« bezeichnet.

Wo liegt der Unterschied zwischen einem Fett und einem Öl? Die Begriffe »Fett« und »Öl« werden häufig synonym verwendet. Allgemein gesagt, besteht der einzige wirkliche Unterschied darin, dass Fette bei Raumtemperatur in der Regel fest werden, während Öle flüssig bleiben. Schweineschmalz beispielsweise würde man als Fett bezeichnen, Maisöl dagegen als Öl. Aber beide sind Fette.

Wenn Sie in ein Steak schneiden, dann besteht das sichtbare weiße Fettgewebe aus Triglyceriden (Cholesterin ist auch vorhanden, aber es ist in den Fleischfasern versteckt und mit bloßem Auge nicht erkennbar). Das Fett, das uns ärgert, das an unseren Armen herunterhängt, wie Gelee an unseren Waden klebt und unsere Taille wie einen Ersatzreifen aussehen lässt, besteht aus Triglyceriden. Sie bilden unser Körperfett und das Fett, das wir in unseren Lebensmitteln sehen und essen. Ungefähr 95 Prozent der Lipide in unserer Ernährung sind Triglyceride, ganz gleich, ob pflanzlichen oder tierischen Ursprungs.

Triglyceride bestehen aus einzelnen Fettmolekülen, den sogenannten Fettsäuren. Zur Bildung eines Triglycerid-Moleküls sind drei Fettsäure-Moleküle erforderlich. Diese werden durch ein einfaches Glycerin-Molekül miteinander verbunden. Das Glycerin-Molekül agiert sozusagen als Wirbelsäule für das Triglycerid.

Es gibt Dutzende verschiedener Arten von Fettsäuren. Die Wissenschaft unterteilt sie in drei generelle Kategorien: gesättigt, einfach ungesättigt und mehrfach ungesättigt. Jede Kategorie umfasst mehrere Glieder. Es gibt also viele verschiedene Arten von gesättigtem Fett, genauso wie es viele Arten einfach und mehrfach ungesättigter Fette gibt.

Jede dieser Fettsäuren, ob gesättigt oder nicht, wirkt anders auf den Körper und beeinflusst die Gesundheit auf unterschiedliche Weise. Deshalb kann die eine gesättigte Fettsäure schädlich sein, die andere dagegen sehr gesund. Das Gleiche gilt für einfach und mehrfach ungesättigte Fette. So wird beispielsweise das Olivenöl als eines der »gesunden« Fette gepriesen, weil die Menschen, die es essen, seltener an einer Herz-Kreislauf-Erkrankung leiden. Olivenöl besteht überwiegend aus einer einfach ungesättigten Fettsäure namens »Oleinsäure«. Aber nicht alle einfach ungesättigten Fette sind gesund. Eine andere einfach ungesättigte Fettsäure, die sogenannte Erucasäure, ist extrem schädlich für das Herz, vielleicht mehr als jede andere bekannte Fettsäure (Belitz und Grosch). Der Unterschied zwischen beiden ist chemisch betrachtet sehr gering. In ähnlicher Weise können auch einige mehrfach ungesättigte Fettsäuren Probleme bereiten. Dagegen zeigen die gesättigten Fettsäuren, die sich im Kokosöl finden, keine schädliche Wirkung, sie fördern sogar die Gesundheit. Wir können also nicht sagen, ein Öl sei »schlecht«, weil es gesättigt ist und ein anderes sei »gut«, weil es einfach oder mehrfach ungesättigt ist. Es hängt alles von der Art der Fettsäuren ab und nicht nur vom Grad der Sättigung.

Kein Speiseöl ist ausschließlich gesättigt oder ungesättigt. Alle natürlichen Fette und Öle bestehen aus einer Mischung der drei Sorten von Fettsäuren. Es ist eine grobe Vereinfachung zu sagen, ein Öl sei gesättigt oder ungesättigt. Olivenöl wird oft als »einfach ungesättigt« bezeichnet, weil es überwiegend einfach ungesättigt ist, aber wie alle Pflanzenöle enthält es auch etwas mehrfach ungesättigtes und gesättigtes Fett (die unten stehende Tabelle zeigt den Anteil der jeweiligen Fettsäuren in verschiedenen Fetten und Ölen).

Tierische Fette enthalten normalerweise das meiste gesättigte Fett. In Pflanzenölen findet sich gesättigtes Fett sowie einfach und mehrfach ungesättigtes Fett. Die meisten Pflanzenöle bestehen überwiegend aus mehrfach ungesättigten Fetten, die Ausnahmen bilden Palmöl und Kokosöl, die reich an gesättigten Fetten sind. Kokosöl enthält 92 Prozent gesättigtes Fett – mehr als jedes andere Öl, Rinderfett und Schmalz eingeschlossen.

Viele Faktoren tragen dazu bei, ob ein Fett gesund ist oder nicht – die Sättigung, die Länge der Kohlenstoffkette sowie die Anfälligkeit für Peroxidation und die Bildung freier Radikale.

Zusammensetzung der Nahrungsfette

Fett	Anteile in Prozent an		
	gesättigten Fetten	einfach ungesättigten Fetten	mehrfach ungesättigten Fetten
Rapsöl	6	62	32
Färberdistelöl	10	13	77
Sonnenblumenöl	11	20	69
Maisöl	13	25	62
Sojaöl	15	24	61
Olivenöl	14	77	9
Geflügelfett	31	47	22
Schmalz	41	47	12
Rinderfett	52	44	4
Palmöl	51	39	10
Butter	66	30	4
Kokosöl	92	6	2

Sättigung und Größe

Ständig hören wir die Begriffe »gesättigt, einfach ungesättigt« und »mehrfach ungesättigt«, aber was ist damit eigentlich gemeint? Womit ist gesättigtes Fett gesättigt? Lassen Sie mich diese Fragen beantworten. Alle Fettsäuren bestehen hauptsächlich aus einer Kette von Kohlenstoffatomen, an die unterschiedlich viele Wasserstoffatome gebunden sind. Ein Fettsäuremolekül mit zwei Wasserstoffatomen pro Kohlenstoffatom gilt als »gesättigt«, weil es so viele Wasserstoffatome bindet, wie es nur kann. Diese Art von Fettsäuren bezeichnet man als »Gesättigtes Fett«. Eine Fettsäure, bei der ein Paar von Wasserstoffatomen fehlt, wird als »einfach ungesättigte Fettsäure« bezeichnet. Fehlen mehr als zwei Wasserstoffatome, spricht man von einer »mehrfach ungesättigten Fettsäure«. Ein Fett gilt als desto höhergradig ungesättigt, je mehr Wasserstoffatome fehlen.

Wo immer ein Paar von Wasserstoffatomen fehlt, müssen die angrenzenden Kohlenstoffatome eine Doppelbindung formen (siehe Illustrationen auf der rechten Seite), das Resultat ist eine schwache Bindung in der Kohlenstoffkette, die schwerwiegende Folgen für die Gesundheit haben kann. Das Konzept der Sättigung lässt sich an dem Bild eines Schulbusses voller Kinder veranschaulichen. Dabei wäre der Bus die Kohlenstoffkette und die Schüler die Wasserstoffatome. Jede Sitzbank im Bus bietet Platz für zwei Kinder, genauso wie jedes Kohlenstoffatom Platz für zwei Wasserstoffatome bietet. Ein vollbesetzter Bus, in dem keine Sitzbank mehr frei ist, entspräche einem gesättigten Fett. Mehr Schüler passen nicht in den Bus. Steigen jedoch zwei Schüler aus, sodass eine Sitzbank frei bleibt, entspräche dies einem einfach ungesättigten Fett. Steigen vier oder mehr Schüler aus und hinterlassen zwei oder mehr freie Sitzbänke, dann wäre dies wie ein mehrfach ungesättigtes Fett. Ein Schulbus, der nur zur Hälfte besetzt ist, entspräche einer hochgradig ungesättigten Fettsäure.

Wichtig ist auch die Kettenlänge der Fettsäure, in unserem Bild die Größe des Schulbusses. Einige Fettsäuren enthalten nur zwei Kohlenstoffatome, andere dagegen 24 oder sogar mehr. Der Fettsäure mit nur zwei Kohlenstoffatomen entspräche ein Bus mit nur zwei Sitzbänken, sodass höchstens vier Schüler mitfahren könnten – zwei auf jeder Sitzbank. Eine Fettsäure mit 24 Kohlenstoffatomen wäre wie ein langer Bus mit 24 Sitzbänken, in dem 48 Schüler Platz fänden.

```
  H H H H H H H H H H H H H H H H H O
  | | | | | | | | | | | | | | | | | ||
H-C-C-C-C-C-C-C-C-C-C-C-C-C-C-C-C-C-O-H
  | | | | | | | | | | | | | | | | |
  H H H H H H H H H H H H H H H H H
```

Darstellung 1: Gesättigte Fettsäuren sind mit so vielen Wasserstoffatomen (H) beladen oder gesättigt, wie sie tragen können. Das abgebildete Beispiel ist die Stearinsäure $C_{17}H_{35}COOH$, ein gesättigtes Fett mit 18 Kohlenstoffatomen, das häufig in Rinderfett vorkommt.

```
  H H H H H H H H     H H H H H H H O
  | | | | | | | |     | | | | | | | ||
H-C-C-C-C-C-C-C-C-C=C-C-C-C-C-C-C-C-O-H
  | | | | | | | | | | | | | | | | |
  H H H H H H H H H H H H H H H H H
```

Darstellung 2: Würde ein Paar der Wasserstoffatome aus dem gesättigten Fett entfernt, würden die Kohlenstoffatome eine Doppelbindung formen, um ihre freie Valenz abzudecken. Das Ergebnis wäre ein ungesättigtes Fett, in diesem Fall eine einfach ungesättigte Fettsäure. Bei diesem Beispiel handelt es sich um die Oleinsäure $C_{17}H_{33}COOH$, ein einfach ungesättigtes Fett mit 18 Kohlenstoffatomen, das im Olivenöl überwiegt.

```
  H H H H H     H     H H H H H H H O
  | | | | |     |     | | | | | | | ||
H-C-C-C-C-C-C=C-C-C=C-C-C-C-C-C-C-C-O-H
  | | | | | | | | | | | | | | | | |
  H H H H H H H H H H H H H H H H H
```

Darstellung 3: Fehlen zwei oder mehr Paare von Wasserstoffatomen, entsteht also mehr als eine Doppelbindung zwischen Kohlenstoffatomen, so spricht man von einem mehrfach ungesättigten Fett. Das abgebildete Beispiel ist die Linolsäure $C_{17}H_{31}COOH$, eine mehrfach ungesättigte Fettsäure mit 18 Kohlenstoffatomen. Es ist das häufigste Fett in Pflanzenölen.

Bei der Ethansäure oder Essigsäure, die sich im Essig findet, besteht die Kette lediglich aus zwei Kohlenstoffatomen. Eine längere Säurekette könnte vier, sechs, acht oder mehr Kohlenstoffatome aufweisen. In natürlich vorkommenden Fettsäuren finden sich normalerweise geradzahlige Kohlenstoffketten. Die Butan- oder Buttersäure, die in der Butter enthalten ist, besteht aus einer Kohlenstoffkette mit vier Gliedern. Die meisten Fettsäuren in Fleisch und Fisch sind 14 oder mehr Kohlenstoffatome lang. Stearinsäure, häufig in Rinderfett, weist eine 18-gliedrige Kohlenstoffkette auf. Die Fettsäuren mit 14 bis 24 Kohlenstoffatomen werden langkettige Fettsäuren (LCFA; aus dem Englischen *long-chain fatty acids)* genannt. Mittelkettige Fettsäuren (MCFA, *middle-chain fatty acids)* enthalten acht bis zwölf Kohlenstoffatome, kurzkettige zwei bis sechs. Die Länge der Kohlenstoffkette entscheidet maßgeblich darüber, wie ein Nahrungsfett verdaut und verstoffwechselt wird, und wie es im Körper wirkt. Sind drei Fettsäuren von ähnlicher Länge durch ein Glycerin-Molekül miteinander verbunden, wird das entstehende Molekül als »langkettiges Triglycerid« (LCT), »mittelkettiges Triglycerid« (MCT) oder »kurzkettiges Triglycerid« (SCT) bezeichnet. Den Begriff »mittelkettige Triglyceride« oder MCT finden Sie häufig als Inhaltsstoff von Lebensmitteln oder Nahrungsergänzungsmitteln.

Sowohl der Grad der Sättigung als auch die Länge der Kohlenstoffkette entscheiden über die chemischen Eigenschaften der Fettsäure und die Wirkung auf unsere Gesundheit. Je gesättigter das Fett und je länger die Kette, desto härter das Fett und desto höher der Schmelzpunkt. Gesättigtes Fett wie das im Schmalz ist bei Raumtemperatur fest. Mehrfach ungesättigtes Fett, wie beispielsweise Maisöl, ist bei Raumtemperatur flüssig. Einfach ungesättigtes Fett ist bei Raumtemperatur flüssig, wird aber im Kühlschrank fester, das heißt wolkig oder halbfest.

Die folgende Tabelle zählt die häufigsten Fette in Lebensmitteln auf. Die Fette, die sich in tierischem Gewebe und auch in unserem Körper finden, sind vornehmlich die Triglyceride, bestehend aus Stearinsäure, Palmitinsäure und Oleinsäure. Oleinsäure ist ein einfach ungesättigtes Fett, Stearinsäure und Palmitinsäure sind gesättigte Fette. Die gesättigten Fette in Lebensmitteln bestehen aus einer Mischung der verschiedenen Arten. So enthält Milch beispielsweise Palmitin-, Myristin-, Stearin-, Laurin, Butan-, Capron-, Capryl- und Caprinsäure. Jede dieser Fettsäuren übt im Körper eine unterschiedliche Wirkung aus, je nach Länge der Kohlenstoffkette und dem Grad der Nichtsättigung (Anzahl der Doppelbindungen).

Man hat gesättigte Fettsäuren mit bis zu 26 Kohlenstoffatomen (C:26) und lediglich zwei Kohlenstoffatomen (C:2) in der Kette als Bestandteile von Fetten identifiziert. Davon ist die Palmitinsäure (C:16) die häufigste, sie fin-

Kohlenstoffatome und Doppelbindungen in Fettsäuren

Fettsäure	Anzahl der Kohlenstoff-atome	Anzahl der Doppelbin-dungen	Häufigste Quelle
Gesättigte Fettsäuren			
Ethansäure (Essigsäure)	2	0	Essig
Butansäure (Buttersäure)	4	0	Butterfett
Capronsäure	6	0	Butterfett
Caprylsäure	8	0	Kokosöl
Caprinsäure	10	0	Palmöl
Laurinsäure	12	0	Kokosöl
Myristinsäure	14	0	Macisöl
Palmitinsäure	16	0	Tierisches Fett und pflanzliches Öl
Stearinsäure	18	0	Tierisches Fett und pflanzliches Öl
Arachinsäure	20	0	Erdnussöl
Einfach ungesättigte Fettsäuren			
Palmitoleinsäure	16	1	Butterfett
Oleinsäure (Ölsäure)	18	1	Olivenöl
Erucasäure	22	1	Rapsöl*
Mehrfach ungesättigte Fettsäuren			
Linolsäure	18	2	Pflanzenöl
Alpha-Linolensäure	18	3	Leinöl
Arachidonsäure	20	4	Lezithin
Eicosapentaensäure	20	5	Fischöle
Docosahexaensäure	22	6	Fischöle

* Rapsöl enthält bis zu 55 Prozent Erucasäure – eine sehr schädliche Fettsäure. Das Rapsöl in unseren Lebensmitteln ist gentechnisch verändert, sodass es höchstens ein Prozent Erucasäure enthält.

det sich in fast allen Fetten. Myristinsäure (C:14) und Stearinsäure (C:18) sind weitere häufig vorkommende gesättigte Fettsäuren.

Kurzkettige Fettsäuren (SCFA) sind relativ selten. Die häufigsten Quellen sind Essig und Butter. Milch enthält winzige Mengen der kürzerkettigen Fettsäuren. Diese Fette werden bei der Butterherstellung konzentriert, sie machen rund zwölf Prozent ihres Fettgehalts aus. Auch mittelkettige Fettsäuren sind relativ selten, finden sich aber in mäßiger Konzentration in einigen tropischen Nüssen und Ölen.

Die mit Abstand häufigsten Fettsäuren in der Natur sind die langkettigen Fettsäuren. Sie sind die effizientesten und kompaktesten Energielieferanten und eignen sich daher am besten als Speicherfett, sowohl in Pflanzen wie auch in Tieren. Die Fettzellen in unserem Körper und im Körper der Tiere sind fast ausschließlich langkettig, genauso wie die Fette in Pflanzen. Die Fette in unserer Ernährung bestehen überwiegend aus langkettigen Fettsäuren. Es gibt nur wenige gute natürliche Quellen kürzerkettiger Fettsäuren. Die mit Abstand beste davon ist das Kokosöl.

Tropische Öle sind etwas ganz Besonderes

Kokosöl und seine Verwandten, das Palmöl und das Palmkernöl, sind insofern einzigartig, als sie die beste natürliche Quelle mittel- und kurzkettiger Fettsäuren bilden, denen sie ihre schier unglaublich gesundheitsfördernden Eigenschaften verdanken.

Palmöl enthält nur geringe Mengen mittelkettiger Fettsäuren. Kokosöl und Palmkernöl dagegen sind die bei Weitem reichsten Quellen von MCFA: Palmkernöl besteht zu 58 Prozent aus MCFA, Kokosöl sogar zu 64 Prozent. Da beide hauptsächlich aus mittelkettigen Fettsäuren bestehen, wird ihre gesunde Wirkung vorwiegend durch deren chemische und biologische Eigenschaften bestimmt.

Die meisten Fette aus unserem Essen werden, sofern sie nicht unmittelbar als Energielieferanten genutzt werden, im Körper als Fettgewebe abgelagert. Kokosöl, das überwiegend aus mittel- und kurzkettigen Fettsäuren besteht, wirkt im Körper ganz anders als die (gesättigten oder ungesättigten) langkettigen Fettsäuren, die sich reichlich in Fleisch oder Pflanzenölen finden. Die mittelkettigen Fettsäuren aus dem Kokosöl werden aufgespalten und überwiegend zur Energieproduktion verwendet, enden also nur selten als Körperfett oder Ablagerungen in Arterien. Sie produzieren Energie, kein Fett. Mittelkettige Fettsäuren wirken sich nicht negativ auf den Cholesterinspiegel aus, sie tragen zum Schutz vor Herz-Kreislauf-Erkrankungen bei.

Freie Radikale

Die Forschung der letzten 30 Jahre hat ergeben, dass freie Radikale einen wesentlichen Faktor bei der Entstehung und Entwicklung degenerativer Erkrankungen und beim Prozess der Alterung darstellen. Vereinfacht gesagt ist ein freies Radikal ein aggressives Molekül, dem ein Elektron aus seiner äußeren Hülle abhanden gekommen ist, sodass ein ungepaartes Elektron übrig bleibt. Das Resultat: ein höchst instabiles, reaktionsfreudiges Molekül. Dieses freie Radikal stiehlt umgehend ein Elektron von einem benachbarten Molekül. Das zweite Molekül, nunmehr mit einem Elektron weniger, wird nun selbst zu einem freien Radikal, das sich wiederum von einem benachbarten Molekül ein Elektron raubt. Es entwickelt sich eine zerstörerische Kettenreaktion, die Hunderte, ja Tausende Moleküle erfassen kann.

Sobald sich ein Molekül in ein Radikal verwandelt, ändern sich seine physikalischen und chemischen Eigenschaften dauerhaft. Ist dieses Molekül Teil einer lebendigen Zelle, so beeinflusst es deren gesamte Funktion. Freie Radikale können unsere Zellen angreifen, indem sie ihre schützenden Zellwände buchstäblich zerreißen. Empfindliche Zellbestandteile wie Zellkern und DNA, die den genetischen Bauplan der Zelle tragen, können beschädigt werden. Die Folge sind Zellmutationen und Zelltod.

Je mehr freie Radikale unsere Zellen angreifen, desto größer sind die Schäden und desto höher die Gefahr einer schweren Schädigung unserer lebenswichtigen Organe, Gelenke und Körpersysteme. Freie Radikale bewirken eine Gewebeschädigung und körperlichen Verfall. Werden Zellen von freien Radikalen bombardiert, leidet das Gewebe zunehmend. Manche Forscher betrachten die Zerstörungen durch freie Radikale als Hauptursache der Alterung. Je älter der Körper wird, desto umfassender sind die Schäden durch freie Radikale, die sich im Laufe des Lebens summieren.

Allgemein weiß man heute, dass freie Radikale als Auslöser oder bei der Manifestierung von rund 60 degenerativen Erkrankungen im Spiel sind. Und die Liste dieser Krankheiten wächst ständig. Hatte sich bei wissenschaftliche Untersuchungen zunächst eine Verbindung zwischen den wichtigsten Zivilisationskrankheiten wie Herz-Kreislauf-Erkrankung oder Krebs und freien Radikalen gezeigt, so wird diese Verbindung inzwischen auf Arteriosklerose, Schlaganfall, Krampfadern, Hämorrhoiden, Bluthochdruck, faltige Haut, Dermatitis, Arthritis, Verdauungsschwierigkeiten, Fortpflanzungsprobleme, Grauen Star, Energieverlust, Diabetes, Allergien und Gedächtnisverlust ausgedehnt.

Ständig und überall sind wir freien Radikalen ausgesetzt: Durch Schadstoffe in der Luft, die wir atmen, oder durch chemische Zusätze und Toxine in den Lebensmitteln, die wir essen und trinken. Manche Reaktionen mit freien Radikalen treten aber auch im Rahmen des Zellstoffwechsels auf. Natürlich können wir nicht allen freien Radikalen in unserer Umwelt aus dem Weg gehen, aber wir können Grenzen setzen. Zigarettenrauch beispielsweise führt zur Bildung von freien Radikalen in der Lunge. Auch bestimmte Lebensmittel und Zusatzstoffe fördern die Kettenreaktionen freier Radikale, die sich auf den gesamten Körper auswirken. Indem Sie so wenig wie möglich mit solchen Stoffen in Kontakt kommen, können Sie das Risiko degenerativer Erkrankungen deutlich senken. Auch die Wahl Ihres Öls kann nachhaltige Folgen für Ihre Gesundheit haben, denn viele Öle fördern die Bildung freier Radikale.

Mehrfach ungesättigte Fette

Wenn uns Ernährungsberater nahelegen, weniger Fett zu essen, denken wir unwillkürlich nur an gesättigtes Fett. Aber die Empfehlung lautet, mit allen Fetten zu knausern, auch mit den mehrfach ungesättigten. In dem Versuch, weniger gesättigtes Fett zu sich zu nehmen, werden tierische Fette oft durch Pflanzenöle ersetzt. Dabei sind viele Pflanzenöle kein Deut besser als die tierischen Fette, die wir so krampfhaft zu meiden versuchen. Einige sind sogar noch weit schlimmer! Was die Pflanzenöle potenziell so gefährlich macht, ist ihre Nichtsättigung. Die Kohlenstoff-Doppelbindungen in den Molekülen des mehrfach ungesättigten Öls sind äußerst anfällig für Oxidierung und die Entstehung freier Radikale.

Mehrfach ungesättigte Öle werden toxisch, wenn sie durch den Kontakt mit Sauerstoff, Hitze oder Licht (von der Sonne oder aus künstlichen Quellen) oxidieren. Infolgedessen werden sie ranzig und es bilden sich freie Radikale. Diese plündern die Reserven an Antioxidantien im Körper und lösen chemische Reaktionen aus, die Gewebe und Zellen schädigen. Schon während der Extraktion des Öls aus den Samen ist es Sauerstoff, Hitze und Licht ausgesetzt, sodass der Oxidationsprozess bereits einsetzt, bevor das Öl die Fabrik verlässt. Bis wir es schließlich im Laden kaufen, ist es bereits leicht ranzig. Je mehr Verarbeitungsschritte ein Öl durchläuft, desto eher kann es oxidieren. Die sichersten Pflanzenöle sind die, die bei niedrigen Temperaturen gepresst und in dunkle Behälter abgefüllt werden. Kalt gepresste Öle sind nur minimal behandelt, enthalten also noch einen Großteil der natürlichen Antioxidantien. Und die verzögern den Verderb, weil sie die Oxidation und die Bildung freier Radikale verlangsamen.

Öle sind Meister der Täuschung. Man kann einen Bösewicht nicht von einem Heiligen unterscheiden. Sie sehen sich nämlich alle ziemlich ähnlich. Ein hoch toxisches Pflanzenöl kann so unschuldig und rein aussehen wie ein anderes, das unter idealen Bedingungen frisch extrahiert worden ist. In dem sehr aufschlussreichen Buch *Free Radicals and Food Additives* (zu Deutsch: Freie Radikale und Nahrungszusätze) schreibt Dr. Jürg Löliger vom Nestlé-Forschungszentrum in der Schweiz, dass primäre Oxidationsprodukte von Pflanzenölen den Geruch oder Geschmack nicht beeinträchtigen, während die sekundären Verfallsprodukte Geschmack und Struktur des Produkts sehr wohl verändern können. Ein reines Pflanzenöl kann also ranzig sein, während Geschmack und Geruch nicht beeinträchtigt sind. Das heißt: Sie können ranziges Pflanzenöl verzehren, ohne es zu merken; essen Sie es gemischt mit anderen Zutaten, bewirken freie Radikale, dass diese einen unangenehmen Geruch oder Geschmack annehmen.

In der Zeit, in der Pflanzenöle in Lagerhallen zwischengelagert, anschließend mit Lastwagen ohne Kühlung transportiert werden und dann im Laden im Regal auf Käufer warten, werden sie ranzig. Zudem werden sie meistens in durchsichtige Flaschen abgefüllt, durch die Licht eindringen und die Bildung weiterer freier Radikale auslösen kann. Die Öle waren vor dem Verkauf möglicherweise monatelang hohen Temperaturen und viel Licht ausgesetzt. Aber da reine Pflanzenöle keine wahrnehmbaren Anzeichen von Ranzigkeit aufweisen, meinen wir, sie seien unbedenklich. Doch weit gefehlt: Sämtliche konventionell verarbeiteten und raffinierten Pflanzenöle sind bereits mehr oder weniger ranzig, wenn sie im Laden ankommen.

Alles wird dadurch noch schlimmer, dass die Pflanzenöle monatelang bei uns im Küchenschrank stehen. Und wenn wir sie verwenden, dann zumeist zum Kochen und Braten. Das Erhitzen beschleunigt den Oxidationsprozess, sodass das Öl noch stärker ranzig und ungesünder wird. Es ist schon paradox: Da kaufen viele im Bioladen kalt gepresstes Öl und machen es dann zu einem Risiko für ihre Gesundheit, indem sie damit kochen oder braten. Studien belegen, dass eine Ernährung mit hitzebehandeltem Maisöl eher zur Arteriosklerose führt als eine mit nicht erhitztem Maisöl. Mit der Zeit schaden schon geringe Mengen erhitzten mehrfach ungesättigten Pflanzenöls der Gesundheit, besonders bei häufigem Verzehr.

Alle Pflanzenöle sollten in luftdichten, lichtundurchlässigen Behältern und im Kühlschrank aufbewahrt werden. Dadurch wird die Bildung von freien Radikalen zwar nicht ganz gestoppt, aber zumindest verlangsamt. Wenn bei Ihnen noch Öle herumstehen, die nicht auf diese Weise gelagert wurden, werfen Sie sie weg. Ihre Gesundheit ist mehr wert als die paar Cent, die die Öle gekostet haben. Wenn Ihr Laden keine entsprechenden Öle führt, schlagen Sie bei den Quellen nach, die am Ende des Buchs genannt werden.

Die meisten der heute verwendeten Pflanzenöle, ja sogar viele Sorten, die in Bioläden angeboten werden, sind hochgradig verarbeitet und raffiniert. Im Verlauf der Raffination wird das Öl mit benzinhaltigen Lösungsmitteln aus der Pflanze gelöst und anschließend aufgekocht, damit das Lösungsmittel verdampft. Das Öl wird raffiniert, gebleicht und desodoriert, dazu wird es auf Temperaturen von rund 200 Grad Celsius erhitzt. Oft werden chemische Konservierungsstoffe zugesetzt, um die Oxidierung zu bremsen.

Je weniger stark ein Öl verarbeitet ist, desto weniger schädlich ist es. Die natürlichsten Öle werden ohne Verwendung von Chemikalien bei niedrigen Temperaturen durch mechanischen Druck aus Samen extrahiert. Solche Öle werden als »Expeller-gepresst« oder »kalt gepresst« bezeichnet, und nur solche Öle sollten Sie kaufen. Aber Achtung: Selbst diese unterliegen der Oxidation, sie müssen richtig verpackt, gelagert und verwendet werden.

Gesättigte Fette

Einen besonderen Vorteil haben gesättigte vor einfach und mehrfach ungesättigten Fetten: Es gibt keine fehlenden Wasserstoffatome oder doppelt-gebundenen Kohlenstoffatome. Das heißt, anders als die ungesättigten Fette sind sie nicht anfällig für Oxidation und die Bildung freier Radikale. Das wissen Lebensmittelhersteller schon seit Jahrzehnten. Sie haben deshalb in ihren Produkten gesättigte Fette (oftmals Kokosöl oder Palmkernöl) verwendet, um zu verhindern, dass sie durch freie Radikale verderben.

Im Lauf der Jahre sind die tropischen Öle in den meisten Lebensmitteln durch gehärtete und teilgehärtete Öle ersetzt worden. Durch die Härtung wird ein ungesättigtes Pflanzenöl chemisch so verändert, dass ein höhergradig gesättigtes Fett entsteht. Weil der Sättigungsgrad erhöht wird, verdirbt das Öl weniger schnell, außerdem ist es billiger als tierische Fette oder tropische Öle. Bei der Härtung werden Öle auf hohe Temperaturen erhitzt und mit Wasserstoffatomen beschossen, dabei entstehen toxische Transfettsäuren. Diese künstlichen Fette unterscheiden sich in ihrer Struktur von den natürlichen. Unser Körper kann natürliche Fette verarbeiten, aber Transfettsäuren haben darin keinen Platz, sie können zu mancherlei gesundheitlichen Problemen führen. Backfett und Margarine sind gehärtete Öle, die Sie aus Ihrer Ernährung verbannen sollten.

In den 1950er und 1960er-Jahren, als gesättigtes Fett erstmals mit erhöhten Cholesterinwerten in Verbindung gebracht wurde, suchten Forscher nach weiteren potenziell schädlichen Nebenwirkungen der gesättigten Fette. Ihre Überlegung war: Wenn der übermäßige Verzehr das Risiko einer Herz-Kreislauf-Erkrankung erhöht, dann könnte er auch andere gesundheitliche Probleme verursachen. Also untersuchten sie die Verbindung zwischen gesättigtem Fett und Krebs. Was sie fanden, überraschte sie. Denn verglichen mit anderen Ölen löste gesättigtes Fett allem Anschein nach keinen Krebs aus, sondern schien sogar eine Schutzwirkung zu entfalten. Verarbeitete ungehärtete mehrfach ungesättigte Öle wurden als Krebsverursacher ausgemacht; je höher der Grad der Nichtsättigung, desto größer das Risiko.

Auch andere Krankheiten wie Asthma, Allergien, Gedächtnisverlust und Senilität waren häufiger bei Menschen, die raffinierte mehrfach ungesättigte Öle anstelle von gesättigtem Fett verwendeten. Ein weiteres Problem dieser mehrfach ungesättigten Öle ist ihre Wirkung auf das Immunsystem. Mehrfach ungesättigte Öle schwächen es und machen uns dadurch anfälliger für Krankheiten und vorzeitiges Altern. Aber damit nicht genug: Ungesättigte Fette können sogar weiße Blutkörperchen zerstören, die an der Immunabwehr beteiligt sind. Ein intaktes Immunsystem ist somit eine wichtige Voraussetzung, um Krankheiten abzuwehren und gesund zu bleiben. Wissenschaftler sind der Ansicht, dass freie Radikale viele Krankheiten fördern. Wenn Sie konventionell verarbeitete mehrfach ungesättigte Öle verwenden, wie sie normalerweise im Laden angeboten werden, verkürzen Sie Ihr Leben, weil Sie die Krankheit geradezu einladen.

Da es bei gesättigten Fetten keine Doppelbindungen zwischen Kohlenstoffatomen gibt – jene schwache Bindung, die so leicht aufgebrochen werden kann, und dann freie Radikale bildet –, sind sie in vielerlei Hinsicht weit stabiler. Sie können Hitze, Licht und Sauerstoff ausgesetzt werden, ohne in größerem Umfang zu oxidieren oder freie Radikale zu bilden. Deshalb sollten sie vorzugsweise verwendet werden, besonders wenn das Essen gekocht, gebraten oder über längere Zeit aufbewahrt wird. Gesättigtes Fett bleibt stabil, wenn es auf normale Koch- oder Brattemperatur erhitzt wird, und ist viel besser geeignet als mehrfach ungesättigtes Öl.

Kokosöl, ein hochgradig gesättigtes Fett, ist unter allen Speisefetten am wenigsten anfällig für Oxidation und die Bildung freier Radikaler, es ist also das sicherste Öl zum Kochen und Braten. Und da es hauptsächlich aus mittelkettigen Fettsäuren besteht, erhöht es auch nicht den Cholesterinspiegel wie die langkettigen gesättigten Fettsäuren. Anders als fast alle gesättigten oder ungesättigten Öle fördert es nicht das Verkleben der Blutplättchen, das heißt die Bildung von Gerinnseln. Verglichen mit anderen Ölen ist Kokosöl harmlos, es richtet keinen Schaden an. Die flüssigen Pflanzenöle, die Sie derzeit verwenden, durch Kokosöl zu ersetzen, kann Ihnen helfen, viele gesundheitliche Probleme loszuwerden, die durch den Verzehr von oxidierten Ölen entstanden sind. Dass Kokosöl offensichtlich unschädlich ist, ist also definitiv von Vorteil, aber nicht allein deswegen ist es so gut. Die mittelkettigen Fettsäuren im Kokosöl verleihen ihm einzigartige Eigenschaften – für viele ist es das gesündeste Öl der Welt.

Transfettsäuren

Transfettsäuren, die mit moderner Technik erzeugt werden, sind dem menschlichen Körper fremd. Und da diese Fette anders sind als die natürlichen Fettsäuren, die wir brauchen, um gesund zu bleiben, kann unser Körper sie nicht produktiv nutzen. Es ist so, als würden Sie Apfelsaft in den Tank Ihres Autos schütten – er macht alles kaputt. Autos sind so konstruiert, dass sie mit Benzin fahren, nicht mit Apfelsaft. Die Zucker im Apfelsaft legen den Motor lahm. Dasselbe machen Transfettsäuren mit unseren Zellen, sie machen sie funktionsuntüchtig. Je mehr Transfettsäuren gegessen werden, desto größer wird die Zerstörung der Zellstrukturen, bis schließlich Gewebe und ganze Organe ernsthaft betroffen sind. Das Ergebnis sind Krankheiten.

Bei Extraktion, Raffination und Desodorierung werden Pflanzenöle für längere Zeit auf bis zu 200 Grad erhitzt. Häufig werden sie auch gehärtet, um sie in feste Fette zu verwandeln. Bei der Härtung entstehen durch länger anhaltende höhere Temperaturen viel mehr Transfettsäuren. Backfette und Margarine sind gehärtete Öle. Sie enthalten durchschnittlich 35 Prozent Transfettsäuren, einige Sorten sogar bis zu 48 Prozent. Zwischen 15 und 19 Prozent der Fettsäuren in konventionell hergestellten flüssigen Pflanzenölen sind Transfettsäuren.

Nach Ansicht vieler Forscher sind Transfettsäuren bei der Entwicklung von Herz-Kreislauf-Erkrankungen ein wichtigerer Faktor als andere Nahrungsfette. Neuere Studien zeigen eindeutig, dass Transfettsäuren zu Arteriosklerose und Herz-Kreislauf-Erkrankungen beitragen können. So entwickelten beispielsweise Schweine, die im Rahmen einer Studie mit Transfettsäuren gefüttert wurden, ausgedehntere arteriosklerotische Veränderungen als Schweine, die andere Fette erhielten.

Wissenschaftler schätzen, dass in den USA jährlich mindestens 30.000 Menschen durch den Verzehr von Transfettsäuren vorzeitig sterben! Das *New England Journal of Medicine* berichtete über die Ergebnisse einer 14 Jahre dauernden Studie an über 80.000 Krankenschwestern *(New England Jour-*

nal of Medicine, 20. November 1997). Laut dem Bericht erlitten 939 der Teilnehmerinnen einen Herzinfarkt. Bei den Frauen mit dem höchsten Verzehr von Transfetten war das Herzinfarktrisiko 53 Prozent höher als bei anderen, die nur sehr wenig Transfette aßen. Und diese Studie förderte noch ein interessantes Faktum zutage: Die Gesamtfettaufnahme hatte keine nennenswerten Auswirkungen auf die Häufigkeit von Herzinfarkten. Bei den Frauen mit dem höchsten Gesamtfettverzehr (46 Prozent der Kalorien) war das Risiko eines Herzinfarktes nicht größer als bei der Gruppe mit dem geringsten Verzehr (29 Prozent der Kalorien).

Die Forscher der *Harvard School of Public Health* und des *Brigham and Women's Hospital* in Boston, die die Studie durchgeführt hatten, sind der Ansicht, zur Vermeidung eines Herzinfarktes sei es sinnvoller, den Verzehr von Transfetten einzuschränken, nicht den Gesamtfettverzehr. Rund 15 Prozent der Fette in der normalen westlichen Ernährung sind Transfette.

Transfette schaden aber nicht nur der Gesundheit des Herz-Kreislaufsystems. Dr. Mary Enig berichtet, dass die roten Blutkörperchen von Affen Insulin weniger gut banden, wenn die Tiere mit transfetthaltiger Margarine gefüttert wurden, als wenn sie keine Transfette erhielten, was auf einen Zusammenhang mit Diabetes schließen lässt. Transfettsäuren werden mit einer ganzen Reihe von Krankheiten in Verbindung gebracht, darunter Krebs, Herz-Kreislauf-Erkrankungen, Multiple Sklerose (MS), Divertikulitis, Diabetes und andere degenerative Erkrankungen.

Gehärtetes Öl ist ein technisches Produkt, unter allen gebräuchlichen Nahrungszusätzen möglicherweise das mit den schlimmsten Folgen. Wenn Sie Margarine, Backfett sowie gehärtete oder teilgehärtete Öle (übliche Nahrungszusätze) zu sich nehmen, dann essen Sie Transfette. Viele der Lebensmittel, die Sie im Laden kaufen oder im Restaurant essen, sind mit gehärteten Ölen zubereitet. Gebratene Lebensmittel im Supermarkt oder Restaurant werden in der Regel in gehärtetem Öl gebraten oder frittiert. Das Gleiche gilt für viele Tiefkühl- und Fertiggerichte. Gehärtete Öle werden zur Herstellung von Pommes frites, Keksen, Plätzchen, Crackern, Chips, Tiefkühltorten, Pizza, Erdnussbutter und Bonbons verwendet.

Die industriell verarbeiteten Pflanzenöle aus dem Supermarkt sind nicht viel besser. Durch die Hitze, die bei Extraktion und Raffination angewendet wird, entstehen ebenfalls Transfettsäuren. Also enthält auch die Flasche

Mais- oder Sonnenblumenöl, die bei Ihnen im Küchenschrank steht, Transfette, obwohl das Öl nicht gehärtet ist. Nur »kalt gepresstes« oder »Expeller-gepresstes« Öl ist frei von Transfetten. In den meisten bekannten Sorten von Pflanzenölen und Salatsaucen finden sich dagegen Transfette.

Gesättigte Fette, ganz gleich welcher Art, ertragen die hohen Temperaturen beim Garen weit besser und bilden keine Transfettsäuren oder schädliche freie Radikale; sie eignen sich deshalb besser zum Kochen und Braten. Gesättigte Fette sind die einzigen Fette, die Sie gefahrlos erhitzen und zum Kochen verwenden können. Aus Furcht vor einer Herz-Kreislauf-Erkrankung scheuen viele davor zurück, gesättigte Fette zu verwenden. Doch diese Sorge ist unbegründet, denn Kokosöl ist gesund für das Herz, es kann problemlos zum Kochen genommen werden. Es ist nicht nur hitzestabil, sondern ein überaus gesundes Öl.

MCT-Öle

MCT-Öle (aus dem Englischen *medium chain triglyceride,* »mittelkettige Triglyceride«, manchmal auch als »fraktioniertes Kokosöl« bezeichnet) sind mittlerweise sowohl in der Sportlerernährung als auch in Präparaten für die intravenöse Ernährung im Krankenhaus äußerst beliebt. Sie finden den Begriff auf Etiketten von Lebensmitteln und Ergänzungsmitteln im Bioladen oder sind ihm vielleicht schon anderswo begegnet.

Wie Sie zu Beginn dieses Kapitels erfahren haben, sind Fettsäuren in der Regel zu Dreiergruppen zusammengepackt. Diese Pakete bezeichnet man als Triglyceride. MCT-Öle bestehen zu 100 Prozent aus mittelkettigen Fettsäuren (MCFA) aus Kokosöl oder Palmkernöl. Da die mittelkettigen Fettsäuren mit vielerlei gesundheitlichen Vorzügen in Verbindung gebracht werden, haben einige Hersteller Öle entwickelt, die gar keine anderen Fettsäuren enthalten. Zum Vergleich: Kokosöl enthält lediglich 64 Prozent MCFA.

Den einzigartigen gesundheitlichen Wert der mittelkettigen Fettsäuren, die sich im Kokosöl finden, kennt und schätzt man seit den 1950er-Jahren. Deshalb wurden und werden Kokosöl und MCT-Öle im Krankenhaus bei der Behandlung des Malabsorptionssyndroms, der Mukoviszidose und Epilepsie sowie zur Ankurbelung des Eiweiß- und Stoffwechsels und der Mineralstoffabsorption eingesetzt. Insbesondere bei Präparaten zur Ernährung von Verbrennungsopfern oder Patienten in kritischem Zustand greift man wegen ihrer besonderen Vorzüge zu MCFA. Kokosöl und in jüngster Zeit auch MCT-Öl sind auch ein wichtiger Inhaltsstoff von fertiger Babynahrung; als Bestandteil von Krankenhauspräparaten zur Behandlung und Ernährung von Frühgeborenen sind sie unverzichtbar. Auch Spitzensportler greifen zu MCFA, wenn sie abnehmen oder das Gewicht unter Kontrolle halten und ihre Leistungsfähigkeit steigern wollen. MCT-Öl oder fraktioniertes Kokosöl wird auch als Nahrungsergänzungsmittel oder als Speiseöl angeboten.

MCFA und Kokosöl bergen vielfältige gesundheitliche Vorteile. Jede einzelne MCFA übt im Körper eine leicht unterschiedliche Wirkung aus, aber alle ergänzen sich und alle sind wichtig. Die mittelkettigen Fettsäuren im Kokosöl sind Laurinsäure (48 Prozent), Caprylsäure (acht Prozent) und Caprinsäure (sieben Prozent), plus andere gesunde Fettsäuren. Im vierten Kapitel werde ich zeigen, dass es sich bei der Laurinsäure um einen extrem wichtigen, gesunden Nährstoff handelt. Kokosöl weist neben dem hohen Gehalt an Laurinsäure auch das gesamte Spektrum von MCFA und anderen Nährstoffen auf. Es liefert mehrere, also nicht nur zwei, Fettsäuren in einer ausgewogenen Zusammensetzung und ist – anders als MCT-Öl – vollkommen natürlich. Die Fettsäuren im MCT-Öl werden aus Kokosöl extrahiert und gereinigt, es ist also ein künstlich hergestelltes, kein natürliches Öl.

Die Seifen- und Kosmetikindustrie verwendet Laurinsäure bei der Herstellung von Reinigungsmitteln. Dabei bleiben als Nebenprodukte Caprin- und Caprylsäure übrig, die kostengünstig für andere Zwecke verwendet werden können. Diese mittelkettigen Fettsäuren werden also nicht in der Kosmetikindustrie gebraucht, finden aber vielfache Verwendung in der Pharma- und Lebensmittelindustrie. Sie sind in vielen Ergänzungsmitteln und Ernährungspräparaten enthalten und bilden die Grundlage für das MCT-Öl.

Kapitel 3 – Eine neue Waffe gegen Herz-Kreislauf-Erkrankungen

Bei einem Abendessen mit Freunden erwähnte ich einmal ganz beiläufig, Kokosöl sei das gesündeste Öl, das man verwenden könne. Mit Nachdruck widersprach einer aus der Gruppe: »Kokosöl ist ungesund, es führt zu Herz-Kreislauf-Erkrankungen«. Meine Antwort war kurz und knapp: »Deshalb sind wohl auch alle Einwohner der Pazifikinseln schon vor Jahrhunderten ausgestorben.« Dem hatte mein Widersacher nichts entgegenzusetzen. Tatsache ist: Die Einwohner der Pazifikinseln, deren traditionelle Ernährung sehr viel Kokosnuss enthält, werden nicht herzkrank.

Kokosnüsse dienen auf den Pazifikinseln seit Jahrtausenden als Grundnahrungsmittel. Die Bewohner verzehren sie pfundweise, jeden Tag. Der gesunde Menschenverstand würde uns sagen: Wären sie so schädlich, wie man uns weismachen will, dann hätten die Inselbewohner allesamt längst aussterben müssen. Aber bis zu dem Moment, wo sie unsere moderne Ernährungsweise und Lebensmittel übernommen haben, hatten sie von Herz-Kreislauf-Erkrankungen und anderen Zivilisationskrankheiten noch nie gehört. Sie traten bei der Inselbevölkerung erst auf, als die traditionelle Ernährung mit Kokosnuss und Kokosöl aufgegeben und stattdessen moderne industriell verarbeitete Lebensmittel und raffinierte Pflanzenöle gegessen wurden.

Die ersten Entdecker, die im 16. und 17. Jahrhundert die Südseeinseln besuchten, beschrieben die Insulaner als ungewöhnlich stark, kräftig gebaut, schön von Gestalt und freundlich. Ihre Schönheit, hervorragende körperliche Entwicklung und ausgezeichnete Gesundheit machten sie weithin berühmt. Einige Inseln galten als Verkörperung des Gartens Eden, dessen Bewohner in Statur und Aussehen nahezu perfekt waren. Solche Beobachtungen haben möglicherweise auch das Interesse an Legenden über einen Jungbrunnen geweckt. Erzählungen über eine märchenhafte Insel, auf der es so einen Brunnen tatsächlich gab, machten in Europa jahrhundertelang die Runde, sie veranlassten Entdecker wie Juan Ponce Leon, – vergeblich – nach den mystischen Wassern zu suchen. Doch auch wenn man keinen Brunnen fand, dessen Wasser die ewige Jugend schenkte, hatten die Insulaner dennoch eine Art von Jungbrunnen. Nämlich die Frucht der Kokospalme, des Baums des Lebens, wie sie bei ihnen genannt wird. Die Kokosnuss mit ihrem lebensspendenden Wasser (Öl und Milch) verlieh diesen Menschen eine gesunde Jugendlichkeit, weit überlegen der ihrer europäischen Besucher.

Erst vor relativ kurzer Zeit machte sich die Wissenschaft daran, das Geheimnis der guten Gesundheit der Inselbewohner zu erkunden und die wunderbare Eigenschaften des Kokosöls zu entdecken. Dank der Pionierarbeit von Forschern wie Weston A. Price, Ian A. Prior, Jon J. Kabara und anderen wissen wir heute, dass in erster Linie die hauptsächlich aus Kokosnüssen bestehende Ernährung der Grund für die gute Gesundheit und das jugendliche Erscheinungsbild der Insulaner war. Sie war und ist der Grund dafür, dass die traditionell lebenden Einwohner der Pazifikinseln keine Herz-Kreislauf-Erkrankungen bekommen.

Die Pukapuka- und Tokelau-Studie

Schon lange wird beobachtet, dass bei den Völkern der Pazifikinseln und Asiens, deren Ernährung viel Kokosnuss enthält, überraschend selten Herz-Kreislauf-Erkrankungen, Krebs und andere degenerative Erkrankungen auftreten. Zu den sorgfältigsten Untersuchungen an Menschen, deren fettreiche Ernährung überwiegend auf der Kokosnuss basiert, zählt die Studie an Einwohnern der Inseln Pukapuka und Tokelau. Zweck dieser langjährigen multidisziplinären Studie waren das Studium des Gesundheitszustands der Bewohner der Inselatolle und die Folgen der Auswanderung nach Neuseeland, wo sie neben anderen Einflüssen auch mit westlichen Lebensmitteln in Berührung kamen. Die Tokelau- und Pukapuka-Studie wurde Anfang der 1960er-Jahre begonnen, sie umfasste die gesamte Bevölkerung beider Inseln, insgesamt rund 2500 Menschen.

Die Inseln Pukapuka und Tokelau liegen in Äquatornähe im Pazifik. Pukapuka ist ein Atoll der nördlichen Cookinseln. Das Atoll Tokelau liegt etwa 645 Kilometer weiter in südwestlicher Richtung. Beide sind mit Neuseeland assoziiert. Die Bevölkerung dieser Inseln ist relativ unberührt von westlichen Einflüssen. Sie hat ihre traditionelle Ernährung und Kultur seit Jahrhunderten weitgehend unverändert beibehalten. Pukapuka und Tokelau gehören zu den eher isolierten Inseln Polynesiens, es gibt relativ wenig Kontakte zu Nicht-Polynesiern.

Der Korallensand der Atolle ist porös, es fehlt an Mutterboden, sodass Nahrungspflanzen, die auf anderen tropischen Inseln wachsen, hier nicht gedeihen. Kokospalmen und einige wenige stärkehaltige tropische Früchte und Wurzelgemüse bilden den Hauptbestandteil der Ernährung. Fisch aus dem Meer, Schweine und Hühner liefern das wenige Fleisch, das die Menschen verzehren. Etwas Mehl, Reis, Zucker und Dosenfleisch bringen die kleinen Versorgungsschiffe, die die Inseln von Zeit zu Zeit ansteuern. Die Kost ist reich an Ballaststoffen, aber arm an Zucker.

Die übliche Ernährung auf beiden Inseln enthält viel Fett aus Kokosnüssen, aber wenig Cholesterin. Zu jeder Mahlzeit gehört Kokosnuss in irgendeiner Form: Die grüne Nuss liefert das wichtigste Getränk, die reife Nuss, geraspelt oder als Kokosnusscreme, wird mit Tarowurzel, Brotfrucht oder Reis gekocht, kleine Stückchen Kokosfleisch sind wichtige Snacks für zwischendurch. Pflanzen und Fisch werden mit Kokosöl gekocht. In Tokelau dienen Kokosnusssaft oder Palmwein zum Süßen und als Treibmittel für Brot.

Wie die Forscher berichteten, war der allgemeine Gesundheitszustand beider Gruppen verglichen mit westlichen Standards ganz hervorragend. Es gab keine Anzeichen für Nierenkrankheiten oder eine Schilddrüsenunterfunktion, die die Fettwerte beeinflussen könnte, und es gab keine Hypercholesterinämie (hoher Cholesterinwert im Blut). Alle Bewohner waren trotz der Ernährung mit sehr viel gesättigtem Fett schlank und gesund. Nach den Werten des Body-Mass-Index, den die Ernährungswissenschaft verwendet, wies die Bevölkerung insgesamt ein ideales Verhältnis von Körpergewicht zu Körpergröße auf. Selten gab es Verdauungsprobleme, noch weit seltener Verstopfung. Degenerative Krankheiten wie Arteriosklerose, Herz-Kreislauf-Erkrankungen, Colitis, Darmkrebs, Hämorrhoiden, Darmgeschwüre, Divertikulose und Blinddarmentzündungen waren weithin unbekannt.

Der Verzehr von gesättigtem Fett

Die *American Heart Association (AHA)* rät uns, höchstens 30 Prozent unserer Kalorien in Form von Fett aufzunehmen; gesättigtes Fett sollte auf maximal zehn Prozent beschränkt werden. Doch die Bewohner von Tokelau scheinen diese Richtlinien nicht zu kennen, denn ihre Energie stammt zu fast 60 Prozent aus Fett, und zwar fast ausschließlich gesättigtem Fett, überwiegend aus Kokosnüssen. Auch das Fett in der Ernährung der Menschen auf Pukapuka besteht zum größten Teil aus gesättigten Fettsäuren aus der

Kokosnuss, der Anteil von Fett an der Gesamtenergieaufnahme liegt bei 35 Prozent. Amerikaner und andere, die eine westliche Kost verzehren, beziehen 32 bis 38 Prozent ihrer Kalorien aus Fett, das meiste davon in Form ungesättigter Pflanzenöle. Und trotzdem leiden sie an zahlreichen degenerativen Erkrankungen und haben Schwierigkeiten, das Gewicht zu halten. Die Cholesterinwerte der Inselbewohner waren mit 170 bis 208 Milligramm pro Deziliter 70 bis 80 Milligramm niedriger als erwartet. Dabei waren die Werte der Menschen in Tokelau höher, weil sie 57 Prozent der Gesamtkalorien aus Fett, etwa 50 Prozent aus gesättigtem Fett bezogen. Insgesamt aßen sie auch mehr, und zwar auch importiertes Mehl, Reis, Zucker und Fleisch. Das Essen beider Gruppen enthielt wenig Cholesterin und ungesättigte Fettsäuren. Wie Dr. Prior betonte, ist die Herz-Kreislauf-Erkrankung bei beiden Gruppen selten, es gibt keinen Hinweis darauf, dass sich der Verzehr von hochgradig gesättigtem Fett aus der Kokosnuss schädlich auswirken würde.

Ernährungsumstellung und Gesundheit

Mit der Abwanderung der Bewohner von ihrem Inselatoll Tokelau in die ganz andere Umwelt von Neuseeland veränderte sich auch der Fettverzehr, was ein erhöhtes Risiko einer Arteriosklerose bedeutet. Mit der Migration sank der Verzehr von gesättigtem Fett von rund 50 Prozent auf 41 Prozent der Energieaufnahme, während die Aufnahme von Nahrungscholesterin auf 340 Milligramm stieg und auch mehr ungesättigte Fette und Zucker gegessen wurden. Durch die veränderten Fette stiegen die Werte für Gesamtcholesterin, LDL (»schlechte« Cholesterin) und Triglyceride, während der HDL-Wert (»gutes« Cholesterin) sank.

Der Cholesterinspiegel der Inselbewohner von Tokelau stieg, als sie nach Neuseeland auswanderten, obwohl sie insgesamt weniger Fett aßen; der Verzehr sank von 57 Prozent, davon 80 Prozent aus Kokosöl, in Tokelau auf rund 43 Prozent in Neuseeland. Sie aßen mehr Weißbrot, Reis, Fleisch und andere westliche Lebensmittel und weniger von ihrer ballaststoffreichen Kokosnuss-Kost.

Aus den Studien an diesen Inselbewohnern können wir schließen, dass eine Ernährung mit viel gesättigtem Fett aus Kokosöl nicht gesundheitsschädlich ist und nicht zur Arteriosklerose beiträgt. Tatsächlich leiden die

Menschen, die anstelle anderer Pflanzenöle Kokosöl zu sich nehmen, erstaunlich selten an den degenerativen Erkrankungen, die uns im Westen so häufig begegnen. Darüber hinaus haben sie ein beinahe ideales Körpergewicht und wirken wie Musterbeispiele perfekter Gesundheit. Sobald sie allerdings das Kokosöl in ihrer Ernährung durch andere Öle und industriell verarbeitete Lebensmittel (die normalerweise vor ungesättigten und gehärteten Ölen nur so strotzen) ersetzen, geht es mit ihrer Gesundheit bergab.

Gesättigtes Fett und Cholesterin

Gesättigtes Fett ist zu einem Übeltäter abgestempelt worden, den man um jeden Preis vermeiden müsse. Wir kaufen mageres Fleisch, fettfreie Milch und fettarme Lebensmittel aller Art, um den Verzehr dieses schrecklichen Fetts niedrig zu halten. Aber warum ist gesättigtes Fett eigentlich so schlecht? Dafür wird nur ein einziger Grund ins Feld geführt: Es werde von der Leber in Cholesterin umgewandelt, sodass der Cholesterinspiegel steigen könne und damit das Risiko einer Herz-Kreislauf-Erkrankung wachse.

Aber anders als allgemein angenommen, sind weder gesättigtes Fett noch Cholesterin Ursache einer Herz-Kreislauf-Erkrankung. Das wissen die Lipid-Forscher und medizinischen Fachleute, alle anderen aber zumeist nicht. Ein hoher Cholesterinwert ist nur einer unter vielen sogenannten Risikofaktoren für eine Herz-Kreislauf-Erkrankung. Das bedeutet: Bei vielen Patienten sind auch die Cholesterinwerte erhöht. Aber nicht alle Menschen mit hohen Cholesterinwerten entwickeln eine Herz-Kreislauf-Erkrankung und nicht jeder mit hohen Cholesterinwerten leidet an ihr. Wäre ein hoher Cholesterinwert die Ursache für eine Herz-Kreislauf-Erkrankung, dann müssten die Werte bei jedem, der an dieser Krankheit stirbt, erhöht sein; dem ist aber nicht so. Tatsächlich sind sie bei den meisten dieser Patienten nicht erhöht.

Andere Risikofaktoren für eine Herz-Kreislauf-Erkrankung sind Bluthochdruck, Alter, Geschlecht (männlich), Tabakkonsum, Diabetes, Fettleibigkeit, Stress, zu wenig Bewegung, ein erhöhter Insulinspiegel und ein hoher Homocysteinwert. Ein hoher Cholesterinwert ist nicht mehr für eine Herz-Kreislauf-Erkrankung verantwortlich als das Alter oder männliches Geschlecht. Bestenfalls besteht also eine Art Mittäterschaft.

Der Homocysteinwert im Blut zählt zu den genauesten Risikoparametern. Neuere Forschungsergebnisse zeigen, dass ein erhöhter Homocysteinwert in wesentlich engerer Verbindung zu einer Herz-Kreislauf-Erkrankung steht als das Cholesterin. Homocystein ist eine Aminosäure, die aus einem Protein abgeleitet ist, das sich in Fleisch, Milch und anderen Nahrungsmitteln findet. Homocystein kann dazu beitragen, dass der Cholesterinwert steigt, und die Verbindung zwischen hohem Cholesterinwert und einer Herz-Kreislauf-Erkrankung rührt womöglich eher vom Homocystein her als vom Cholesterin (oder gesättigten Fett).

Es ist abwegig, von »gesättigtem Fett, das die Arterien verstopft« zu sprechen. Das Fett, das sich in den arteriellen Plaques sammelt, besteht überwiegend aus ungesättigten Fetten (74 Prozent) und Cholesterin. Gesättigtes Fett sammelt sich nicht in den Arterien an wie die mehrfach oder einfach ungesättigten Fette, weil es nicht so leicht oxidiert, und nur oxidiertes Fett endet als Ablagerung in den Arterien. Pflanzenöle können durch zu starke Verarbeitung und Erhitzung leicht oxidieren. Außerdem ist gesättigtes Fett nicht der einzige Stoff, den die Leber in Cholesterin umwandelt. Auch andere Fette und sogar Kohlenhydrate, der Hauptnährstoff in Obst, Gemüse und Getreide, werden im Körper zu Cholesterin umgewandelt. Zu verbreiten, nur gesättigtes Fett erhöhe den Cholesterinwert, ist somit grob fahrlässig und irreführend.

Kokosöl und Cholesterin

Der Vorwurf, der gegen Kokosöl erhoben wird, beruht hauptsächlich darauf, dass es sich um ein gesättigtes Fett handele und gesättigtes Fett erhöhe bekanntermaßen den Cholesterinspiegel im Blut. Nur hat keine ernstzunehmende Forschung jemals beweisen können, dass natürliches, nicht gehärtetes Kokosöl sich negativ auf die Cholesterinwerte auswirkt. Im Gegenteil, viele Studien belegen eindeutig, dass es den Cholesterinwert überhaupt nicht beeinflusst.

Kokosöl wirkt sich deshalb nicht negativ auf den Cholesterinspiegel aus, weil es überwiegend aus mittelkettigen Fettsäuren besteht. Diese Fettsäuren unterscheiden sich von denen, die man üblicherweise in anderen Lebensmitteln findet, sie werden im Körper praktisch umgehend zur Energiegewinnung verbrannt, also nicht in dem Maße in Körperfett und Cholesterin umgewandelt wie andere Fette, und sie bleiben ohne Wirkung auf den Cholesterinwert.

Während Kokosöl den Cholesterinwert im Blut also nicht direkt beeinflusst, kann es indirekt den LDL-Wert (»schlechtes« Cholesterin) senken und den HDL-Wert (»gutes« Cholesterin) erhöhen, indem es den Stoffwechsel ankurbelt (eine ausführlichere Beschreibung des metabolischen Effekts finden Sie in Kapitel 5). Bei einer Studie, die auf den Philippinen durchgeführt wurde, testeten zehn Medizinstudenten eine Kost mit unterschiedlichem Gehalt an tierischen Fetten und Kokosöl. Von tierischen Fetten weiß man, dass sie den Cholesterinwert erhöhen. Bei der Studie stammten 20, 30 und 40 Prozent der Kalorien aus Fett, verwendet wurden unterschiedliche Kombinationen von Kokosöl und tierischem Fett. Auf allen drei Ebenen ergab sich keine signifikante Veränderung des Cholesterinwerts, ob das Verhältnis zwischen tierischem Fett und Kokosöl nun 1:1, 1:2 oder 1:3 betrug. Erst als das Verhältnis umgekehrt wurde, sodass mehr tierisches Fett als Kokosöl verzehrt wurde, und als der Anteil der Kalorien aus Fett auf 40 Prozent stieg, wurde ein signifikanter Anstieg des Cholesterinwerts beobachtet. Diese Studie hat demonstriert, dass sich das Kokosöl nicht nur nicht negativ auf den Cholesterinwert auswirkte, sondern dass es sogar die Cholesterin erhöhende Wirkung von tierischem Fett bremste.

Blutgerinnung und Herz-Kreislauf-Erkrankung

Zu den entscheidenden Faktoren der Herz-Kreislauf-Gesundheit zählt die Neigung des Blutes zur Bildung von Gerinnseln. Wenn Sie sich schneiden, verbinden sich Proteinkörper im Blut, die sogenannten Blutplättchen oder Thrombozyten, und bilden ein Gerinnsel, damit Sie nicht verbluten. Beim Gesunden gerinnt das Blut nur, wenn es mit einer Wunde oder Verletzung zu tun hat. Heften sich Blutplättchen dagegen an eine Arterienwand an, so können sie gefährliche Pfropfen bilden, die den Blutfluss blockieren und einen Herzinfarkt oder Schlaganfall bewirken. Kurz nach einem Herzinfarkt ist das Blut des Erkrankten noch ungefähr viereinhalb Mal gerinnungsfähiger als bei Gesunden.

Deshalb warnen viele Ärzte vor gesättigtem Fett, weil ihm vorgeworfen wird, es erhöhe das Haftvermögen der Blutplättchen (die Gerinnung des Blutes) und fördere dadurch die Bildung von Blutpfropfen. Und tatsächlich erhöhen einige der langkettigen gesättigten Fette, wie sie beispielsweise in Rindfleisch, Schmalz und Butter vorkommen, die Klebefähigkeit der Blutplättchen. Zumeist bleibt jedoch unerwähnt, dass auch die meisten mehrfach ungesättigten Fette aus Pflanzenölen die Gerinnung fördern. Mit Ausnahme der Omega-3-Fettsäuren (zum Beispiel Flachsöl oder Fischöl) und den mittelkettigen Fettsäuren (zum Beispiel tropische Öle) erhöhen alle Speiseöle, ob gesättigt oder ungesättigt, die Klebefähigkeit der Blutplättchen. Das gilt sogar für das Olivenöl, das doch angeblich so gesund ist für das Herz. Wenn Sie also Mais-, Färberdistel-, Baumwollsamen-, Raps- oder Erdnussöl verwenden, erhöhen Sie Ihr Risiko, einen Herzinfarkt oder Schlaganfall zu erleiden. Der Verzehr von Omega-3-Fettsäuren und mittelkettigen Fettsäuren, beispielsweise Kokosöl, hat den gegenteiligen Effekt auf die Blutplättchen. Mittelkettige Fettsäuren werden sofort nach dem Verzehr verbrannt und beeinflussen deshalb die Klebefähigkeit der Blutplättchen nicht. Studien haben gezeigt, dass bei Bevölkerungsgruppen, die traditionell im Rahmen ihrer Ernährung große Mengen an Kokosnuss verzehren, nur selten gesundheitliche Probleme im Zusammenhang mit der Bildung von Blutgerinnseln auftreten, Herzinfarkte und Schlaganfälle eingeschlossen.

Arteriosklerose und Herz-Kreislauf-Erkrankung

Um zu verstehen, wie Kokosöl dazu beitragen kann, eine Herz-Kreislauf-Erkrankung zu verhindern, sollten Sie zumindest in groben Zügen wissen, wie sich diese entwickelt. Eine Herz-Kreislauf-Erkrankung entsteht durch eine Arteriosklerose oder Arterienverhärtung, die sich in der Bildung von arteriosklerotischen Plaques in den Arterien manifestiert. Würden Sie Menschen in Ihrer Umgebung nach den Ursachen der Arteriosklerose fragen, so erhielten Sie mit hoher Wahrscheinlichkeit die Antwort, sie entstehe durch zu viel Cholesterin im Blut. Aber Cholesterin kommt nicht einfach so die Arterie entlangspaziert und beschließt plötzlich, sich irgendwo anzuheften.

Tatsächlich ist es gar nicht erforderlich für eine Arteriosklerose oder die Bildung einer Plaque. Der Körper benutzt Cholesterin, um Verletzungen der Arterienwand zu verkleistern und somit zu reparieren. Entgegen der landläufigen Annahme besteht eine arteriosklerotische Plaque nicht in erster Linie aus Cholesterin, sondern aus Protein, vornehmlich in Form von Narbengewebe. In einigen arteriosklerotisch veränderten Arterien findet sich tatsächlich wenig oder gar kein Cholesterin.

Nach der 1976 von dem amerikanischen Arterioskleroseexperten Russell Ross aufgestellten »Response-to-injury«-Hypothese entwickelt sich eine Arteriosklerose anfänglich infolge einer Verletzung der Innenauskleidung der Arterienwand. Die Verletzung kann unter anderem durch Giftstoffe, freie Radikale, Viren oder Bakterien verursacht worden sein. Wird die Ursache der Verletzung nicht beseitigt, kann der Schaden größer werden, und solange Irritation und Entzündung fortbestehen, bildet sich weiteres Narbengewebe.

Treffen gerinnungsauslösende Proteine (Blutplättchen) auf eine Verletzung, werden sie klebefähig und heften sich aneinander und an das beschädigte Gewebe, wirken also wie eine Art Verband, der die Heilung erleichtert. So bilden sich Blutgerinnsel. Eine Verletzung jedwelcher Ursache bewirkt, dass die Blutplättchen verklumpen, das heißt ein Gerinnsel bilden, und Protein-Wachstumsfaktoren freigesetzt werden, die das Wachstum der Muskelzellen um die Arterienwand stimulieren. Ein komplexer Mix aus Narbengewebe, Blutplättchen, Calcium, Cholesterin und Triglyceriden wird an der Stelle eingebunden, um die Verletzung zu heilen. Die Masse aus faserigem Gewebe, und nicht das Cholesterin, bildet das Hauptmaterial einer Plaque. Die Calcium-Ablagerungen in der Plaque bewirken die für eine Arteriosklerose charakteristische Verhärtung.

Anders als allgemein angenommen, lagert sich eine Plaque nicht einfach entlang der Innenwand der Arterie ab wie Schlamm in einem Gartenschlauch. Sie wächst vielmehr innerhalb der Arterienwand. Arterienwände sind von einer Schicht kräftiger Muskeln umgeben, die verhindern, dass sich die Plaque nach außen ausdehnt. Wird die Plaque nun größer, drückt sie – da sie ja nicht nach außen ausweichen kann – nach innen und verschließt die Öffnung der Arterie, macht sie also enger und drosselt den Blutfluss.

Blutplättchen sammeln sich am Ort einer Verletzung, um Blutgerinnsel zu bilden, sie verschließen die Löcher in dem beschädigten Blutgefäß. Bleibt die Verletzung jedoch bestehen, oder neigt das Blut zur Bildung von Gerinn-

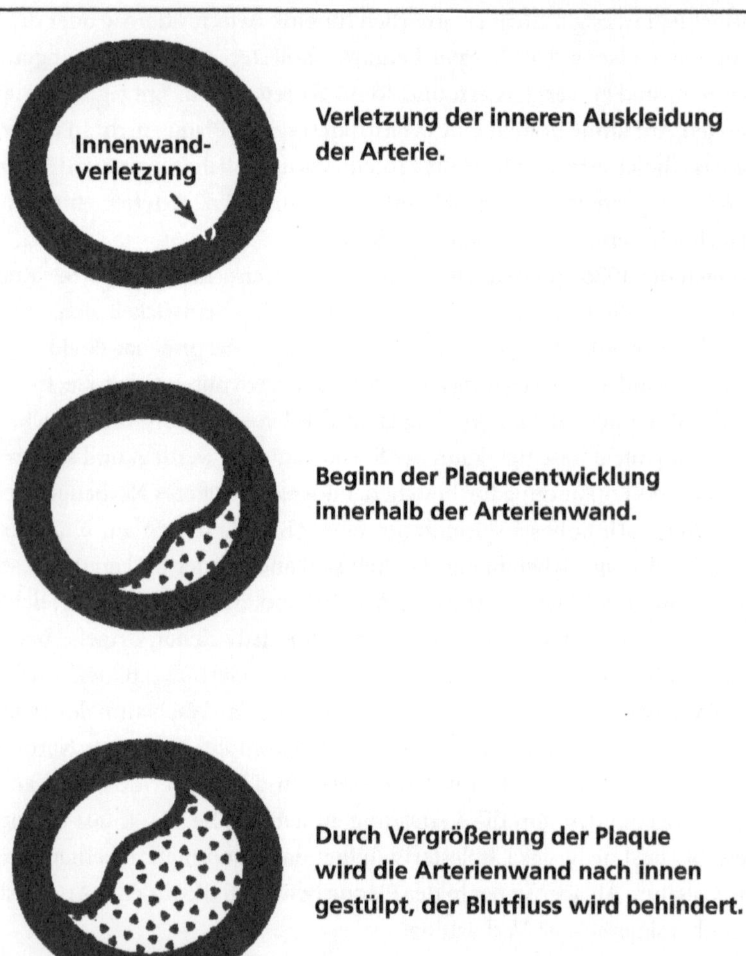

seln, können diese weiterwachsen, bis sie die Arterie völlig verstopfen. Eine Arterie, die schon durch Plaques verengt ist, kann sehr leicht durch Blutgerinnsel verschlossen werden. Passiert dies in der Koronararterie, die das Herz versorgt, so spricht man von einem Herzinfarkt. Geschieht es in der Karotisarterie, die zum Gehirn führt, ist das Ergebnis ein Schlaganfall.

Chronische Infektion und Arteriosklerose

Zwar werden viele Risikofaktoren mit Herz-Kreislauf-Erkrankungen in Verbindung gebracht, aber von keinem ist erwiesen, dass er sie hervorruft. Mangelnde Bewegung ist ein Risikofaktor genauso wie ein hoher Cholesterinwert im Blut, aber keiner von beiden verursacht eine Herz-Kreislauf-Erkrankung. Würde mangelnde Bewegung dazu führen, dann müsste jeder, der sich nicht bewegt oder sportlich betätigt, an einem Herzinfarkt sterben, aber so ist es bekanntlich nicht. Genauso gilt, dass nicht jeder, dessen Cholesterinwerte zu hoch sind, eine Herz-Kreislauf-Erkrankung hat; und nicht bei jedem, der daran leidet, sind die Cholesterinwerte erhöht. Risiko bedeutet nur eine beobachtete Verbindung, nicht notwendigerweise eine Ursache. Bei einem großen Teil der Patienten liegt keiner der Standardrisikofaktoren vor. Die tatsächliche Ursache einer Herz-Kreislauf-Erkrankung ist schwer zu fassen, offenbar sind dabei viele Faktoren im Spiel.

Ein Forschungsbereich, dem zunehmend Aufmerksamkeit gewidmet wird, ist die Beziehung zwischen chronischer Infektion und Arteriosklerose. Zwischen persistierenden geringgradigen Infektionen und Herz-Kreislauf-Erkrankungen gibt es offenbar einen Zusammenhang. Neuere Untersuchungen haben ergeben: Bestimmte Mikroorganismen verursachen die Bildung arteriosklerotischer Plaques, die zu einer Herzkrankheit führen, oder sie sind zumindest daran beteiligt.

Viele Studien deuten auf eine Verbindung zwischen Herz-Kreislauf-Erkrankungen und chronischen bakteriellen und viralen Infektionen hin. Schon in den 1970er-Jahren beschrieben Wissenschaftler die Entwicklung einer Arteriosklerose bei Hühnern, die zuvor experimentell mit einem Herpesvirus infiziert wurden. In den 1980er-Jahren wurde ein ähnlicher Zusammenhang bei Menschen beobachtet, die mit verschiedenen Bakterien (beispielsweise *Helicobacter pylori* und *Chlamydia pneumoniae)* und bestimmten Herpesviren (insbesondere dem Zytomegalievirus) infiziert waren. So wiesen beispielsweise Petra Saikku und ihre Kollegen im Rahmen einer Studie der Universität Helsinki bei 27 von 40 Herzinfarktpatienten und bei 15 von 30 Männern mit einer Herz-Kreislauf-Erkrankung Antikörper gegen Chlamydien nach, die eigentlich besser bekannt sind als Auslöser von Zahnfleisch- und Lungenentzündungen. Bei Probanden ohne Herz-Kreislauf-Erkrankung konnten diese Antikörper nur bei sieben von 41 nachgewiesen werden. Bei einer anderen Studie am *Baylor College of Medicine* in der texanischen Stadt Houston fanden die Forscher bei 70 Prozent aller Patienten, die wegen einer Arteriosklerose operiert wurden, Antikörper gegen das Zytomegalievirus (CMV), eine häufige Atemwegsinfektion. Bei der Kontrollgruppe wurden die Antikörper nur bei 43 Prozent nachgewiesen.

Weitere Hinweise, die die Verbindung zwischen Infektion und Herz-Kreislauf-Erkrankung bestätigen, zeigten sich Anfang der 1990er-Jahre, als Forscher auf Bakterienbruchstücke in Plaques stießen. Einer der Ersten, die Mikroorganismen in arteriosklerotischen Plaques nachwiesen, war Brent Muhlestein, ein Kardiologe am *LDS Hospital* in Salt Lake City und an der *University of Utah.* Muhlestein und seine Kollegen fanden Hinweise auf Chlamydien in 79 Prozent der Plaque-Proben aus den Koronararterien von 90 Herzpatienten. Zum Vergleich: Solche Hinweise gab es bei nicht einmal vier Prozent der Gesunden. Tierstudien lieferten direktere Beweise dafür, dass Bakterien zu chronischer Entzündung und Plaquebildung beitragen. Muhlestein zeigte, dass bei Kaninchen die Arterienwände nach einer Chlamydien-Infektion messbar verdickt waren. Wurden den Tieren Antibiotika gegen die Chlamydien verabreicht, normalisierten sich die Arterienwände wieder.

Mindestens einer von zwei Erwachsenen in den Industrieländern trägt Antikörper gegen *Helicobacter pylori, Chlamydia pneumoniae* oder das Zytomegalievirus (ZMV) in sich. Das Vorliegen dieser Antikörper weist nicht unbedingt auf eine aktive Infektion oder eine Arteriosklerose hin, es ist aber ein Anzeichen dafür, dass es irgendwann einmal eine Infektion gegeben hat. Häufig bleiben Infektionen durch diese Erreger dauerhaft bestehen. Hat man sich beispielsweise einmal mit Herpes infiziert, bleibt das Virus lebenslang erhalten. Die Leistungsfähigkeit des Immunsystems entscheidet darüber, welche Beschwerden das Virus bereitet. Je schwächer das Immunsystem, desto höher die Wahrscheinlichkeit, dass eine Infektion überdauert und Probleme bereitet. Gelangen diese Mikroorganismen in den Blutstrom, können sie auch die Arterienwand angreifen und dort chronische geringgradige Infektionen auslösen, die keine merklichen Symptome verursachen. Sammeln sich Mikroorganismen in einer Arterienwand, so verursachen sie Schäden in den Zellen der Arterie. Um die Verletzung zu heilen, verbinden sich Blutplättchen, Cholesterin und Protein in der Wand und bereiten den Boden für die Entstehung von arteriosklerotischen Plaques. Solange die Infektion und die Entzündung fortbesteht, entwickelt sich die Plaque weiter. Infektionen können die Entwicklung der Arteriosklerose in Gang setzen und fördern, die dann zu einer Herz-Kreislauf-Erkrankung führt.

Zum jetzigen Zeitpunkt wollen sich die Forscher noch nicht darauf festlegen, dass eine Infektion für jede Herz-Kreislauf-Erkrankung verantwortlich ist. Auch andere Faktoren (beispielsweise freie Radikale, Bluthochdruck, Diabetes) können zu Verletzungen der Arterienwand führen und die Plaquebildung auslösen. Und nicht jede Infektion fördert die Arteriosklerose. Nur wenn das Immunsystem eine Infektion nicht unter Kontrolle bringen kann, gibt es Anlass für Alarm. Alles, was die Effizienz des Immunsystems hemmen kann, wie eine schwere Krankheit, schlechte Ernährung, Zigarettenrauch, Stress und zu wenig Bewegung (also viele der typischen Risikofaktoren, die mit einer Herz-Kreislauf-Erkrankung in Verbindung gebracht werden), macht es möglich, dass sich im Körper eine chronische geringgradige Infektion entwickelt, die die Arteriosklerose fördern kann.

Wir wissen heute, dass eine Herz-Kreislauf-Erkrankung, zumindest in einigen Fällen, antibiotisch behandelbar ist. Doch Antibiotika haben ihre Grenzen, denn sie wirken nur gegen Bakterien, nicht bei Virusinfektionen. Aber es gibt etwas, das sowohl die Bakterien *(Helicobacter pylori und Chlamydia pneumoniae)* und Viren ausschaltet, die üblicherweise mit der Arteriosklerose in Verbindung gebracht werden – nämlich die mittelkettigen Fettsäuren (MCFA) oder Kokosöl. Jawohl, ob Sie es glauben oder nicht: Die MCFA im Kokosöl sind bekannt dafür, dass sie alle drei wichtigen Arten atherogener Keime unschädlich machen. Diese besonderen Fettsäuren sind harmlos für uns, sie liefern uns sogar Nahrung und Energie, wirken aber tödlich auf Mikroorganismen, die Infektionen und Krankheiten hervorrufen. Forschungsergebnisse zeigen, dass MCFA aus Kokosöl Bakterien und Viren töten können, die Grippe, Herpes, Blaseninfektionen, Zahnfleischerkrankungen und viele weitere Krankheiten auslösen. Kokosöl bietet eine sichere und wirksame Methode, viele verbreitete Krankheiten zu lindern, wenn nicht sogar zu heilen. Dieses Thema kommt im nächsten Kapitel noch einmal ausführlicher zur Sprache.

Schäden durch freie Radikale

Ein weiterer häufiger Grund für Schäden an den Arterien, die zur Arteriosklerose führen können, sind freie Radikale. Diese aggressiven Moleküle, die sich in Zigarettenrauch, verschmutzter Luft und vielen Substanzen in unseren Lebensmitteln und unserer Umwelt finden, können Zellen und Gewebe überall schädigen, wo sie sich ausbreiten können. Die vielleicht gefährlichsten Substanzen in unserem Essen, die Herz und Arterien angreifen, sind die oxidierten Lipide (Fette) in ranzigen Fetten und raffinierten Ölen, denen die natürlichen Antioxidantien entzogen worden sind. In unserer modernen Ernährung wimmelt es vor oxidierten Fetten, ganz besonders in industriell verarbeiteten Pflanzenölen, und man hat entdeckt, dass sie sich in arteriellen Plaques sammeln.

Ein freies Radikal kann nur durch ein Antioxidans gestoppt werden. Das ist ein Molekül, das freie Radikale neutralisiert und damit unschädlich macht. Zahlreiche Studien belegen, dass das Risiko eines Herzinfarkt und eines Schlaganfalls durch eine Ernährung mit viel Obst und Gemüse gesenkt wird, weil diese reichlich Antioxidantien (die Vitamine A, C und E sowie Beta-Carotin) enthalten. Zirkulieren genügend Antioxidantien im Blut, können sie die Arterien vor Schäden durch freie Radikale schützen und dadurch das Risiko einer Herz-Kreislauf-Erkrankung mindern.

Wir können uns durch frisches Obst und Gemüse mit Antioxidantien versorgen, aber die meisten essen nicht genug davon, um sich ausreichend zu schützen. Helfen können antioxidativ wirkende Ergänzungsmittel und Kokosöl. Im Unterschied zu anderen pflanzlichen Ölen ist es chemisch äußerst stabil und oxidiert nicht leicht. Tatsächlich ist es so widerstandsfähig gegen Angriffe freier Radikale, dass es wie ein Antioxidans wirkt, indem es die Oxidation anderer Öle verhindern hilft. Kokosöl schützt Herz und Arterien vor Angriffen von Bakterien, Viren und freien Radikalen. Dadurch, dass es diese Ursache arterieller Verletzungen ausschaltet, verhindert es weitere Schäden, ermöglicht die Heilung der Arterienwände und reduziert damit nicht nur das Risiko einer Herz-Kreislauf-Erkrankung, sondern fördert tatsächlich die Heilung.

Zahngesundheit und Herz-Kreislauf-Erkrankung

Eine aufsehenerregende Studie über die Gesundheit der Bevölkerung der Pazifikinseln wurde in den 1930er-Jahren durchgeführt, als Dr. Weston A. Price, ein Zahnarzt und Ernährungswissenschaftler aus Cleveland im US-Bundesstaat Ohio, auf die Inseln reiste, um den Zusammenhang zwischen dem Gesundheitszustand der Inselbewohner und ihrer Ernährung zu untersuchen. Seine Ergebnisse veröffentlichte er 1938 in seinem Buch *Nutrition and Physical Degeneration* (zu Deutsch etwa: »Ernährung und körperlicher Verfall«). Das Buch gilt als Standardwerk der Ernährungswissenschaft, es wird noch immer aufgelegt.

Dr. Price bereiste viele Inseln, die über mehrere Tausend Kilometer im Pazifik verstreut liegen. Er untersuchte Ureinwohner auf Hawaii, Samoa, den Fidschiinseln, Tahiti, Rarotonga, Nukualofa, Neukaledonien, den Marquesa-Inseln und anderen Inseln. In den 1930er-Jahren lebten und ernährten sich viele Inselbewohner auf traditionelle Weise. Durch den Handel hatten aber auch westliche Lebensmittel und Lebensweise die Häfen vieler dieser Inseln erreicht. Und viele Insulaner hatten die westliche Lebensart, einschließlich der Ernährung, übernommen. Für Dr. Price bedeutete das eine ideale Ausgangslage bei seiner Untersuchung der Unterscheide zwischen ursprünglicher und moderner Ernährung und deren Einfluss auf die Gesundheit.

Als Zahnarzt konzentrierte er seine Untersuchungen auf die Zahngesundheit, vermerkte aber auch den allgemeinen Gesundheitszustand. Sofort fiel ihm der Unterschied auf zwischen denjenigen, die sich ausschließlich von bodenständigen Lebensmitteln wie Kokosnuss und Tarowurzel ernährten, und anderen, die die traditionelle Ernährung zugunsten westlicher Lebensmittel aufgegeben hatten.

Wo immer er auf Inselbewohner traf, die sich traditionell ernährten, betonte er deren ausgezeichnete Zahngesundheit und allgemeinen Gesundheitszustand. Gaben die Insulaner jedoch ihre traditionelle Ernährung auf und wechselten zu modernen Lebensmitteln, ging es mit ihrer Gesundheit bergab. Da es keine moderne medizinische Versorgung gab, war der körperliche Verfall deutlich sichtbar. Nicht nur Zahnerkrankungen, sondern auch Infektionskrankheiten und degenerative Erkrankungen wie Arthritis und

Tuberkulose breiteten sich aus. Karies beispielsweise fand sich bei 26 Prozent der Einwohner von Neukaledonien, die in der Nähe der Häfen lebten, wo es moderne Lebensmittel gab, aber nur bei 0,14 Prozent derjenigen, die weiter landeinwärts lebten und sich von bodenständigen Lebensmitteln ernährten. Die Menschen, die in der Umgebung der Häfen lebten, litten außerdem häufiger an Zahnfleischerkrankungen und anderen gesundheitlichen Problemen.

Dabei handelte es sich nicht um ein isoliertes Phänomen, das Dr. Price nur auf einer oder zwei Inseln beobachtete. Dasselbe Muster zeigte sich immer wieder – bei jeder einzelnen Bevölkerungsgruppe, die er untersuchte. Ausnahmen fand er nicht. Insgesamt vermerkte er, dass bei denen, die sich von traditionellen Lebensmitteln ernährten, nur rund 0,3 Prozent der Zähne von Karies befallen waren (drei von 1000 untersuchten Zähnen), bei den verwestlichten Inselbewohnern waren es bis zu 30 Prozent (drei von zehn untersuchten Zähnen). Wie viele unserer heutigen Zahnärzte bemerkte auch er, dass Mund und Gebiss ein Spiegel der allgemeinen Gesundheit eines Patienten sind. Menschen mit schlechter Zahngesundheit leiden auch unter vielen anderen gesundheitlichen Problemen, und Menschen mit guter Zahngesundheit sind auch allgemein sehr gesund. Neuere Studien bestätigen diese Beobachtung. Folgende Krankheiten werden mit der Zahngesundheit in Verbindung gebracht: Herzkrankheiten (z. B. Myokarditis) und Herz-Kreislauf-Erkrankungen, Schlaganfall, Arteriosklerose, Magengeschwüre, Diabetes und Lungenentzündung.

Bei allen Bevölkerungsgruppen auf diesen Inseln gehörte die Kokosnuss in der einen oder anderen Form zur Ernährung, für viele war sie das Grundnahrungsmittel. Ihre Ernährung enthielt mehr Fett (hauptsächlich aus Kokosnüssen) als die westliche, doch sowohl ihre Zahngesundheit als auch der allgemeiner Gesundheitszustand waren weit besser. Dr. Prices Studien zeigen uns, dass der Verzehr von Kokosnüssen und Kokosöl den Inselbewohnern nicht den geringsten Schaden zufügte. Wenn überhaupt, so machte er sie gesünder als die meisten von uns.

Mund und Gebiss – Schlüssel zum Verständnis der Herz-Kreislauf-Erkrankungen

Ein kluger Bauer schaut einem Pferd erst in das Maul, bevor er es kauft. Er weiß, dass der Zustand des Gebisses etwas über den allgemeinen Gesundheitszustand des Tieres aussagt. Kein Bauer, der seine fünf Sinne beisammen hat, würde einen roten Heller für ein Pferd zahlen, dem ein Zahn fehlt oder dessen Zahnfleisch entzündet ist. Denn Schäden an Zähnen und Zahnfleisch sind ein deutlicher Hinweis auf weitere gesundheitliche Probleme. Das ist beim Menschen nicht anders. Dieses Faktum ist schon seit Langem bekannt, darauf beruhte die alte »Theorie der fokalen Infektion« in der Zahlheilkunde. Danach kann eine Infektion im Mund die Gesundheit des gesamten Körpers beeinträchtigen (Herdinfektion). Gestützt auf diese Theorie waren die Zahnärzte früherer Tage geneigt, alle kranken Zähne zu ziehen, weil sie hofften, dadurch die Ausbreitung der Krankheit auf andere Körperteile verhindern zu können. Mitte des 20. Jahrhunderts wurden bessere zahnärztliche Techniken entwickelt, jetzt konnte man Zähne reparieren, ohne dass sie gezogen werden mussten. Die »Theorie der fokalen Infektion« galt als überholt. Doch die Reparatur der Zähne setzt den Zusammenhang zwischen Zahnerkrankungen und Gesundheit nicht außer Kraft. Menschen können gut aussehende Zähne haben und trotzdem treten immer wieder Zahnerkrankungen oder andere gesundheitliche Probleme auf. In den letzten Jahren erlebt die »Theorie der fokalen Infektion« ein Comeback. Schlechte Zahngesundheit wird mit zahlreichen gesundheitlichen Problemen in Verbindung gebracht, beispielsweise mit Diabetes oder Magengeschwüren. Aber die auffälligste Verbindung besteht zu Herzinfarkt, Schlaganfall und Arteriosklerose.

Mehrere Studien haben ergeben, dass Herzpatienten häufiger schlechte Zähne haben und an Zahnfleischerkrankungen leiden. Das Gleiche gilt auch umgekehrt: Menschen mit schlechter Zahngesundheit erleiden häufiger einen Herzinfarkt. Bei den Studien wurden zunächst die Zähne der Probanden untersucht. Anschließend wurden sie mehrere Jahre lang beobachtet, um zu sehen, ob die Teilnehmer mit schlechter Zahngesundheit eher eine Herz-Kreislauf-Erkrankung entwickelten. Das bestätigte sich. Dr. Robert H. Genco von der *University of Buffalo* hat 1372 Probanden zehn Jahre lang begleitet und dabei festgestellt, dass bei Patienten mit einer Zahnfleischerkrankung dreimal häufiger eine Herz-Kreislauf-Erkrankung auftrat. Bei der *National Health and Nutritional Examination Study,* deren Ergebnisse im *British Medical Journal* veröffentlicht wurden (Band 306, S. 688ff.), bestand bei Menschen mit entzündetem Zahnfleisch ein um 25 Prozent höheres Risiko einer Herz- und Herz-Kreislauf-Erkrankung. Bei Patienten, die in der Vergangenheit an einer Zahnfleischerkrankung gelitten hatten, war es sogar noch höher als bei einer akuten Erkrankung. Nach diesen Studien hat es den Anschein, als sei das Risiko bei Menschen, die an einer Zahn- oder Zahnfleischinfektion leiden oder gelitten haben, erhöht.

Einige Wissenschaftler vermuten, dass Bakterien, die Zahnerkrankungen hervorrufen, über kleine Risse im Zahnfleisch aus dem Mund in den Blutstrom gelangen. Im Blutkreislauf können sie dann entzündliche Prozesse auslösen und das Entstehen von Blutgerinnseln und von arteriosklerotischen Plaques fördern – all dies führt zum Herzinfarkt und Schlaganfall sowie zur Arteriosklerose.

Andere mutmaßen, die Bakterien, die für Herz-Kreislauf- und Zahnfleischerkrankungen verantwortlich sind, verbreiteten sich im Körper, weil schlechte Ernährungs- und Lebensgewohnheiten dessen natürliche Abwehrkräfte schwächten. Tatsächlich finden sich diese Bakterien in gewissem Ausmaß ständig im Körper, doch wenn dieser kräftig und gesund ist, können sie sich nicht so stark vermehren, dass sie Probleme bereiten. So gesehen, führt eine Zahnfleischerkrankung nicht notwendigerweise zu einer Krankheit; beide entwickeln sich mehr oder weniger gleichzeitig, weil der Körper die Bakterien nicht ausreichend in Schach halten kann.

Wie es scheint, ist bei guter Zahngesundheit auch das Herz-Kreislauf-System gesund. Das ist interessant, denn die Bewohner der Pazifikinseln, die Dr. Price untersuchte, putzten sich niemals die Zähne, benutzten keine Zahnseide oder antibakterielle Mundspülung und gingen nie zum Zahnarzt. Trotzdem hatten sie ausgesprochen gesunde Zähne, solange sie bei ihrer traditionellen Kokosnuss-Ernährung blieben. Die Gesundheit der Zähne dieser Inselbewohner ließ darauf schließen, dass Herz-Kreislauf-Erkrankungen und andere degenerative Erkrankungen weitgehend unbekannt waren.

Geld, Politik und Herz-Kreislauf-Erkrankungen

Im Unterschied zur Standardbehandlung von Herz-Kreislauf-Erkrankungen ist Kokosöl preiswert, hat keine unerwünschten Nebenwirkungen und steht jedermann problemlos zur Verfügung. Das kann allerdings auch ein Nachteil sein, denn da es ein überall erhältliches natürliches Produkt ist, sind Pharmakonzerne und die Medizin-Industrie nicht daran interessiert, Studien darüber zu finanzieren oder ihre Interessen in diesem Bereich anzumelden. Es verspricht ja keinen Profit. Da die meisten Informationen über MCFA und Kokosöl irgendwo in der wissenschaftlichen Literatur vergraben sind, wissen nur wenige über ihren Nutzen Bescheid. Erfahrene Kliniker, Autoren und Forscher, die mit den Fakten über Kokosöl vertraut sind, müssen hier Aufklärungsarbeit leisten. Aber sie haben es schwer, denn ihnen stehen Vorurteile und eine irregeleitete öffentliche Meinung entgegen, die zudem von profitgierigen Unternehmen noch angestachelt werden.

Kern der Attacke der Sojaindustrie gegen tropische Öle war der Vorwurf, sie verursachten Herz-Kreislauf-Erkrankungen. Das ist paradox, denn die Zahl der Todesopfer nach Herz-Kreislauf-Erkrankungen ist seit der Umstellung von tropischen Ölen auf gehärtete Pflanzenöle gestiegen. Und das war auch bekannt. Schon in den 1950er-Jahren standen gehärtete Öle in dem Verdacht, Herz-Kreislauf-Erkrankungen zu verursachen. Die Sojaindustrie, die wusste, dass gehärtete Öle Gesundheitsprobleme hervorriefen, versuchte, Studien zu verhindern oder negative Ergebnisse zu unterdrücken. In ihrem Buch *What Your Doctor Won't Tell You* (zu Deutsch: »Was Ihnen Ihr Arzt nicht erzählt«) berichtet Jane Heimlich über eine Forscherin, die keine Forschungsgelder mehr erhielt, nachdem sie die schlechten Ergebnisse einer Studie über gehärtete Öle veröffentlicht hatte. Ihre Forschung sollte – so dachte sie zumindest – die Wahrheit darlegen und Kenntnisse vermitteln, aber keine Werbung für ein bestimmtes Produkt machen. Das kam bei der Pflanzenöl-Industrie nicht gut an, sie bekam kein Geld mehr für weitere Studien.

Dennoch kam die Wahrheit über gehärtete Öle und Transfettsäuren schließlich ans Licht. Genauso wie die Tabakindustrie jahrzehntelang dementiert hatte, dass Zigarettenrauch Krebs verursacht, dementierte die Sojaindustrie, dass Transfettsäuren Herz-Kreislauf-Erkrankungen fördern. Geschickt wurde die Aufmerksamkeit der Öffentlichkeit auf gesättigte Fette und tropische Öle gelenkt, die gebrandmarkt und zum Übeltäter erklärt wurden. In den 1980er und zu Beginn der 1990er-Jahre, als die Kampagne der Sojaindustrie gegen tropische Öle auf Hochtouren lief, zeigten ganze Serien von Studien, dass gehärtete Öle zu Herz-Kreislauf-Erkrankungen und anderen gesundheitlichen Problemen beitrugen. Doch die Sojaindustrie, der die Masse der Beweise gegen gehärtete Öle nicht entging, vermied es, diese bei der Kampagne gegen tropische Öle zu erwähnen. Stets hieß es nur, tropische Öle sollten durch »Pflanzenöle« ersetzt werden. Welche Art Pflanzenöle gemeint war, wurde nicht gesagt, aber ihnen war bekannt, dass es gehärtete Pflanzenöle sein würden.

In dem Maße, wie sich das Wissen über die Vorteile des Kokosöls verbreitet, werden sich die Sojaindustrie und ihre Freunde verstärkt bemühen, die Öffentlichkeit durch unbegründete Kritik und Forschungsergebnisse zu verwirren, damit die Wahrheit nicht bekannt wird und ihre Produkte attraktiver erscheinen. Parteiische Untersuchungen zugunsten der finanzierenden Institution oder Industrie sind nichts Ungewöhnliches. Es gibt keinen Zweifel: Verleumdungskampagnen wie in den 1980er und frühen 1990er-Jahren wird es auch in Zukunft geben.

Kokosöl neu betrachtet

Es ist geradezu tragisch, wenn Kokosöl – fälschlich – zum Nahrungsbösewicht erklärt wird, der Herz-Kreislauf-Erkrankungen verursache. Denn wahrscheinlich können Sie kaum etwas Besseres essen, das hilft, Sie davor zu schützen. Es ist nicht der Übeltäter, als der es so oft dargestellt wird, sondern ein echter Heiliger. Denn wenn Sie es essen, können Sie das Risiko senken, einen Herzinfarkt zu erleiden!

Wie ich gezeigt habe, erhöht Kokosöl weder den Cholesterinspiegel im Blut noch fördert es die Klebefähigkeit der Blutplättchen (die erhöhte Bildung von Blutgerinnseln). Da es den Stoffwechsel ankurbelt, kann es sogar zu einem niedrigeren Cholesterinwert beitragen. Studien aus den 1970er und 1980er-Jahren lassen darauf schließen, dass es gesund für das Herz ist, obwohl gesättigtes Fett damals in dem Ruf stand, Herz-Kreislauf-Erkrankungen zu fördern. Verglichen mit anderen Ölen zeigten sich beim Verzehr von Kokosöl viele Faktoren, die mit einem geringeren Krankheitsrisiko in Verbindung gebracht werden, nämlich: geringere Fettablagerung im Körper, weniger unkontrollierte freie Radikale in den Zellen, niedrigere Cholesterinwerte, größere Reserven an Antioxidantien in den Zellen und weniger Herz-Kreislauf-Erkrankungen.

Darüber hinaus scheint Kokosöl auch eine direkte Wirkung auf das Herz auszuüben. In meiner Praxis habe ich erlebt, wie es die Herzfunktion normalisierte und den Blutdruck senkte. So war beispielsweise Maria, einer Herzpatientin, von ihrem Kardiologen eröffnet worden, sie habe nur noch fünf Jahre zu leben. Eines der häufigsten Symptome einer Herzkrankheit ist die kardiale Arrhythmie – ein beschleunigter, unregelmäßiger Herzschlag. Bei ihr war die Arrhythmie so ausgeprägt, dass ihr Arzt darauf bestand, ihr einen Herzschrittmacher einzusetzen. Was sie ablehnte. Sie versuchte viele natürliche Mittel, aber die Symptome blieben und wurden schlimmer. Ich erzählte ihr von Kokosöl und sie begann, es wie ein Ergänzungsmittel einzunehmen – vier Esslöffel pro Tag. Wie sie berichtete, sei die Arrhythmie schon am ersten Tag um 50 Prozent zurückgegangen. So ruhig habe ihr Herz seit Jahren nicht mehr geschlagen. Keines der vorher ausprobierten Mittel hätte so gut gewirkt. Sie nimmt das Kokosöl heute noch ein, ihr Herz arbeitet mittlerweile normaler. Ich freute mich unbändig über Marias Erfolg, war aber eigentlich nicht überrascht. Wer mit der Kokosnuss vertraut ist, weiß, dass sie gut für das Herz ist. In Jamaika heißt es: »Kokosnuss ist ein gesundes Tonikum, gut für das Herz.«

Fast die Hälfte aller Todesfälle in den Industrieländern gehen auf das Konto von Herzinfarkt, Schlaganfall und Arteriosklerose. Statistisch wird jeder zweite Ihrer Bekannten an einer der genannten Herzkreislauf-Erkrankungen sterben. Dagegen weisen die Menschen, die die meiste Kokosnuss essen, die weltweit geringste Häufigkeit von Herz-Kreislauf-Erkrankungen auf. Die Menschen in Sri Lanka beispielsweise haben bis vor nicht allzu langer Zeit zum Kochen und Braten stets Kokosöl verwendet. Der Pro-Kopf-Verzehr von Kokosprodukten entsprach 120 Kokosnüssen pro Jahr. Trotzdem waren Herz-Kreislauf-Erkrankungen vergleichsweise selten. Nur einer von 100.000 Todesfällen war auf eine Herzkrankheit zurückzuführen.

In Indien wurde den Menschen in den Kokosnuss-Anbaugebieten geraten, kein Kokosöl mehr zu essen, weil es Herz-Kreislauf-Erkrankungen verursache. Also griffen sie stattdessen zu Margarine und industriell verarbeitetem Pflanzenöl – und innerhalb weniger Jahre traten dreimal mehr Herz-Kreislauf-Erkrankungen auf! Der Verzehr von Kokosöl war offensichtlich nicht für den Anstieg verantwortlich. Jetzt empfehlen Wissenschaftler in Indien die Rückkehr zum Kokosöl, um das Risiko einer Herz-Kreislauf-Erkrankung zu senken.

Allein aufgrund dieses Hinweises sollte Kokosöl als gesund für das Herz oder zumindest nicht schädlich betrachtet werden, sofern es um Herz-Kreislauf-Erkrankungen geht. Doch es ist keineswegs nur ein gutwilliger Zuschauer, sondern ein sehr wichtiger Akteur im Kampf gegen Herz-Kreislauf-Erkrankungen. Die Beweislage ist so eindeutig, dass das es vielleicht schon bald zu einer wirkungsvollen neuen Waffe im Kampf dagegen wird.

Kapitel 4 – Ein wunderbarer natürlicher Keimbekämpfer

»Wir können nichts mehr tun«, sagte Dr. Gibert zu dem 57-jährigen Patienten auf dem Sterbebett. Verzweifelt hatte sie neun Monate lang ein Antibiotikum nach dem anderen verordnet, keines hatte angeschlagen. Das Blut des Mannes war nach wie vor übersät von Bakterien, die seinen Körper allmählich vergifteten.

»Wir haben sechs oder sieben verschiedene Medikamente ausprobiert. Bei einigen glaubten wir gar nicht an einen Erfolg. Aber es gab nichts anderes, das wir hätten versuchen können«, sagte Dr. Gibert, Spezialistin für Infektionskrankheiten am *Veterans Affairs Medical Center* in Washington D.C. Selbst Medikamente im Versuchsstadium erwiesen sich als wirkungslos. Manchmal war das Blut bei einer Untersuchung frei von Keimen, doch innerhalb weniger Tage kehrte die Infektion mit voller Wucht zurück. Ein Bakterienstamm starb ab, aber einige wenige gegen Antibiotika resistente Keime überlebten und nahmen den Platz ihrer empfindlicheren Vettern ein. Und sie vermehrten sich milliardenfach. Der Patient spürte, wie frustriert die Ärztin war.

»Sie wollen mir wohl sagen, dass ich sterbe«, seufze er entmutigt.

»Nichts schlägt an«, pflichtete sie ihm bei. »Weitere Optionen haben wir nicht.«

Antibiotika, die Wundermedizin des 20. Jahrhunderts, waren gegen diesen neuen Bakterienstamm machtlos, der Mann starb innerhalb weniger Tage an einer schweren bakteriellen Infektion.

Heute leiden – und sterben – die Menschen an Krankheiten, deren weltweite Ausrottung Wissenschaftler schon vor 40 Jahren vorhergesagt hatten. Infektionskrankheiten wie Tuberkulose, Lungenentzündung und Geschlechtskrankheiten, die wir durch den Einsatz von Antibiotika überwunden glaubten, feiern ein beängstigendes Comeback. In Amerika sind Infektionskrankheiten heute nach Krebs und Herz-Kreislauf-Erkrankungen Todesursache Nummer drei, sie werden zu einer globalen Bedrohung. »Nie zuvor war die Weltbevölkerung angreifbarer durch neue und wieder aufflammende Infektionen«, schrieb Dr. Joshua Lederberg, der für seine Forschung über die genetische Struktur von Mikroben mit dem Nobelpreis ausgezeichnet wurde, in einem Beitrag für das *Journal of the American Medical Association.*

Nach Meinung von Experten ist dafür der allzu häufige Einsatz von Antibiotika verantwortlich, denn sie begünstigen die Ausbreitung medikamentenresistenter Bakterien. Die US-Gesundheitsbehörde *Centers for Disease Control and Prevention (CDC)* hat landesweit Sterbeurkunden überprüft und dabei festgestellt, dass 65 von 100.000 Todesfällen auf Infektionskrankheiten zurückzuführen waren; zwölf Jahre zuvor waren es nur 41 von 100.000 Todesfällen gewesen. Schon 1946, nur fünf Jahre nachdem Penicillin auf breiter Front angewendet wurde, entdeckten Ärzte ein Staphylococcus-Bakterium, das gegen das Mittel unempfindlich war. Pharmakologen erfanden neue Antibiotika, doch wiederum traten neue medikamentenresistente Bakterien auf. Kaum waren neue Antibiotika entwickelt, tauchten auch neue Bakterien auf. Durch die Entwicklung neuer Antibiotika gegen die neuen Bakterienstämme meinten die Pharmakologen, die Nase vorn halten zu können. Allmählich wurden alte Krankheiten wie Tuberkulose, bakterielle Lungenentzündung, Sepsis (Blutvergiftung), Syphilis, Tripper und andere bakterielle Infektionen besiegt – so schien es zumindest. Diese Krankheiten forderten noch immer Todesopfer, aber längst nicht mehr so viele. In den letzten Jahren melden sich viele krankheitsverursachende Bakterien zurück. Wir leben in einem neuen Zeitalter des Krieges gegen Keime – dem Zeitalter des »Superkeims«.

Von jedem krankheitsverursachenden Bakterium gibt es heute Stämme, die gegen mindestens eines der über 100 bekannten Antibiotika resistent sind. Einige dieser Superkeime sind sogar gegen fast alle bekannten Antibiotika resistent. Jede siebte Tuberkulose-Neuerkrankung wird durch medikamentenresistente Keime hervorgerufen. In den 1970er-Jahren traten mehrere resistente Pneumococcus-Stämme auf, die Mikrobe, die für infizierte Operationswunden sowie einige Ohrinfektionen und Meningitis bei Kindern verantwortlich ist; sie sind immer noch relevant. Tausende Patienten sterben heute an bakteriellen Infektionen, die früher mit Antibiotika geheilt wurden. Nicht, dass die Erreger gegen sämtliche Medikamente immun wären, aber bis die Ärzte endlich ein wirksames Antibiotikum gefunden haben, hat das Bakterium bereits das Blut des Patienten vergiftet oder lebenswichtige Organe unrettbar geschädigt.

Medikamente sind nach wie vor eine wichtige Waffe gegen bakterielle Infektionen, aber das Auftreten von Superkeimen hat unsere Anfälligkeit für viele Krankheiten erhöht, von denen wir gehofft hatten, sie würden bald nur noch selten auftreten oder ganz verschwunden sein. Während also Antibiotika gegen infektiöse Organismen ihren Stachel verlieren, liefert uns die Natur ein Antibiotikum, gegen das Keime nicht resistent werden können. Dieses natürliche Antibiotikum sind die MCFA, die wir im Kokosöl finden.

Lebensmittelvergiftung – ein wachsendes Problem

Zusätzliche Sorgen bereiten in den letzten Jahren die hygienischen Praktiken in der lebensmittelverarbeitenden Industrie. Lebensmittelvergiftungen durch Bakterien werden zu einem ernsten Problem. Dabei ist Fleisch die häufigste Quelle schädlicher Bakterien. In den Schlachthäusern und Lagerhallen, wo die sanitären Bedingungen manchmal zu wünschen übrig lassen, kann es leicht kontaminiert werden. Deshalb wird immer wieder empfohlen, es nur durchgegart zu essen. Schon ein winziger Blutstropfen an einem Schneidebrett oder an einem Messer kann rohe Lebensmittel mit Bakterien verseuchen, die dann zu manchmal sogar tödlichen Krankheiten führen.

Nach Einschätzung der CDC sind in den Vereinigten Staaten bis zu drei Viertel aller Lebensmittelvergiftungen auf Hackfleisch zurückzuführen. Eine Portion Gehacktes kann aus dem Fleisch von bis zu 100 Rindern bestehen, von denen jedes einzelne kontaminiert sein kann. Schon eine mikroskopisch kleine Menge Fleisch von einem infizierten Tier kann eine ganze Lieferung verseuchen, und diese Lieferung wird dann aufgeteilt und an Dutzende Läden und Restaurants verschickt. Zu dem größten Ausbruch kam es 1993 in den USA. Damals erkrankten 700 Kunden, die bei der Fast-Food-Kette *Jack-in-the-Box* einen Hamburger gegessen hatten. Einige trugen bleibende Nierenschäden davon, mindestens vier Kinder starben. An *Escherichia coli,* dem Übeltäter bei dem *Jack-in-the-Box*-Ausbruch, sterben in den USA alljährlich 100 Menschen, mindestens 25.000 werden krank.

Sogar Lebensmittel, die als unbedenklich gelten, können zum Problem werden. Beispielsweise denken wir, pasteurisierte Milch sei frei von schädlichen Keimen, aber zu einer Verseuchung kann es auch noch nach der Pasteurisierung kommen. 1994 lieferte ein Lastwagen, der zuvor eine Ladung roher Eier transportiert hatte und mit Salmonellen kontaminiert war, verseuchte pasteurisierte Milch an eine Eiscremefabrik in Minnesota. Die Eiscreme aus dieser Milch wurde dann an Läden in verschiedenen US-Bundesstaaten verkauft. Schätzungen zufolge gab es 224.000 Fälle von Lebensmittelvergiftung, der schlimmste Fall in der amerikanischen Geschichte. Seit damals hat es im Land mehr als 50 große Ausbrüche gegeben.

Jedes Jahr erkranken zwischen 6,5 und 81 Millionen Amerikaner nach einer Lebensmittelvergiftung, etwa 9000 sterben daran. Natürlich enden die meisten Fälle nicht tödlich, doch Lebensmittelvergiftungen kommen viel öfter vor, als uns bewusst ist. Nach Schätzungen einiger Experten sind bis zu 50 Prozent der alljährlich auftretenden Grippeerkrankungen in Wirklichkeit eine Reaktion auf eine Lebensmittelvergiftung. Gut möglich also, dass der Grippeanfall, den Sie letztes Jahr durchgemacht haben, in Wirklichkeit die Folge einer Lebensmittelvergiftung war.

Das Problem der Verseuchung nimmt zu, nicht nur beim Fleisch, sondern bei allen Lebensmitteln. Nicht einmal unser Obst und Gemüse ist davor gefeit. Auch nichtpasteurisierter Apfelsaft, Kopfsalat und Erdbeeren führen immer wieder zu Lebensmittelvergiftungen. Die krankheitsauslösenden Bakterien werden durch Kochen zerstört, aber Obst und Gemüse werden ja oft roh gegessen. Das Einzige, was Sie tun können, ist, es zu waschen und darauf zu vertrauen, dass Sie dabei gründlich genug zu Werke gegangen sind. Wenn Sie krank werden, wirken nur Antibiotika und die Selbstheilungskräfte Ihres Körpers. Aber wenn Sie sich nun mit einem Superkeim infiziert haben – beispielsweise mit einem Staphylokokken-Stamm, der gegen die meisten Antibiotika resistent ist – was tun Sie dann? Sie können nur hoffen, dass Ihr Immunsystem stark genug ist, um damit fertigzuwerden.

Alle Viren sind Superkeime

Bei den meisten bakteriellen Infektionen wirken Antibiotika noch, aber Viren sind etwas ganz anderes. Sie sind in gewisser Hinsicht allesamt Superkeime, denn es gibt kein Medikament, das sie sicher abtöten würde. Antibiotika wirken nur gegen Bakterien, nicht gegen Viren. Bisher ist kein Medikament entwickelt worden, das Viren ausschalten und die durch sie verursachte Krankheit heilen würde. Antivirale Mittel können helfen, die Schwere der

Infektion zu mindern, schalten sie aber nicht vollständig aus. Deshalb gibt es auch keine Behandlung für einen bestimmten grippalen Infekt – eine Virusinfektion. Wenn Sie sich eine Virusinfektion, beispielsweise eine Erkältung, Grippe, Herpes oder Pfeiffersches Drüsenfieber, zuziehen, kann der Arzt nicht viel für Sie tun. Er kann Ihnen höchstens helfen, sich ein wenig besser zu fühlen, indem die Symptome gelindert werden, während Ihr Körper gegen die Infektion ankämpft.

Die wirksamste Waffe gegen Viren sind Impfstoffe, aber die werden eingesetzt, um eine Erkrankung zu verhindern und nicht, um sie zu behandeln. Impfstoffe sind abgetötete oder abgeschwächte Viren, die injiziert werden. Der Körper empfindet einen Impfstoff wie eine Virusinfektion und wehrt sich dagegen, indem er eigene »antivirale« Verbindungen bildet, die so genannten Antikörper. Die Impfstoffe können jedoch unter Umständen eine Infektion oder andere Krankheiten auslösen, sind also nicht völlig sicher. Viren mutieren ständig, und es entstehen neue Stämme. Die Folge: Gegen die meisten Viren gibt es keinen Impfstoff. Der einzige wirkliche Schutz gegen eine Virusinfektion sind die natürlichen Verteidigungsmechanismen des Körpers.

Da es gegen Virusinfektionen keine Behandlung gibt, können sie sogar tödlich verlaufen, besonders bei Menschen mit geschwächtem Immunsystem. Jedes Jahr sterben viele Kinder und alte Menschen an der Grippe, die normalerweise nicht tödlich wäre. Eine der schlimmsten neuen Viruserkrankungen unserer modernen Zeit ist die Krankheit AIDS, die durch das sogenannte *Human Immunodeficiency Virus (HIV)* ausgelöst wird. Dieses Virus greift die Zellen des Immunsystems an, sodass der Betroffene anfällig wird für Infektionen durch opportunistische Erreger. Eine Infektion führt letztendlich zum Tod des Opfers. Bisher gibt es kein antivirales Mittel, das Virus zu stoppen.

Wenn Sie sich erkälten oder an einer Grippe erkranken, wie lange währt sie dann? Meistens einige Tage bis eine Woche, manchmal auch länger. Es gibt keine Medizin, keine Behandlung gegen eine Erkältung oder die Grippe. Wenn Sie krank werden, müssen Sie Ihren Körper selbst kämpfen lassen. Deshalb dauert es so lange, die Krankheit loszuwerden.

Vor nicht allzu langer Zeit sagte mir eine Bekannte, sie habe das Gefühl, bei ihr sei eine Grippe im Anzug. Sie spürte ein Kratzen im Hals, die Nase war verstopft, sie fühlte sich müde. Ich riet ihr: »Trinken Sie zu jeder Mahlzeit ein Glas lauwarmen Orangensaft mit zwei bis drei Esslöffeln Kokosöl.« Sie sah mich ungläubig an, als wolle sie sagen: »Sie machen wohl Witze. Wie soll mir das denn helfen?«

Aus früheren Gesprächen wusste sie, dass Kokosöl sehr nährstoffreich ist, aber sie zweifelte, dass es ihr bei ihrer Infektion helfen würde. Ich habe ihr nicht gesagt, es würde sie kurieren oder sie werde sich dadurch vielleicht besser fühlen. »Vertrauen Sie mir«, sagte ich, »nehmen Sie es, Sie werden schon sehen, was passiert.«

Am ersten Tag verschlimmerten sich die Symptome, wie bei saisonalen Infekten üblich. Normalerweise wird eine Grippe in den ersten Tagen schlimmer, bis der Körper seine Verteidigung gegen die Infektion in Stellung gebracht hat. Am nächsten Tag aber wurden die Symptome nicht mehr schlimmer, sondern ließen allmählich nach. Am Ende des dritten Tages waren sie verschwunden. Drei Tage – länger hatte es nicht gedauert. Sie war überrascht: »Ich habe noch nie einen Infekt gehabt, der nach drei Tagen überwunden war.«

Wir leben im Zeitalter der Superkeime, in unserer Umwelt wimmelt es nur so vor Mikroorganismen. Sie sind in der Luft, die wir atmen, den Lebensmitteln, die wir essen, dem Wasser, das wir trinken, und sie leben sogar auf unserer Haut. Viele dieser Keime rufen Krankheiten hervor, manche sind zu medikamentenresistenten Superkeimen mutiert. Glücklicherweise liefert uns die Natur einige Heilpflanzen, die uns helfen, uns vor diesen Schädlingen zu schützen. Die Kokosnuss ist eine davon. Wir können uns nicht darauf verlassen, dass uns Medikamente vor allen Krankheiten schützen. Wir brauchen noch etwas, das unser Immunsystem unterstützt und uns hilft, die lästigen Eindringlinge zu bekämpfen – ein super-antimikrobielles Mittel.

Kokosöl: superantimikrobiell

Wenn wir eine Kokosnuss essen, wandelt unser Körper ihre einzigartigen Fettsäuren in antimikrobielle Kraftpakete um, die einige der schlimmsten krankheitsauslösenden Mikroorganismen unschädlich machen können. Sogar die Superkeime sind für diese lebensrettenden Kokosnuss-Derivate anfällig. Kurz: Die einmaligen Eigenschaften des Kokosöls machen es zu einem natürlichen antibakteriellen, antiviralen, antimykotischen und antiprotozoischen Nahrungsmittel.

Fettsäuren sind für unsere Gesundheit unabdingbar. Sie liefern uns die Bausteine für Gewebe und Hormone. Um richtig arbeiten zu können, muss jede Zelle unseres Körpers regelmäßig mit Fettsäuren versorgt werden. Die Natur hat diese Fettsäuren nicht ohne Grund in unsere Nahrung gegeben. Der Körper erkennt sie und weiß, was er mit ihnen zu tun hat. Mittelkettige Fettsäuren (MCFA) sind natürliche Substanzen, die der Körper zu seinem eigenen Nutzen zu verwerten weiß. Sie sind harmlos für uns, aber tödlich für bestimmte Mikroorganismen.

Die meisten Bakterien und Viren sind von einer Lipidhülle (Fette) umgeben. Die Fettsäuren, die diese äußere Membran oder Haut bilden, umschließen die DNA des Organismus und anderes Zellmaterial. Aber anders als unsere Haut, die ziemlich fest ist, sind die Membranen dieser Mikroorganismen fast flüssig. Die Fettsäuren in der Membran sind locker miteinander verbunden, was dieser eine erstaunliche Flexibilität verleiht. Diese einmaligen Eigenschaften erlauben es diesen Bakterien und Viren, sich zu bewegen, zu beugen und durch die kleinste Öffnung zu zwängen.

MCFA machen lipidumhüllte Viren und Bakterien mühelos unschädlich. Sie zerstören diese Organismen, indem sie ihre Lipidmembran zerreißen. Da mittelkettigen Fettsäuren den Fettsäuren in der Membran der Mikroorganismen ähneln, werden sie von dieser angezogen und eingebaut. Im Vergleich zu den anderen Fettsäuren in der Membran sind MCFA viel kleiner und schwächen daher die ohnehin schon fast flüssige Membran so stark, dass sie buchstäblich aufplatzt, wodurch der Inhalt freigesetzt und der Erreger zerstört wird. Die weißen Blutkörperchen (Leukozyten) eilen herbei und entfernen den Zellschrott. MCFA töten eindringende Keime, ohne das menschliche Gewebe anzugreifen.

Unser Körper kennt viele Wege, uns vor schädlichen Mikroorganismen zu schützen. Beispielsweise tötet die starke Magensäure die meisten Erreger, die mit dem Essen in den Körper gelangen. Im Blut werden Mikroorganismen von den weißen Blutkörperchen attackiert und unschädlich gemacht. Die vorderste Verteidigungslinie gegen schädliche Keime ist jedoch unsere Haut. Um ihre schädliche Wirkung entfalten zu können, müssen Mikroorganismen zuerst die Schutzschicht der Haut durchbrechen. Die Haut ist zwar in gewissem Maße durchlässig, aber sie verfügt über chemische Waffen, mit denen sie einen Angriff abwehrt. Eine solche Waffe ist das Öl, das unsere Talg-(Öl-)Drüsen absondern. Talgdrüsen finden sich nahe jeder einzelnen Haarwurzel. Das Öl wird entlang dem Haarschaft abgegeben, um Haar und Haut zu fetten. Man hat es als »Hautcreme der Natur« bezeichnet, weil es verhindert, dass die Haut trocken und rissig wird. Aber es hat noch eine weitere wichtige Funktion: Es enthält mittelkettige Fettsäuren zur Bekämpfung eindringender Mikroorganismen. Eine dünne Schicht Öl aus diesen Fettsäuren schützt uns vor den meisten schädlichen Keimen, mit denen unsere Haut tagtäglich in Berührung kommt.

MCFA kommen aber nicht nur auf unserer Haut zum Einsatz, wo sie uns vor infektiösen Eindringlingen bewahren, sondern sie finden sich auch in der Muttermilch, um den Säugling vor Infektionen zu schützen und ihn zu ernähren. Sie sind für uns unschädlich und bilden keine giftigen Nebenprodukte. Sie sind vollkommen sicher und natürlich.

Alle mittelkettigen Fettsäuren wie Capryl- und Caprinsäure weisen antimikrobielle Eigenschaften auf und zeigen keine unerwünschten oder schädlichen Nebenwirkungen. Am stärksten antimikrobiell wirkt jedoch die Laurinsäure. Kokosöl besteht zu 48 Prozent aus Laurinsäure (einer gesättigten Fettsäure mit zwölf Kohlenstoffatomen), zu sieben Prozent aus Caprylsäure (acht Kohlenstoffatome) und zu 0,5 Prozent aus Caprinsäure (sechs Kohlenstoffatome). Diese Fettsäuren verleihen ihm seine erstaunlichen antimikrobiellen Eigenschaften, sie sind in anderen Pflanzenölen und tierischen Ölen nicht enthalten. Die einzige Ausnahme ist Butter.

Laurinsäure

Technisch betrachtet hat das Kokosöl, so wie es sich in frischen Kokosnüssen findet, allenfalls geringe antimikrobielle Eigenschaften. Wie jede andere Frucht oder Nuss kann auch die Kokosnuss von Pilzen oder Bakterien befallen werden. Ich weiß, dass das so klingt, als widerspräche ich damit allem, was ich vorher gesagt habe, aber das ist ja gerade das Wunderbare: Wenn wir das Öl zu uns nehmen, wandelt es der Körper in eine Form um, die für einige lästige Mikroben tödlich, für uns aber unschädlich ist.

Sämtliche Speiseöle bestehen aus Triglyceriden, auch das Kokosöl. Triglyceride sind nichts anderes als drei durch ein Glycerin-Molekül aneinandergekoppelte Fettsäuren. Wird das Öl gegessen, spalten sich die Triglyceride in Diglyceride (zwei Fettsäuren, die von einem Glycerin-Molekül zusammengehalten werden), Monoglyceride (eine an ein Glycerin-Molekül gebundene Fettsäure) und freie Fettsäuren auf. Die Monoglyceride und die freien Fettsäuren sind Träger der antimikrobiellen Eigenschaften. Die aktivsten sind die Laurinsäure und die Caprinsäure und deren Monoglyceride – Monolaurin und Monocaprin.

Aktiv antimikrobiell wirken also die Monoglyceride und die freien Fettsäuren, die Diglyceride und Triglyceride sind inaktiv. Das heißt: Die antimikrobiellen Eigenschaften des Kokosöls (das aus Triglyceriden besteht) werden erst aktiviert, wenn es verzehrt oder anderweitig in freie Fettsäuren oder Monoglyceride umgewandelt wird.

Kokosöl und Palmkernöl sind die mit Abstand reichsten natürlichen Quellen dieses Supernährstoffs, der ungefähr 50 Prozent ihres Fettgehalts ausmacht. Milchfett und Butter folgen mit drei Prozent weit abgeschlagen auf dem zweiten Platz. Das sind die einzigen Quellen, in denen Laurinsäure in nennenswerten Mengen vorkommt. Nur in tropischen Ölen finden wir diese und ähnliche MCFA, alle anderen Pflanzenöle enthalten sie nicht.

Laurinsäure wurde erstmals in Frucht und Samen des Lorbeerbaums nachgewiesen, der im Mittelmeerraum wächst. Die heilende Wirkung dieses Öls war bereits in der Antike bekannt. In Italien, Frankreich, Griechenland, der Türkei und Marokko wurde es als Naturmedizin für eine bessere Verdauung verwendet, aber auch als Salbe gegen Blasen- und Hauterkrankungen sowie zum Schutz vor Insektenstichen. Erst in den 1950er und 1960er-Jahren gelang es den Wissenschaftlern, das Geheimnis seiner heilenden Wirkung zu lüften. Auch Lorbeersamen enthält zu 40 Prozent Laurinsäure, doch Kokosöl und Palmkernöl sind noch ergiebigere Quellen. Die medizinische Forschung über Laurinsäure und andere MCFA stützt sich hauptsächlich auf die tropischen Öle.

Wegen des vielfältigen gesundheitlichen Nutzens der Laurinsäure untersuchen Forscher in jüngster Zeit, wie deren Anteil in vielen Lebensmitteln gesteigert werden kann. Sie experimentieren mit verschiedenen Pflanzen, um deren Laurinsäuregehalt zu erhöhen. Erst kürzlich wurde mit gentechnischen Methoden eine neue Rapssorte, der sogenannte Laurin-Raps, mit 36 Prozent Laurinsäure erzeugt. Dieser neue Raps wird möglicherweise schon bald in verschiedenen Lebensmitteln zu finden sein.

Untersuchungsergebnisse, die den vielfältigen gesundheitlichen Nutzen der mittelkettigen Fettsäuren und deren Monoglyceride bestätigen, sind so zwingend, dass Unternehmen mittlerweile entsprechende Nahrungsergänzungsmittel anbieten. Das Monolaurin-Ergänzungsmittel Lauricidin®, das unter verschiedenen Handelsnamen verkauft wird, ist in Bioläden und bei medizinischen Anbietern erhältlich. Dutzende Kliniken in den Vereinigten Staaten verwenden diese Zusatzmittel bei der Behandlung ihrer Patienten und erzielen damit hervorragende Ergebnisse. Beispielsweise berichten HIV-Infizierte, die diese Ergänzungsmittel unter klinischer Überwachung einnehmen, ihr Gesundheitszustand habe sich deutlich gebessert. Monolaurin-Ergänzungsmittel sind üblicherweise Kapseln mit 300 Milligramm.

Nahrungsergänzungsmittel und gentechnisch hergestellte Pflanzenöle sind zwei Möglichkeiten, mit denen die Lebensmittel- und Gesundheitsin-

Lipidumhüllte Mikroorganismen, die durch Laurinsäure unschädlich gemacht werden	
LIPIDUMHÜLLTE VIREN	**LIPIDUMHÜLLTE BAKTERIEN**
HIV	Listeria monocytogenes
Masern-Virus	Helicobacter pylori
Herpes-simplex-Virus	Haemophilius influenzae
Herpesviridae	Chlamydia pneumoniae
Sarkom-Virus	Staphylococcus aureus
Synzytial-Virus	Streptococcus agalactiae
Humanes Lymphotropes Virus (Typ 1)	Streptokokken der Gruppen A, B, F und G
Vesicular Stomatitis Virus (VSV)	Gram-positive Bakterien
Visna-Virus	Gram-negative Bakterien (wenn sie zuvor mit einem Chelator in Berührung gekommen sind)
Zytomegalievirus	
Eppstein-Barr-Virus	
Influenzavirus	
Leukämievirus	
Pneumonovirus	
Hepatitis-C-Virus	

dustrie versucht, uns besser mit Laurinsäure zu versorgen. Die bei Weitem besten und reichsten natürlichen Quellen von Laurinsäure sind Kokosnüsse und Kokosöl. Ein Esslöffel getrocknete, geraspelte Kokosnuss enthält ungefähr zwei Gramm Laurinsäure, ein Esslöffel reines Kokosöl sieben Gramm. Neben Laurinsäure finden sich in Kokosnussprodukten auch andere MCFA, wie die Caprinsäure (sieben Prozent) und Caprylsäure (acht Prozent), die beide ebenfalls eine gesunde Wirkung zeigen, die Produkte ohne Kokosnuss nicht entfalten.

Es ist ein wahrhaft spannendes Forschungsgebiet, denn es betrifft eine leicht verfügbare Nahrungsquelle, die zur Behandlung und Prävention von Infektionskrankheiten eingesetzt werden kann. Wäre es nicht angenehmer, Ihre Lieblingsgerichte in Kokosöl zubereitet zu essen, um eine Infektion zu bekämpfen, als eine ganze Handvoll Antibiotika mit all ihren Nebenwirkungen zu schlucken? Eine Pizza, die mit Kokosöl gebacken wurde, oder ein Pudding aus Kokosmilch – das klingt doch viel appetitlicher als ein paar scheußlich schmeckende Pillen. Solch ein Szenario könnte Wirklichkeit werden. Im Rahmen der Entwicklung konzentrierter antimikrobieller Nahrungsergänzungsmittel und Medikamente arbeiten Forscher zurzeit an Formulierungen, die von den MCFA im Kokosöl abgeleitet sind.

Heilende Anwendung

Die Anwendungsmöglichkeiten von Kokosöl zur Behandlung und Prävention vieler verschiedener Infektionen sind erstaunlich breit gestreut, sie reichen von der Grippe bis zu lebensbedrohlichen Erkrankungen wie AIDS. Die Einnahme von MCFA bei der Behandlung HIV-Infizierter – das Virus verursacht AIDS – verspricht gute Resultate; auf diesem Gebiet wird zurzeit sehr viel geforscht. Der Verzehr von Kokosöl könnte sich auch als einfache Lösung bei vielen Krankheiten erweisen, die uns heute plagen. Laborversuche haben ergeben, dass die darin enthaltenen MCFA bei der Bekämpfung von Viren wirken, die Grippe, Masern, Herpes, Pfeiffersches Drüsenfieber, Hepatitis C und AIDS auslösen. Gleiches gilt für Bakterien, die Magengeschwüre, Halsentzündungen, Lungenentzündung, Nasennebenhöhlenentzündung, Ohrenschmerzen, rheumatisches Fieber, Karies, Lebensmittelvergiftung, Harnwegsinfektionen, Hirnhautentzündung, Tripper und das toxische Schocksyndrom verursachen. Außerdem für Hefepilze, die zu Kopfhautflechte, Candida und Soor führen, sowie Parasiten, die Magendarm-Infektionen wie die Dünndarminfektion Giardiasis hervorrufen.

Das Wunderbare an der Anwendung von Kokosöl zur Behandlung oder Prävention dieser Erkrankungen liegt darin: Es wirkt tödlich für die krankheitsverursachenden Mikroorganismen und ist dabei für den Menschen völlig harmlos. Die Fettsäuren, denen das Kokosöl seine keimtötende Wirkung verdankt, sind dieselben, die die Natur der Muttermilch zum Schutz der Säuglinge beigibt. Die menschliche Muttermilch und die Milch anderer Säugetiere enthalten geringe Mengen an MCFA. Deshalb finden wir sie auch in der Butter, die ja konzentriertes Milchfett ist. Mit ihren mittelkettigen Fettsäuren schützt die Muttermilch das Neugeborene in der empfindlichsten Zeit des Lebens, wenn sich das Immunsystem erst noch entwickelt, vor schädlichen Keimen. Das ist einer der Gründe dafür, dass Kokosöl oder MCFA auch Babynahrungspräparaten zugesetzt werden. Eine Mutter, die Kokosöl zu sich nimmt, hat in ihrer Milch mehr MCFA, die helfen, ihr Baby vor Infektionen zu schützen und zu ernähren. Wenn es für Neugeborene sicher genug ist, dann ist es auch für uns sicher genug. Die Natur produziert die MCFA, um uns zu ernähren und uns vor Infektionskrankheiten zu schützen.

Die medizinische Forschung entwickelt wunderbare synthetische Medikamente zur Bekämpfung von Infektionskrankheiten, aber sie alle haben unerwünschte Nebenwirkungen. Manche sind sogar hochgradig giftig. Kokosöl ist die eigene antimikrobielle Waffe der Natur und ist als Lebensmittel, das die Zeiten überdauert hat, vollkommen sicher. Medikamente mögen zur Behandlung bestimmter Krankheiten unumgänglich sein, aber wenn Sie regelmäßig Kokosnuss essen, sollte das Risiko, dass Sie sich mit einem dieser Krankheitserreger infizieren, deutlich sinken.

Anders als die meisten Grippeviren ist das Virus, das eine normale Erkältung hervorruft (Rhinovirus), nicht lipidumhüllt und deshalb nicht anfällig für das Eingreifen der MCFA. Die Symptome einer Erkältung und einer Grippe sind oft sehr ähnlich, sodass es schwer zu sagen ist, um welche Infektion es sich handelt. In jedem Fall aber kann Kokosöl helfen. Infektionen aller Art schwächen das Immunsystem, sodass sich oft auch andere Keime vermehren können, die das Problem vergrößern. Wird die Infektion durch eine Erkältung hervorgerufen, helfen MCFA, diese anderen lästigen Mikroorganismen unschädlich zu machen und befreien dadurch das Immunsystem vom Stress, sodass es das Erkältungsvirus wirksamer bekämpfen kann.

Es ist nicht ausgeschlossen, dass sich das Kokosöl bei weiterer Forschung als eine der besten ohne ärztliches Rezept erhältlichen antimikrobiellen Substanzen erweist. Dadurch, dass Sie einfach täglich Kokosöl essen, können Sie sich womöglich vor einem ganzen Spektrum von Infektionskrankheiten schützen. Wenn Sie fühlen, dass eine Grippe im Anmarsch ist, kann es hilfreich sein, getrocknete Kokosnuss oder Speisen mit Kokosöl zu essen, um die Infektion abzuwehren. Wenn Sie Kinder haben, ist es vielleicht das beste Mittel, sie vor vielen Kinderkrankheiten wie Ohrenschmerzen und Masern zu bewahren. Zusammen mit einer guten Zahnhygiene kann es dazu beitragen, die jungen Zähne vor Karies und Parodontose zu schützen. Einfach eine Pizza zu essen, die mit Kokosöl zubereitet wurde, kann das Gesündeste sein, das Sie für sich und Ihre Kinder tun können.

Bakterien

Bis zur Entdeckung der Antibiotika standen der Medizin nur wenige Waffen zur Bekämpfung bakterieller Infektionen zur Verfügung. Die Ärzte konnten nichts weiter tun, als dem Patienten das Leiden so gut es ging erträglich zu machen, während der Körper mit der Krankheit kämpfte.

Medikamente sind mittlerweile die Standardwaffe gegen krankheitsverursachende Bakterien, aber es gibt auch einige natürliche Produkte – Lebensmittel und Kräuter –, die ebenfalls antibiotische Eigenschaften aufweisen und seit Generationen mit einigem Erfolg verwendet werden. Dazu zählt auch das Kokosöl.

Die Fettsäuren im Kokosöl sind wirksame Antibiotika. Es ist bekannt, dass sie Bakterien töten. Die Tabelle auf der folgenden Seite gibt eine Übersicht über einige Bakterien, die von MCFA unschädlich gemacht werden, und die Krankheiten, die diese Erreger verursachen.

Die Standardtherapie gegen alle diese bakteriellen Infektionen besteht im Einsatz von Antibiotika, was in lebensbedrohlichen Situationen auch notwendig sein kann. Es ist aber denkbar, dass wir uns, statt gegen jede einzelne

Bakterien, die von mittelkettigen Fettsäuren abgetötet werden	
BAKTERIUM	**VERURSACHTE ERKRANKUNG**
Streptococcus	Halsentzündungen, Lungenentzündung, Nebenhöhlenentzündung, Ohrenschmerzen, rheumatisches Fieber, Karies
Staphylococcus	Staphylokokkeninfektion, Lebensmittelvergiftung, Harnwegsinfektionen, toxisches Schocksyndrom
Neisseria	Hirnhautentzündung, Tripper, entzündliche Beckenerkrankung
Chlamydie	Genitalinfektionen, Venerisches Lymphom, Bindehautentzündung, Lungenentzündung bei Papageienkrankheit, Parodontitis
Helicobacter pylori	Magengeschwüre
Gram-positive Bakterien	Milzbrand, Magen-Darm-Entzündung, Botulismus, Tetanus

Infektion ein Medikament einzunehmen, einfach mit Lebensmitteln ernähren, die diese Organismen abtöten. Zwiebeln, Knoblauch und Sonnenhut sind essbare Pflanzen, die schon jetzt häufig zu diesem Zweck eingenommen werden. Allem Anschein nach kann die Kokosnuss diesem Zweck dienen, möglicherweise sogar weit besser als die anderen natürlichen Antibiotika.

Betrachten wir beispielsweise Magengeschwüre. Nach einer neueren Schätzung werden 90 Prozent aller Magengeschwüre durch das Bakterium *Helicobacter pylori* verursacht, nicht durch überschüssige Säure, wie früher angenommen wurde. Und MCFA töten *Helicobacter pylori.* Es ist also möglich, dass Ihr Arzt Ihnen eines Tages zur Behandlung von Magengeschwüren nur einfach raten wird, mehr Speisen zu essen, die mit Kokosöl zubereitet wurden. Das Öl regelmäßig zu verwenden, kann die Erkrankung vielleicht sogar ganz verhindern. Das Gleiche gilt für Ohrinfektionen, Lungenentzündung, Lebensmittelvergiftung und eine ganze Reihe anderer Infektionskrankheiten. Das sind spannende Aussichten, die eine genauere Untersuchung verdienen. Sie brauchen aber nicht fünf oder gar zehn Jahre zu warten, bis die Forschung so weit ist, bevor Sie sich die Vorteile der Verwendung von Kokosöl zunutze machen. Da es sicher ist, können Sie es schon jetzt gefahrlos in Ihre Ernährung einbauen.

Zu den Nachteilen des Antibiotikaeinsatzes zählt, dass diese in der Regel verschiedene Bakterien – gute wie schlechte – töten. In unserem Darm siedeln viele »freundliche« Bakterien, die keinerlei Schaden anrichten, sondern vielmehr für die Gesundheit notwendig sind. Diese freundlichen Bakterien helfen, Nährstoffe zu verdauen, wichtige Vitamine zu bilden (beispielsweise Vitamin K), sie kämpfen aber auch mit pathogenen, das heißt krankheitsverursachenden Bakterien und Hefepilzen um den Platz. Ein gesunder Mensch hat reichlich Darmbakterien, die krankheitsauslösende Problemstifter wie Candida hemmen. Candida ist ein einzelliger Hefepilz, der normalerweise im Darmtrakt lebt. Solange die guten Bakterien gegenüber dem Candida die Oberhand behalten und ihn unter Kontrolle halten, stellt er keine Bedrohung dar.

Werden Antibiotika eingenommen, wird gemeinsam mit den schädlichen Bakterien oft genug auch den nützlichen der Garaus gemacht. Dadurch kann ein Hefepilz wie Candida, der gegen Antibiotika unempfindlich ist, ungehindert wachsen und den Darmtrakt überschwemmen. Die Folge ist eine Hefeüberwucherung oder Pilzinfektion. Solche Infektionen können jahrelang bestehen bleiben und so unterschiedliche Symptome verursachen wie Kopfschmerzen oder Verdauungsschwierigkeiten. Oft leiden Menschen an einer systemischen Candida-Infektion, ohne es zu wissen. Deshalb sollten gleichzeitig mit Antibiotika immer auch auch antimykotische Mittel oder Probiotika eingenommen werden. Ein Probiotikum fördert das Wachstum freundlicher Bakterien, aber nicht der krankheitsverursachenden.

Hefepilze

Norma Galante, eine College-Studentin aus Boston, suchte wegen Juckreiz in der Scheide und leichtem Ausfluss die örtliche Poliklinik auf. Der Arzt legte eine Kultur des Ausflusses an und untersuchte sie unter dem Mikroskop. Er diagnostiziere eine leichte bakterielle Infektion und verordnete ein Antibiotikum.

Doch als Norma das Mittel einnahm, verschlimmerten sich die Beschwerden. Sie ging zurück zum Arzt, der ihr ein anderes Antibiotikum verschrieb. Auch das schlug nicht an. Sie versuchte es immer wieder, fand aber kein Medikament, das half. »Ich bin zurück in die Klinik gegangen, und die Ärzte verschrieben immer wieder andere Antibiotika.« Frustriert verordneten sie schließlich eine Salbe gegen Candida, um zu sehen, ob die half. Candida ist unempfindlich gegen Antibiotika, kann aber lokal mit antimykotischen Salben und Zäpfchen behandelt werden. Die Symptome verschwanden, sie war erleichtert. Endlich, so dachte sie, war das Problem gelöst.

Pilzinfektionen sind hartnäckig und treten oftmals später wieder auf; so war es auch bei Norma. Schon bald litt sie an einer anderen Infektion. Die Medikamente, die sie einnahm, beseitigten scheinbar die Symptome, aber schon nach wenigen Monaten flammten sie wieder auf. Schon bald entwickelte sie neue Pilzinfektionen wie Fußpilz und Hautausschlag (Kopfhautflechte). Immer wieder wurde sie von verschiedenen Infektionen geplagt. Sie fühlte sich chronisch erschöpft. Alles schien sie zu ermüden, sie wurde allmählich deprimiert. »Die Ärzte konnten mir nicht helfen. Für sie hatte ich nur ein kleines Problem, aber ich lebte jeden Tag mit dem Juckreiz und der Müdigkeit, für mich war das kein kleines Problem.«

Nachdem sie von ihren Ärzten wenig Hilfe bekam, machte sie sich selbst auf die Suche nach einer Lösung. Sie stöberte in Bioläden nach Büchern und Informationen über Hefepilzinfektionen. Als sie diese Unterlagen studiert hatte, war ihr klar, dass sie an einer systemischen – das heißt den gesamten Körper erfassenden – Candidainfektion litt. Sie strich Zucker aus ihrer Ernährung und nahm ein Nahrungsergänzungsmittel aus dem Kokosöl, die Caprylsäure, ein. Und das wirkte! Die Scheidenpilze verschwanden, die Hautinfektionen heilten ab. Ohne die ständige Belastung durch die Infektion kam ihre Energie zurück. Sie konnte wieder ganz normal ihren Aufgaben nachgehen, ohne sich ständig müde zu fühlen. »Ich war so erleichtert, dass ich endlich etwas gefunden hatte, das mir meine Energie zurückgab«, sagt sie.

Typische Beschwerden bei systemischen Candidainfektionen	
Allgemein	Müdigkeit, Kopfschmerzen, Verdauungsschwierigkeiten, Gelenkschmerzen, Depression, Gedächtnisverlust, Reizbarkeit, Allergien
Frauen	Hartnäckige Scheidenentzündung, unregelmäßige Monatsblutung, wiederkehrende Blasenbeschwerden
Männer	Hartnäckiger oder wiederkehrender Juckreiz im Genitalbereich oder Fußpilz, Prostataentzündung, Impotenz
Kinder	Ohrinfektionen, Hyperaktivität, Verhaltensauffälligkeiten oder Lernschwäche

Quelle: W. Crook, The Yeast Connection (1986)

Eines der am weitesten verbreiteten gesundheitlichen Probleme in der westlichen Gesellschaft wird durch den Pilz *Candida albicans* hervorgerufen. Viele Frauen kennen diesen Übeltäter, er ist eine häufige Ursache von Pilzinfektionen in der Scheide. Es ist auch derselbe Erreger, der bei Erwachsenen zu Mundsoor und bei Babys zu Windelausschlag führt. Candida ist ein einzelliger Pilz - oder eine Hefezelle –, der Darmtrakt und Schleimhäute jedes Menschen auf der Erde besiedelt. Neugeborene werden schon nach wenigen Tagen infiziert, in ihrem Darm tummelt sich eine ganze Kolonie. Normalerweise werden dem Candida durch die Konkurrenz der freundlichen Bakterien und die reinigende Wirkung unseres Immunsystems in Schach gehalten, sodass er keinen gesundheitlichen Schaden anrichten kann. Wird aber das Immunsystem geschwächt oder werden freundliche Bakterien im Darm durch die Einnahme von Antibiotika abgetötet, kann eine Candida-Infektion aufflammen. Eine einzige Runde Antibiotika kann zu einer heftigen Candidiasis führen. Rund 75 Prozent aller Frauen leiden irgendwann an einer Scheidenpilzinfektion.

Solch eine Infektion wird normalerweise behandelt, als sei sie auf einen Bereich des Körpers begrenzt. Bei vielen Frauen ist sie jedoch systemisch, der Candida wuchert unkontrolliert im Darmtrakt und befällt den gesamten Körper, auch das Fortpflanzungssystem. Eine systemische Pilzinfektion, die sogenannte Candidiasis (auch »Hefesyndrom« genannt), betrifft den gesamten Körper, sie kann Frauen und Männer befallen. Die Symptome sind zahlreich und unterschiedlich (siehe Tabelle auf der linken Seite), selbst Ärzte haben Schwierigkeiten, das Problem zu identifizieren.

Da sie nicht leicht zu diagnostizieren ist, leiden Hunderttausende, Frauen und Männer, an der Candidiasis, ohne sich dessen bewusst zu sein. Scheidenpilzinfektionen oder Pilzinfektionen im Mund können durch die weißen Absonderungen identifiziert werden. Wiederkehrende Scheidenpilzinfektionen sind ein Hinweis auf eine systemische Infektion. Aber eine Candidiasis kann auch ohne eine aktive Infektion bestehen. Bei jedem, der Antibiotika, die Antibabypille oder immunsuppressive Medikamente eingenommen hat, besteht das Risiko einer systemischen Pilzinfektion, selbst wenn diese keine erkennbaren Symptome verursacht. Symptome sind unter anderem Müdigkeit, Depression, Allergien und wiederkehrende Infektionen der Haut (Fußpilz, Juckreiz im Genitalbereich, Kopfhautflechte usw.).

Hautpilz kann vom Kopf bis zum Fuß jeden Körperteil befallen. Trockene, schuppige Haut, die trotz Verwendung von Handlotion oder Hautcremes fortbesteht, kann ein Anzeichen für eine Pilzinfektion sein. Oft ist das, was als Schuppenflechte bezeichnet wird, in Wirklichkeit eine Pilzinfektion. Unter anderem können Schuppen durch Hautpilze verursacht werden. Kleinere Kinder leiden häufig an Kopfhautflechten *(Tinea capitits),* das ist ein Hautpilz, der dem Fußpilz ähnlich ist. Erst in der Pubertät sondern Drüsen ölige MCFA ab, die helfen, die Kopfhaut vor Hautpilzen zu schützen (mehr über gesunde Haut finden Sie in Kapitel 6).

Hefepilzinfektionen mit Kokosöl heilen

Zu den wirksamsten natürlichen Substanzen gegen Hefen und Pilze gehört die Caprylsäure, eine mittelkettige Fettsäure aus dem Kokosöl. Caprylsäure wird normalerweise als Nahrungsergänzungsmittel in Bioläden verkauft. Es wirkt zuverlässig gegen Candida und andere Formen von Pilzen. Gemischt mit etwas Kokosöl oder Vitamin-E-Öl wirkt es sogar lokal gegen Pilzinfektionen der Haut. Ich habe selbst gesehen, wie Infektionen, die seit Monaten bestanden, innerhalb weniger Tage durch Caprylsäure und ein wenig Kokosöl verschwanden. Genauso wirkt sie im Körper, sie tötet Pilze, ohne den geringsten Schaden anzurichten.

Frauen in Polynesien, die sich traditionell mit viel Kokosnuss ernähren, leiden selten, wenn überhaupt, an Pilzinfektionen. Nur in gemäßigterem Klima, wo industriell verarbeitete Pflanzenöle die wichtigste Quelle von Nahrungsfett sind, stellen Hefepilzinfektionen, Hautpilz, Akne und andere Hautinfektionen ein größeres Problem dar. Laurinsäure, die im Kokosöl enthalten ist, tötet lipidumhüllte Bakterien, scheint aber die freundlichen Darmbakterien nicht anzugreifen. Die MCFA besitzen auch antimykotische Eigenschaften, töten also nicht nur krankheitsverursachende Bakterien und lassen die guten Bakterien unangetastet, sondern töten auch Candida und andere Pilze im Darmtrakt. Auch das trägt zu einem gesunden Darmklima bei. Der tägliche Verzehr von Kokosöl hilft nicht nur den Frauen in Polynesien, sich Candida und andere schädliche Mikroorganismen vom Leib zu halten.

Die Wirksamkeit von Caprylsäure ist angeblich so stark, dass viele Hersteller von Ergänzungsmitteln sie in ihre Produkte aufnehmen, die gegen systemische Pilzinfektionen und Scheidenpilze genommen werden. Dr. John P. Trowbridge, Präsident des *American College for the Advancement of Medicine* und Autor des Buches *The Yeast Syndrome* (zu Deutsch: »Das Hefesyndrom«), empfiehlt Caprylsäure als zusätzliches Mittel bei der Bekämpfung systemischer Candida-Infektionen.

Die einzige wirksame Kur bei Candidiasis besteht bisher in einer Ernährungsumstellung und der Gabe von Medikamenten. Caprylsäure ist ein natürliches Mittel gegen Hefepilze, das erfolgreich anstelle der Medikamente eingesetzt wird. Caprylsäure wird häufig in Kombination mit antimykotischen Heilkräutern als Nahrungsergänzungsmittel für Patienten mit Pilzinfektionen verkauft. Zu den erhältlichen Ergänzungsmitteln gegen Candida gehören Caprinex *(Nature's Way)*, Capricin *(Professional Specialities)*, Mycostat *(P & D Nutrition)* und Caprystatin *(Ecological Formulas)*.

Parasiten

Es gibt zwei generelle Gruppen von Parasiten. Zu der einen gehören Würmer wie Bandwürmer und Spulwürmer. Die zweite Kategorie bilden einzellige Organismen, die sogenannten Protozoen. Parasiten befallen den Darm von Mensch und Tier, sie können erhebliche Darmbeschwerden verursachen. Parasiten verbinden wir oft mit Ländern der Dritten Welt und schlechten sanitären Bedingungen, aber es gibt sie überall, sogar in Nordamerika. In Ländern, wo sehr viel Wert auf Hygiene gelegt wird, sind die Menschen versucht zu glauben, es gäbe kein Problem, sie bräuchten sich keine Sorgen zu machen. Aber Parasiten lauern überall, sie warten nur auf die Gelegenheit, auf einen nichtsahnenden Wirt aufzuspringen. Rucksacktouristen wissen schon lange, wie gefährlich es ist, Wasser aus Seen und Flüssen zu trinken. Offene Gewässer, selbst im Hinterland, sind häufig mit Parasiten verseucht, die auf einen Wirt warten.

Aber auch Leitungswasser kann verseucht sein. Durch die Klärung des Trinkwassers werden nämlich nicht alle Schadstoffe und Parasiten beseitigt. Besondere Sorgen bereiten einzellige Organismen wie Cryptosporidien und Giardien, denn sie schlüpfen häufig unversehrt durch die Kläranlagen. Da diese Organismen eine harte äußere Umhüllung besitzen, macht ihnen das Chlor, das bei den städtischen Wasserwerken zur Klärung verwendet wird, wenig aus. Da sie so klein sind, müssen die Filter sehr fein sein, um sie abzufangen. Sie vollständig aus dem Leitungswasser zu entfernen, ist unmöglich. Die Trinkwasser-Bestimmungen sind dafür ausgelegt, die Verseuchung mit Parasiten niedrig zu halten, aber nicht, sie ganz auszuschalten, also ist möglicherweise auch Wasser, das den staatlichen Anforderungen genügt, nicht völlig frei von Parasiten. Die Wasserversorgung muss ständig überwacht werden, damit eine Überschreitung der Grenzwerte sofort festgestellt wird, aber selbst dann ist eine Verseuchung mit Giardien nicht unmöglich. Am empfindlichsten sind Menschen mit einem geschwächten Immunsystem, das diesen Erregern nichts entgegensetzen kann. Das sind meistens die ganz Jungen, die Alten und Patienten mit einer Immunschwächeerkrankung wie beispielsweise AIDS.

Zwei Parasiten, die Giardien und Cryptosporidien, leben normalerweise im Verdauungstrakt vieler Säugetiere. Durch Abwässer und tierische Abfälle kann die öffentliche Wasserversorgung mit diesen Erregern verunreinigt werden. Die US-Gesundheitsbehörde CDC geht davon aus, dass Cryptosporidien in 65 bis 97 Prozent aller natürlichen Oberflächengewässer (Bäche, Flüsse und Seen) vorkommen. In den USA stammt ungefähr die Hälfte des Leitungswassers aus geklärtem Oberflächenwasser. Ein noch viel größeres Problem sind die Giardien. Sie zählen zu den 20 häufigsten Erregern von Infektionskrankheiten, die in Afrika, Asien und Lateinamerika die meisten Todesopfer fordern, sie sind aber auch in Nordamerika die am häufigsten diagnostizierten Parasiten. Die CDC schätzt, dass sich jährlich zwei Millionen Amerikaner mit Giardien infizieren.

Sie hören vielleicht nichts davon, aber es kommt ständig zu Ausbrüchen, zumeist in kleineren Städten, gelegentlich auch in Großstadtgebieten. Verunreinigtes Wasser ist für die Wasserversorgung jeder Stadt eine peinliche Sache, deshalb geben die Behörden ungern zu, dass es ein Problem gibt – bis es zu spät ist. Giardien finden sich in der Regel in aufbereitetem Wasser, das rund 40 Millionen Amerikaner nutzen. Sie haben in mehreren Kleinstädten Epidemien ausgelöst. Das scheint auch 1993 in Milwaukee im Bundesstaat Wisconsin der Fall gewesen zu sein. Durch einen Fehler bei der Trinkwasserklärung wurde das Wasser eine Woche lang mit Cryptosporidien verseucht. 100 Menschen starben, 400.000 litten an Magenkrämpfen, Durchfall und Fieber, also typischen Beschwerden, wie sie der Parasit hervorruft. In den letzten Jahren gab es Ausbrüche unter anderem in den US-Bundesstaaten Kalifornien, Colorado, Montana, New York, Pennsylvania und Massachusetts.

Giardien können in verschiedenen Gewässern leben: in Flüssen, Teichen, Tümpeln, Leitungswasser und Swimmingpools. Die Infektion wird durch Kontakt mit einer infizierten Quelle übertragen. Dabei brauchen Sie nicht einmal verseuchtes Wasser zu trinken, um sich zu infizieren. Giardien können über sexuellen Kontakt, schlechte Körperhygiene und Hand-zu-Mund-Kontakt genauso übertragen werden wie durch Lebensmittelhändler, die sich die Hände nicht sorgfältig waschen. Wenn Ihre Hände mit verseuchtem Wasser, Tieren, Menschen oder Kot (z.B. Abfalleimer, Windeln) in Berührung kommen, kann die Infektion übertragen werden. An Ihren Schuhen kann Tierkot kleben, sodass Sie die Parasiten ins Haus tragen. Wie veterinärmedizinische Studien ergeben haben, sind bis zu 13 Prozent aller Hunde befallen. Jedes Haustier kann für den Menschen zur Infektionsquelle werden, auch wenn es selbst keine Anzeichen einer Infektion erkennen lässt.

Vor einigen Jahren wurden bei einer Studie der *Johns Hopkins Medical School* in 20 Prozent aller willkürlich ausgewählten Blutproben von Patienten des Krankenhauses Antikörper gegen Giardien gefunden. Das bedeutet, dass sich mindestens 20 Prozent dieser Patienten irgendwann einmal mit Giardien infiziert und eine Immunantwort gegen den Parasiten entwickelt hatten. Giardien sind auch in Kindertagesstätten verbreitet. Eine Studie aus dem Jahr 1983 ergab, dass 46 Prozent der Infizierten entweder Kontakt zu Kindertagesstätten hatten oder dass in ihrem Haushalt Kinder im Windelalter lebten. Es wird geschätzt, dass 20 bis 30 Prozent der Beschäftigten in Kindergärten Giardien in sich tragen. Bei einer Untersuchung von 236 Kindern, die in Denver im US-Bundesstaat Colorado einen Kindergarten besuchten, zeigte sich, dass 38 (16 Prozent) infiziert waren.

Die Symptome einer Infektion sind verschieden. Häufig wird sie falsch diagnostiziert und behandelt, weil die Symptome ähnlich sind wie bei anderen Krankheiten, beispielsweise Grippe, Reizdarmsyndrom, Allergien und chronischer Müdigkeit. Akute Infektionen gehen zumeist mit sehr schweren Symptomen einher. Möglich sind (geordnet nach der Häufigkeit ihres Auftretens):

- Durchfall
- Unwohlsein
- Schwäche
- Bauchkrämpfe
- Gewichtsverlust
- Fetter, übel riechender Stuhl
- Übelkeit
- Kopfschmerzen
- Appetitlosigkeit
- Aufgeblähter Leib
- Blähungen
- Verstopfung
- Erbrechen
- Fieber

Unbehandelt kann die Infektion wochenlang, wenn nicht sogar monatelang bestehen. Manche Patienten durchlaufen eine eher chronische Phase, die mehrere Monate dauern kann. Bei chronischer Infektion können dünner Stuhl und viel Luft im Bauch mit Krämpfen sowie Depression, Müdigkeit und Gewichtsverlust auftreten. Bei manchen Menschen entwickeln sich nur einige der Symptome, andere bleiben völlig symptomfrei.

Selbst wenn Giardien diagnostiziert und behandelt werden, können sie die Darminnenwand schädigen und zu chronischen gesundheitlichen Problemen führen, die noch jahrelang andauern, wenn der Parasit schon längst verschwunden ist. Möglich sind Lebensmittelallergien, einschließlich Laktoseintoleranz (Milchzuckerunverträglichkeit). Beschädigtes Darmgewebe wird durchlässig, man spricht auch vom »Leaky-Gut-Syndrom«. Giftstoffe, Bakterien und unvollständig verdautes Essen können durch die Darmwand in den Blutstrom gelangen und dort eine Immunantwort auslösen. Das Resultat sind verstopfte Nebenhöhlen, Schmerzen, Kopfschmerzen, Schwellungen und Entzündung – alles typische Symptome einer Allergie.

Eine Schädigung der Darmschleimhaut kann zu den Magendarmbeschwerden führen, die als »Reizdarmsyndrom« bezeichnet werden. Dr. Leo Galland, ein Spezialist für Magen-Darm-Erkrankungen, hat gezeigt, dass unter 200 Patienten mit chronischem Durchfall, Verstopfung, Bauchschmerzen und aufgeblähtem Leib jeder zweite mit Giardien infiziert war. Bei den meisten war ein Reizdarmsyndrom diagnostiziert worden. Wie Dr. Galland betont, liegt bei Patienten mit chronischen Magen-Darm-Symptomen häufig eine Infektion durch Parasiten vor, ohne sorgfältige Untersuchung werde die Diagnose »Reizdarmsyndrom« gestellt.

Eine weitere Folge der Schädigung der Darmschleimhaut ist Müdigkeit infolge der ungenügenden Absorption wichtiger Nährstoffe. Dauert der Zustand an, kann sich ein chronisches Erschöpfungssyndrom entwickeln. Eine Giardien-Infektion kann das Immunsystem so schwer belasten, dass sich der Betroffene chronisch müde fühlt. Auch hier wird die Ursache häufig falsch diagnostiziert. So folgte beispielsweise in der kalifornischen Stadt Placerville auf eine Giardien-Epidemie eine weitere Epidemie von chronischem Erschöpfungssyndrom. 1991 veröffentlichten Dr. Galland und Kollegen eine Studie an 96 Patienten mit chronischer Müdigkeit, bei 46 Prozent von ihnen wiesen sie eine Giardien-Infektion nach. Bei einer anderen Studie mit 218 Patienten, die hauptsächlich über chronische Müdigkeit klagten, stellte Dr. Galland fest, dass 61 mit Giardien infiziert waren. Er zieht daraus den Schluss, Giardien seien möglicherweise eine wichtige Ursache des chronischen Erschöpfungssyndroms.

Kokosöl zur Abwehr von Parasiten

Kokosöl könnte sich als wirksamer Schutz gegen viele lästige Parasiten erweisen, darunter auch Giardien. Wissenschaftliche Untersuchungen haben ergeben, dass Giardien, und möglicherweise auch andere Protozoen, genauso wie Bakterien und Pilze durch MCFA angegriffen werden. Wenn Sie täglich Kokosöl oder andere Kokosnussprodukte zu sich nehmen, kann es gelingen, Giardien unschädlich zu machen, bevor sie sich einnisten können. Dadurch beseitigen Sie auch die Gefahr von Lebensmittelallergien, chronischer Müdigkeit und anderen Symptomen. Wenn Sie bereits unter solchen Beschwerden leiden, kann Ihnen Kokosöl möglicherweise Erleichterung verschaffen. Da MCFA sehr schnell vom Gewebe aufgenommen und in Energie umgewandelt werden, scheint es logisch, dass Patienten mit chronischer Müdigkeit sehr davon profitieren. Speisen, die mit Kokosöl zubereitet werden, oder sogar frische Kokosnuss sind großartige Energielieferanten, ohne dass sie den Blutzucker in die Höhe treiben.

Die Kokosnuss kann auch eingesetzt werden, um den Darm von Würmern zu befreien. In Indien verwendet man es gegen Bandwürmer und reibt es in die Kopfhaut ein, um Kopfläuse zu vertreiben. In einer Studie wurde berichtet, dass der Verzehr von getrockneter Kokosnuss, dem zwölf Stunden später die Einnahme von Magnesiumsulfat (einem Abführmittel) folgte, die Ausscheidung von 90 Prozent aller Parasiten bewirkte. Die Autoren von Büchern über Haustiere berichten über Erfolge beim Einsatz von gemahlener Kokosnuss als Mittel gegen Darmparasiten. Bandwürmer, Läuse, Giardien, Candida, Bakterien, Viren und Keime aller Art können mit der Kokosnuss ausgeschaltet, zumindest aber in Schach gehalten werden; sie gehört zu den besten natürlichen Heilmitteln.

Ein Schutzschild gegen Krankheiten

Tropenkrankheiten wie Malaria und Gelbfieber geißeln die Menschheit seit Jahrhunderten. Im Lauf der Geschichte wurden Menschen aus einem gemäßigteren Klima, die in tropische Dschungelgebiete reisten oder sich dort niederließen, von Krankheiten heimgesucht. Noch heute ist bei Reisen in diese Regionen Vorsicht geboten.

Das Merkwürdige dabei ist, dass die Menschen, die in diesen Gebieten leben, nicht krank werden. Wissenschaftler haben keine genetische Ursache für diese Widerstandsfähigkeit finden können. Wandern Menschen aus diesen Regionen aus und kehren erst Jahre später zurück, sind sie oft genauso anfällig für Krankheiten wie jeder andere Zugereiste.

Ich glaube: Die Menschen dort sind durch ihr Essen, insbesondere die Kokosnuss, geschützt. In diesen tropischen Klimazonen wachsen Kokosnüsse im Überfluss, sie dienen der Bevölkerung als wertvolle Nahrungsquelle. Es ist, als wäre die Kokosnuss bewusst dort hingestellt worden, nicht nur um als Lebensmittel zu dienen, sondern auch, um die Menschen vor Krankheiten zu schützen. In seinem Buch *Nutrition and Physical Degeneration* (zu Deutsch: »Ernährung und körperlicher Verfall«) beschreibt Dr. Weston A. Price, wie er bei seinen Studien an afrikanischen Eingeborenen feststellte, dass die Menschen, die sich von traditionellen heimischen Lebensmitteln ernährten, nicht an Krankheiten litten, die von Insekten übertragen werden, beispielsweise Malaria. Das tropische Klima ist ein Nährboden für alle möglichen Arten krankheitsverursachender Mikroorganismen, und doch haben die Ureinwohner über viele Generationen hinweg ohne Probleme dort gelebt. Nur Menschen aus anderen Klimazonen, die kaum Kokosnüsse oder andere heimische Pflanzen essen, fällt es schwer.

Naturmediziner betonen seit Jahren, dass in Regionen, in denen bestimmte Krankheiten verbreitet sind, auch Heilpflanzen gegen diese Krankheiten wachsen. Deshalb gibt es in jeder Kultur dieser Welt eine traditionelle Medizin, die auf den heimischen Heilkräutern basiert. Menschen, die in den Tropen leben, wo die Kokosnuss wächst, sind in gewissem Umfang vor Malaria, Gelbfieber und anderen häufigen Infektionskrankheiten geschützt. Die Menschen in Panama haben entdeckt, wie wichtig die Kokosnuss für ihre Gesundheit ist. Sobald sie spüren, dass eine Krankheit naht, essen sie mehr Kokosnuss, besonders die Milch und das Öl. In ähnlicher Weise trinken Menschen in Afrika Palmkernöl, wenn sie krank werden.

Vor dem Zweiten Weltkrieg gingen amerikanische Unternehmer nach Panama, um dort Landebahnen, U-Boot-Stützpunkte und Kasernen für das Militär zu bauen. Sie beschäftigten Arbeiter aus der Stadt, aber auch Eingeborene aus dem zentralamerikanischen und karibischen Dschungel. Für diese war die Kokosnuss eine wichtige Nahrungsquelle. 1940 lebten viele von ihnen noch relativ isoliert, sie sprachen weder Englisch noch Spanisch. Heimische Arbeitskräfte wurden bevorzugt eingestellt, weil man im Laufe der Jahre merkte, dass die Eingeborenen widerstandsfähiger gegen Krankheiten waren und härter arbeiteten. Der Unternehmer William Bockus jun. beobachtete: »Diese Indianer unterschieden sich in zwei Dingen von den meisten übrigen Arbeitern: Sie wurden nie krank und sie waren schlank und rank. Die Kerle arbeiteten den ganzen Tag in den Sümpfen, bei Matsch und Regen, ohne sich jemals zu beklagen. So unglaublich es auch klingen mag, die Vorarbeiter mussten sie drängen, eine Pause zu machen. Außerdem fehlten sie nicht einen einzigen Tag.« Das ist weit entfernt von der Situation nur wenige Jahre früher, als beim Bau des Panamakanals unter den französischen und amerikanischen Arbeitern Malaria und Gelbfieber grassierten.

Ich betrachte die Kokosnuss als eines der gesündesten Geschenke Gottes; bei regelmäßigem Verzehr kann sie Sie vor vielen Infektionskrankheiten schützen. Kokosnuss und Kokosöl zu essen, kann Ihnen Schutz vor einem breiten Spektrum von Krankheitserregern gewähren. Kokosöl mag nicht jede Erkrankung heilen können, aber es kann helfen, viele Krankheiten zu verhindern, das Immunsystem von Stress zu befreien und den Körper widerstandfähiger zu machen. Wer mit den Vorzügen des Kokosöls vertraut ist und es nicht verwendet, der verhält sich wie jemand, der Auto fährt, ohne sich anzuschnallen. Sie haben einen Sicherheitsgurt, der Sie vor vielen unangenehmen Krankheiten schützen kann. Es wäre dumm, ihn nicht zu nutzen.

Kapitel 5 – Fett essen und abnehmen

Die Weltbevölkerung wächst – um die Taille. Es gibt mehr Übergewichtige als je zuvor. Ihre Zahl ist in den vergangenen Jahrzehnten, ganz besonders aber in den letzten zehn Jahren, enorm gestiegen. Wie die CDC *(Centers for Disease Control and Prevention)* melden, ist der Anteil der Fettleibigen in Amerika innerhalb von zehn Jahren von zwölf auf 17,9 Prozent der Bevölkerung gestiegen. 55 Prozent der Amerikaner sind übergewichtig, jeder vierte Erwachsene gilt als adipös. Bis zu 25 Prozent der Teenager sind zu dick. Und sogar unsere Kinder werden immer fetter: Die Zahl der übergewichtigen Kinder hat sich in den letzten Jahren mehr als verdoppelt. In England, Deutschland und vielen anderen reichen Ländern sehen die Zahlen (und Taillen) nicht anders aus.

Als adipös gilt ein Mensch, dessen Gewicht 20 Prozent oder gar mehr über dem maximal erwünschten Wert liegt. Die Zahl der Fettleibigen unter den 18- bis 29-Jährigen ist heute um 70 Prozent, unter den 30- bis 39-Jährigen um 50 Prozent höher als noch vor zehn Jahren. In allen Altersgruppen wird eine ähnlich dramatische Gewichtszunahme beobachtet.

Medizinische Probleme können den Kampf gegen die Pfunde zu einem regelrechten Krieg werden lassen. Übergewicht bedeutet das Risiko von Gallenblasenerkrankungen, Osteoarthritis, Diabetes, Herz-Kreislauf-Erkrankungen und vorzeitigem Tod. Bei Übergewicht können Sie kaum etwas Besseres für sich tun, als ein wenig abzunehmen.

Wenn es Ihnen geht wie den meisten anderen, dann haben Sie im Laufe der Jahre bemerkt, wie Ihre Taille allmählich breiter wurde. Das geht fast allen so, ich bin da keine Ausnahme. Ich habe mich zwar nie für wirklich dick gehalten, höchstens hier und da ein bisschen rundlich. Jahrelang habe ich versucht, einige dieser überschüssigen Pfunde loszuwerden und habe geglaubt, ich würde es schaffen. Ich habe sogar einige meiner Lieblingshosen aufbewahrt, die mir zu eng geworden waren. Ich war überzeugt, dass ich genug abnehmen würde, um wieder hineinzupassen.

Nun gut, ich habe es versucht. Ich habe weniger Fett und überhaupt weniger gegessen und war die ganze Zeit hungrig. Ich war überzeugt, mich gesund zu ernähren. Meine Mahlzeiten waren sehr ausgewogen. Ich mied gesättigtes Fett und bereitete meine Mahlzeiten mit der angeblich so gesunden Margarine und Pflanzenöl zu. Das einzige Resultat meiner Diäten war: Ich fühlte mich elend. Ständig knurrte der Magen, ich fühlte die Entbehrungen, es war deprimierend. Schließlich gab ich einfach auf, es lohnte das Unbehagen nicht. Keine Diäten mehr, ich würde ja doch nicht dauerhaft abnehmen. Also warf ich all die Kleidungsstücke weg, die mir nie mehr passen würden.

Doch als ich mehr über Ernährung, Gesundheit und Kokosöl lernte, wurde mir klar: Ich aß die falschen Fette. Anstatt wieder eine Diät anzufangen, ersetzte ich in der Küche einfach das industriell verarbeitete Pflanzenöl durch Kokosöl. Ich nahm Butter statt Margarine, aß weniger Süßigkeiten und mehr Ballaststoffe. Dabei aß ich nicht weniger als vorher, nahm womöglich sogar noch mehr Kalorien zu mir, weil mein Essen mehr Fett enthielt, und zwar in Form von Kokosöl.

Etwas Merkwürdiges geschah, das ich nicht erwartet hatte und überhaupt erst zwei Monate später bemerkte. Meine Hosen saßen nicht mehr so eng, ich konnte meinen Gürtel enger schnallen. Ich hatte mich eine Zeitlang nicht mehr gewogen, aber als ich jetzt wieder einmal auf die Waage stieg, stellte ich fest, dass ich ungefähr neun Kilogramm abgenommen hatte. Was für ein Schock – ich hielt doch gar keine Diät ein! Ich wollte auch nicht abnehmen, sondern mich nur gesünder ernähren. Das Gewicht verschwand von ganz alleine. Nun tat es mir leid, dass ich meine Lieblingshosen weggeworfen hatte.

Jetzt esse ich schon seit einigen Jahren so. Mir fehlt nichts. Ich esse Speisen, die in Fett gebraten sind und auch fette Desserts. Aber das Fett, das ich esse, ist fast ausschließlich Kokosöl. Die verlorenen Pfunde habe ich nicht wieder angesetzt. Entsprechend meiner Körpergröße und Statur habe ich mein ideales Gewicht. Ich hatte eine Methode zu essen entdeckt, die keine Diät war, und sie funktionierte, ohne dass ich überhaupt abzunehmen versuchte. Ich sehe besser aus und es geht mir auch viel besser.

Gesundheitliche Probleme im Zusammenhang mit Fettleibigkeit sind:

- Abdominalhernie
- Gicht
- Bluthochdruck
- Krampfadern
- Diabetes
- Krebs
- Arthritis
- Koronare Herzkrankheit
- Atemwegserkrankungen

- Arteriosklerose
- Magen-Darm-Beschwerden
- Störungen im weiblichen Hormonhaushalt

Dieses Kapitel ist für alle gedacht, die dauerhaft Gewicht abbauen möchten, ohne sich mit Diäten abzumühen. Sie brauchen nämlich keine Diät, um abzunehmen, sie müssen nur ihr Essen klug wählen. Es kann genauso schmackhaft und dabei genauso gesund sein – und sie nehmen ab.

Warum wir Kalorien zählen

Warum sind Menschen fett? Im Wesentlichen, weil sie mehr essen als ihr Körper braucht. Was wir essen, wird in Energie – gemessen in Kilokalorien (Kilojoule) – umgewandelt, die Stoffwechsel und körperliche Aktivität antreibt. Überschüssige Kalorien werden in Fett umgewandelt und in Fettzellen abgelagert, sichtbar an der Cellulitis an den Beinen, den Ersatzreifen um die Taille und den überdimensionierten Sitzkissen auf unserer Hinterseite. Ganz einfach: Je mehr wir essen, desto dicker werden wir.

Die Rate, mit der der Körper Kalorien für die Erhaltung seiner Funktionen verbraucht, wird Grundumsatz (GU) genannt. Er entspricht dem Kalorienverbrauch eines Menschen, der wach ist, aber ruhig liegt. Jede körperliche Tätigkeit, so einfach sie auch sein mag, erfordert zusätzliche Kalorien. Mindestens zwei Drittel unseres täglichen Kalorienverbrauchs gehen auf das Konto des Grundumsatzes.

Der Grundumsatz ist bei jedem Menschen verschieden. Viele Faktoren bestimmen darüber, wie viele Kalorien der Körper braucht und nutzt. Junge Menschen verbrauchen mehr Kalorien als ältere, körperlich Aktive mehr als körperlich weniger Aktive. Menschen, die fasten, hungern oder eine Diät einhalten, verbrauchen weniger Kalorien. Übergewichtige verbrauchen weniger als schlanke oder muskulöse Menschen. Die beiden letzten Punkte sind natürlich nicht gerade erfreulich für jemanden, der übergewichtig ist und eine Diät einhält. Es bedeutet ja, dass er oder sie sie noch weniger essen muss, bis die Waage endlich einen Fortschritt zeigt.

Die wichtigsten Faktoren, die über das Körpergewicht bestimmen und die wir beeinflussen können, sind die Kalorienaufnahme und die körperliche Aktivität. Betrachten wir an einem Beispiel, wie sich Essen und sportliche Betätigung auf das Körpergewicht auswirken. Ein Mann mit einem Körpergewicht von ungefähr 70 Kilogramm, der eine sitzende Tätigkeit ausübt, beispielsweise am Computer arbeitet, braucht 1600 Kalorien für seinen Grundumsatz und weitere 800 für seine tägliche körperliche Aktivität. Um sein Gewicht zu halten, müsste er also insgesamt 2400 Kalorien (1600 plus 800) zu sich nehmen. Nimmt er zu, könnte dies zwei Ursachen haben: Entweder nimmt er mehr als 2400 Kalorien zu sich, und alle überschüssigen Kalorien werden in Fett umgewandelt; oder er bewegt sich noch weniger als jetzt, sein Körper verbraucht deshalb weniger Kalorien und wandelt den Überschuss in Fett um. Dementsprechend könnte unser Mann auf zweierlei Weise Gewicht abbauen:

1. **bekommt sein Körper** über die Ernährung keine 2400 Kalorien, besorgt er sie sich durch die Aufspaltung von Fettgewebe, und
2. **treibt er Sport,** greift sein Körper auf die Fettreserven zurück, um sich die Energie für die zusätzliche Aktivität zu verschaffen.

Eine gesunde Kalorienaufnahme schwankt von Mensch zu Mensch, abhängig vom Grad der Aktivität. Sie ist auch bei Frauen und Männern unterschiedlich. Ein Mann mit einem Beruf, der moderate körperliche Aktivität verlangt, beispielsweise ein Hausmeister, braucht etwa 2600 bis 2800 Kalorien pro Tag, um sein Gewicht zu halten. Für eine anstrengende Arbeit wie die eines Maurers sind 2800 bis 3200 Kalorien pro Tag erforderlich. Ein Mann durchschnittlicher Größe braucht also zwischen 2200 und 3200 Kalorien, je nach Ausmaß der körperlichen Tätigkeit. Frauen sind im Allgemeinen kleiner und haben weniger Muskelmasse als Männer, also brauchen sie auch weniger Kalorien – rund 2000 bis 2800.

Schnell abnehmen?

Sie kennen die Werbung: »In nur vier Wochen habe ich über 20 Kilogramm abgenommen«. »In dreißig Tagen von Kleidergröße 44 auf Größe 38!« Über alle möglichen Diäten wird behauptet, Sie könnten damit »schnell« abnehmen. Ist es überhaupt möglich, so schnell an Gewicht zu verlieren? Werfen wir doch einen Blick auf die Fakten.

450 Gramm Körperfett speichern rund 3500 Kalorien. Wenn Sie dieses Gewicht abbauen wollen, heißt das: Sie müssen 3500 weniger Kalorien zu sich nehmen. 500 Kalorien weniger pro Tag (3500 pro Woche) bedeutet im Schnitt einen Gewichtsverlust von knapp einem halben Kilogramm pro Woche. Um täglich 1000 Kalorien einzusparen, dürfte ein Mensch durchschnittlicher Größe nur noch gut die Hälfte der gewohnten Ration essen. Das ist eine gewaltige Einschränkung! Mit anderen Worten, echter Fettabbau braucht Zeit. Sie können in sechs Wochen keine 20 Kilogramm Fett verlieren! Es ist einfach nicht möglich, es sei denn, Sie sind sehr fettleibig und nehmen nur noch Wasser zu sich. Drei bis sechs Kilogramm sind für diesen Zeitraum weit realistischer.

Viele würden vermutlich widersprechen und behaupten, sie hätten fünf Kilogramm in zwei Wochen oder sogar noch schneller abgenommen. Aber der Gewichtsverlust kann täuschen. Ein verlorenes Kilogramm bedeutet nicht unbedingt, dass Körperfett abgebaut wurde. Schnelle Gewichtsveränderungen bedeuten keinen Verlust von Fett, sondern hauptsächlich von Wasser. Sehen Sie sich die Zahlen an. Egal, ob wir unter- oder übergewichtig sind, wir brauchen im Durchschnitt 2500 Kalorien pro Tag, um unser derzeitiges Gewicht zu halten. Bei dieser Kalorienmenge bleibt alles beim Alten. Zwei Drittel davon – 1667 Kalorien – werden für die grundlegenden Stoffwechselfunktionen gebraucht. Eine Reduktion von 1000 Kalorien pro Tag ist dramatisch und grenzt ans Verhungern, weil Sie nicht einmal genügend Kalorien erhalten würden, um Energie für den Grundumsatz bereitzustellen, von täglichen Aktivitäten gar nicht zu reden.

Um die Kalorienzufuhr so stark zu beschneiden, müssten Sie Ihr tägliches Essen drastisch reduzieren, selbst wenn Sie zu kalorienarmen Lebensmitteln greifen. Und dabei verlören Sie pro Woche nur knapp ein Kilogramm Fett. Außerdem wären Sie ständig hungrig und müde, weil Ihnen die Energie fehlte. Wenn in Anzeigen behauptet wird, jemand habe mit einer bestimmten Diät in einer Woche fünf oder in vier Wochen zwanzig Kilogramm oder wie viel auch immer abgenommen, dann kann das stimmen, aber dann hat er oder sie kein Fett verloren, sondern Muskelmasse und Wasser. Mit der Zeit wird das Wasser wieder ergänzt und das Gewicht steigt wieder. Andernfalls drohen ernste gesundheitliche Probleme durch chronischen Flüssigkeitsmangel.

Um Fett und Übergewicht dauerhaft und auf gesunde Weise abzubauen, müssen Sie sich Zeit nehmen. Am besten ist es, die Art der Lebensmittel, die Sie essen, zu ändern, die körperliche Aktivität zu steigern, und nicht ständig Kalorien zu zählen und sich zu kasteien. Das geht, und wie ich Ihnen zeigen werde, nehmen Sie viel leichter ab, wenn Sie Kokosöl auf Ihren Speiseplan setzen.

Ein dickes, fettes Problem

Zwar liefern nicht alle Lebensmittel gleich viele Kalorien, aber dennoch: Wer zu viel isst, lädt sich zusätzliche Pfunde auf die Hüften. Drei Nährstoffe liefern uns Energie, nämlich Fett, Eiweiß und Kohlenhydrate. Jedes Gramm Eiweiß, das wir essen, sei es aus Fleisch oder Weizen, liefert unserem Körper vier Kalorien. Auch Kohlenhydrate, die Hauptenergiequelle in Gemüse, Obst und Getreide, liefern vier Kalorien pro Gramm. Fett dagegen enthält mehr als doppelt so viel – neun Kalorien pro Gramm. Für die gleiche Menge Kalorien müssten Sie also mehr als doppelt so viel Eiweiß oder Kohlenhydrate zu sich nehmen wie Fett.

Die Fettmenge in unserem Essen zu reduzieren, ist ein logischer Schritt, um die Gesamtkalorienaufnahme zu reduzieren und unerwünschtes Gewicht loszuwerden. Aber leider halten nur wenige über längere Zeit eine fettarme oder gar fettfreie Diät durch. Fett macht die Speisen besonders schmackhaft und für die Zubereitung vieler gekochter und gebackener Gerichte ist es unverzichtbar. Wie Statistiken zeigen, bringen alle, die eine fettarme Diät einhalten, um abzunehmen, nach einigen Jahren wieder ihr altes Gewicht auf die Waage, manchmal sogar noch mehr. Fett aus der Ernährung zu streichen, erfordert enorme Willenskraft und muss, wenn es wirklich erfolgreich sein soll, lebenslang durchgehalten werden. Die meisten sind einfach nicht bereit, für den Rest ihres Lebens auf Fett zu verzichten.

Außerdem ist Fett ein wirklich wichtiger Nahrungsbestandteil, ohne den sich sehr schnell ein Nährstoffdefizit entwickeln würde. Durch die Fette im Essen erhalten wir die fettlöslichen Vitamine (A, D, E und K sowie Beta-Carotin). Wie Forscher nachweisen, schützen uns diese Nährstoffe vor vielen Krankheiten, darunter Krebs und Herz-Kreislauf-Erkrankungen. Wir brauchen das Fett in unserem Essen für die Absorption dieser Nährstoffe.

Eine fettarme Diät kann zu einem Nährstoffdefizit führen und das Risiko verschiedener degenerativer Erkrankungen erhöhen.

Einige Fette gelten als essenziell, weil unser Körper sie nicht aus anderen Nährstoffen bilden kann. Deshalb empfehlen Organisationen wie die *American Heart Association,* 30 Prozent unserer täglichen Kalorien in Form von Fett zu uns zu nehmen. Gleichzeitig raten uns diese Organisationen, nur zwölf Prozent der Kalorien in Form von Eiweiß aufzunehmen, der Rest solle aus Kohlenhydraten stammen.

Nicht alle Fette sind gleich

Hier bietet sich uns ein Dilemma, denn Fett macht – sagen wir es ruhig offen – fett. Je mehr Fett wir essen, desto mehr Kalorien nehmen wir zu uns und desto schwerer fällt das Abnehmen. Kappen wir aber die Fettmenge, dann beschneiden wir damit auch die essenziellen Fettsäuren und fettlöslichen Vitamine.

Und wenn es nun ein Fett gäbe, das weniger Kalorien hätte als andere Fette und tatsächlich gesund wäre – wären Sie dann interessiert? Es klingt wie Fantasterei? Ist es aber nicht. Es gibt so ein Fett, und zwar in der Kokosnuss.

Die Fette, die Sie zurzeit essen, durch Kokosöl zu ersetzen, kann die weiseste Entscheidung sein, die Sie treffen können, wenn Sie überschüssiges Körperfett abbauen möchten. Oft meinen wir: je weniger Fett, desto besser. Aber Sie müssen Ihren Fettverzehr gar nicht unbedingt einschränken, Sie brauchen bloß ein Fett zu wählen, das besser für Sie ist – das nicht dick macht. Sie können unerwünschtes Körperfett abbauen, indem Sie mehr gesättigtes Fett (in Form von Kokosöl) und weniger mehrfach ungesättigte Fette (industriell verarbeitete Pflanzenöle) verzehren.

Alle Fette, ob gesättigt oder ungesättigt, ob von der Kuh oder aus Mais, enthalten dieselbe Menge an Kalorien, die mittelkettigen Fettsäuren im Kokosöl jedoch etwas weniger. Weil die Fettsäuren, die das Kokosöl bilden, kleiner sind, liefern sie tatsächlich weniger Kalorien als andere Fette. MCT-Öl beispielsweise, das aus dem Kokosöl gewonnen wird und zu 75 Prozent aus Caprylsäure (C:8) und 25 Prozent aus Caprinsäure (C:10) besteht, hat nur einen effektiven Energiewert von 6,8 Kalorien pro Gramm. Das ist deutlich weniger als die neun Kalorien der Fette mit langkettigen Fettsäuren. Es bedeutet: Wenn Sie an Stelle anderer Öle Kokosöl verwenden, senken Sie damit die Kalorienzufuhr.

Diese geringfügige Kalorienreduzierung ist aber nur ein Teil des Bildes. Auch die Art der Kalorien, die das Kokosöl liefert, ähnelt der der Kohlenhydrate, denn Kokosöl wird anders verdaut und verarbeitet als andere Fette.

Kokosöl produziert Energie, kein Fett

Wenn jemand eine Diät macht, weil er abnehmen will, verzichtet er vor allem auf die fettreichsten Lebensmittel. Warum gerade das Fett? Wir wissen bereits, dass es viele Kalorien enthält, aber das ist noch nicht alles. Aufgrund der Art und Weise, wie es im Körper verdaut und genutzt wird, trägt Fett am meisten zur Bildung von Körperfett bei. Das Fett, das wir essen, ist das Fett, das wir mit uns herumtragen – ganz buchstäblich.

Wenn wir Fett essen, wird es in die einzelnen Fettsäuren aufgespalten und in kleinere Partikel aus Fett und Eiweiß, die so genannten Lipoproteine, umgepackt. Diese Lipoproteine werden ins Blut abgegeben, das die Fettsäuren in unseren Fettzellen ablagert. Andere Nährstoffe wie Kohlenhydrate und Eiweiß werden aufgespalten und direkt zur Energieversorgung oder für den Gewebeaufbau verwendet. Nur wenn wir zu viel davon essen, werden Kohlenhydrate und Eiweiß in Fett umgewandelt. Solange wir nur so viel essen, dass unser Energiebedarf gedeckt wird, landet das Fett aus unserem Essen als Fett in unseren Zellen. Zwischen den Mahlzeiten, wenn körperliche Aktivität die Energiereserven erschöpft, wird das Fett aus den Lagern geholt und als Treibstoff verbrannt.

Doch mittelkettige Fettsäuren (MCFA) werden anders verdaut und verwertet. Sie werden nicht in Lipoproteine gepackt und zirkulieren nicht im Blut wie andere Fette, sondern werden direkt an die Leber geschickt, wo sie umgehend in Energie umgewandelt werden – genauso wie Kohlenhydrate. Aber anders als Kohlenhydrate erhöhen MCFA den Blutzucker nicht, Kokosöl ist also für Diabetiker unbedenklich. Viele Menschen berichten, es helfe ihnen, den Heißhunger auf Zucker zu dämpfen, und es mindere die Symptome einer Unterzuckerung. Wenn Sie also Kokosöl zu sich nehmen, nutzt es der Körper sofort zur Energieproduktion, anstatt es als Körperfett zu speichern. Deshalb können Sie viel mehr davon essen als von anderen

Ölen, bevor der Überschuss in Körperfett umgewandelt wird. In vielen Studien an Tieren und an Menschen ist eindrucksvoll dokumentiert worden, dass langsamer zugenommen und die Fettablagerung reduziert wird, wenn langkettige Fettsäuren durch mittelkettige ersetzt werden.

Diese Studien haben wissenschaftlich bestätigt, dass der effektive Kaloriengehalt der Mahlzeiten sinkt, wenn anstelle der gewohnten Speisefette, die hauptsächlich aus langkettigen Fettsäuren (LCFA) bestehen, mittelkettige Fettsäuren gegessen werden. MCFA können also nützlich sein, Gewicht und Fettablagerung unter Kontrolle zu halten. Am einfachsten und besten lassen sich langkettige durch mittelkettige Fettsäuren ersetzen, wenn Sie Ihre Mahlzeiten mit Kokosöl zubereiten.

Metabolische Achterbahn

Sind Sie etwa nicht neidisch – auf Leute, die so dünn sind wie Bohnenstangen und essen wie die Pferde? Sie trotzen vor Pep und Elan, gönnen sich dick machendes Essen aller Art und nehmen kein Gramm zu. Und Sie selbst knabbern eine einzige Selleriestange und haben schon wieder fünf Pfund zugenommen. Warum nur? Die Antwort ist einfach: Es ist der Stoffwechsel. Ihr Grundumsatz ist niedriger als der der anderen. Die anderen verbrennen bei gleicher körperlicher Aktivität mehr Kalorien als Sie, können mehr essen als Sie und wiegen dennoch weniger. Wäre es nicht schön, wenn Sie Ihren Grundumsatz erhöhen könnten?

Die beste Methode, den Stoffwechsel anzukurbeln, ist Bewegung und Sport. Wenn Sie regelmäßig Sport treiben, wird Ihr Stoffwechsel sowohl während als auch nach dem Sportangeregt. Ein fitter Körper verbrennt mehr Kalorien als ein wenig fitter, weil mageres Körpergewebe mehr Kalorien verbrennt als Fettgewebe. Also verbraucht jemand, der in guter körperlicher Verfassung ist, mehr Kalorien. Deshalb kann der eine essen wie ein Gorilla und dabei schlank sein wie ein Vogel, während ein anderer wie ein Vogel isst und trotzdem zunimmt.

Unser Stoffwechsel wird auch dadurch beeinflusst, wie viel wir essen. Essen wir plötzlich weniger, beispielsweise bei einer Diät, empfängt der Körper das entsprechende Signal, und als Mittel des Selbsterhalts sinkt unser Grundumsatz, um Energie zu sparen. Der verlangsamte Stoffwechsel bedeutet auch, dass unser Körper weniger Energie produziert, wir ermüden also leichter.

Bei Diäten sind wir in der Regel ständig hungrig und erschöpft, weil unser Grundumsatz sinkt, um sich an die geringere Kalorienzufuhr anzupassen. Deshalb müssen Sie, um deutlich abzunehmen, noch weniger essen, sich praktisch aushungern und weniger Kalorien zu sich nehmen, als Ihr Körper für die täglichen Aktivitäten braucht. Wenn Sie übergewichtig sind und Ihr Essen nur so weit einschränken, dass es so viele Kalorien liefert, wie Sie täglich verbrauchen, nehmen Sie kein Gramm ab. Sie halten Ihr derzeitiges Gewicht. Um abzunehmen, müssen Sie fast verhungern – oder Sie müssen Ihre körperliche Aktivität deutlich steigern. Sport ist nützlich, weil er den Grundumsatz auf normaler Höhe hält oder ihn sogar steigert, sodass Ihr Körper mehr Kalorien verbrennt. Wenn Sie Sport mit Diät verbinden, werden Sie am besten abnehmen, denn nun senken Sie die tägliche Kalorienaufnahme und steigern gleichzeitig Grundumsatz und tägliche Kalorienverbrennung.

Diäten machen dick

Irgendjemand hat einmal gesagt: »In den letzten Jahren habe ich zweihundert Pfund abgenommen. Wenn die alle weggeblieben wären, wöge ich heute minus zwanzig Pfund.« Gewiss können sich viele mit dieser Erklärung identifizieren. Diäten haben nichts gebracht. Im Gegenteil, sie können sogar dick machen! Wie das? Nachdem Sie sich eine Zeitlang kasteit haben, um abzunehmen, achten Sie nicht mehr so streng auf Ihre Diät. Sie verspüren unbändigen Hunger und fangen an, mindestens so viel zu essen wir vor der Diät, wenn nicht sogar mehr. Sie haben in den ersten Wochen vielleicht fünf oder acht Kilogramm abgenommen, das meiste davon war Wasser. Nach dem Ende der Diät treibt Sie der Heißhunger zum Essen – und zwar viel zu viel. Aber jetzt schlagen die Kalorien viel stärker ins Kontor. Warum? Weil Ihr Grundumsatz niedriger ist. Eine Mahlzeit mit 800 Kalorien hat jetzt dieselbe Wirkung wie früher eine 1000-Kalorien-Mahlzeit. Und das Ergebnis? Sie nehmen alles wieder zu, ja sogar noch ein bisschen mehr. Bis sich Ihr Grundumsatz wieder eingependelt hat, sind Sie schon wieder übergewichtig. Nur dass Sie dieses Mal mehr wiegen als je zuvor. Mit sinkendem Grundumsatz verbrennen Sie immer weniger und das Abnehmen wird immer schwerer. Wenn Sie dann wieder essen, wird das Fett eher abgelagert, weil Sie es weniger intensiv verbrennen.

Da Sie nun dicker sind denn je, wagen Sie vielleicht mutig eine erneute Diät. Wieder kappen Sie die Kalorien-, das heißt Essenszufuhr und verzeichnen anfänglich gute Erfolge, weil der Körper Wasser ausscheidet. Doch dann erreichen Sie ein Niveau, an dem Sie alles Wasser, das der Körper abzugeben bereit ist, ausgeschieden haben und sich der Stoffwechsel verlangsamt. Sie verlieren den Mut und fangen wieder an zu essen. Alles, was Sie zuvor abgenommen haben, nehmen Sie wieder zu und noch etwas mehr. Mit jeder neuen Diät bringen Sie weitere Pfunde auf die Waage.

Nur wer genau darauf achten kann, was er isst und sich auch wirklich daran hält und außerdem regelmäßig Sport treibt, hält dauerhaft das Gewicht. Crashdiäten funktionieren nicht, eine Änderung der Lebensweise aber sehr wohl.

Ein Stoffwechselwunder

Wäre es nicht schön, wenn Sie nur eine Pille einzunehmen bräuchten, die Ihren Stoffwechsel in eine höhere Gangart schalten würde? Das geschieht in gewisser Weise immer, wenn wir essen. Essen beeinflusst unseren Grundumsatz; wenn wir essen, arbeiten viele Zellen unseres Körpers mehr, um Verdauung und Aufnahme zu erleichtern. Diese Stimulierung der Zellaktivität, die sogenannte nahrungsinduzierte Thermogenese, verbraucht ungefähr zehn Prozent der aufgenommenen Nahrungsenergie. Vielleicht ist es Ihnen schon einmal aufgefallen, vor allem an kalten Tagen: Nach dem Essen fühlen Sie sich wärmer. Die Triebwerke Ihres Körpers laufen ein wenig schneller, sodass mehr Hitze produziert wird. Der thermogene (Fett verbrennende) Effekt der Lebensmittel ist unterschiedlich. Eiweißreiche Nahrungsmittel wie Fleisch steigern die Thermogenese, sie stimulieren den Körper. Allerdings nur, solange Sie nicht zu viel essen. Maßloses Essen bedeutet eine enorme Belastung für das Verdauungssystem, es kann Ihnen Energie rauben, sodass Sie müde werden. Das ist der Grund dafür, dass wir uns oft nach einer üppien Mahlzeit so schläfrig fühlen.

Meine Erfahrungen mit Kokosöl

»Als ich vor einem Jahr erstmals zum Kokosöl griff, erwartete ich eigentlich nicht zu viel. Ich hatte mich mit meinem Übergewicht abgefunden; Diäten funktionierten bei mir einfach nicht. Tatsächlich nahm ich im Laufe der Jahre und Jahrzehnte zu, obwohl ich mich ziemlich gesund ernährte. Außerdem kochte und briet ich mit Fetten, die ich für gesund hielt – mehrfach ungesättigte Öle.

Nachdem ich Bruce Fifes Bücher gelesen hatte, wechselte ich das Öl. Aufmerksam studierte ich die Etiketten, weil ich gehärtete Pflanzenöle meiden wollte – und war erstaunt, wie verbreitet sie waren. In der Küche verwendete ich nur noch Kokosöl, ich tat es sogar in den Tee.

Innerhalb weniger Wochen nahm ich 20 Pfund ab, und was noch wichtiger ist: Ich hielt mein neues Gewicht das ganze Jahr. Ich nahm nicht einmal in Zeiten zu, wo ich mehr aß, beispielsweise an Feiertagen oder zu Weihnachten. Ich nehme mein Kokosöl überall hin mit, ohne meine tägliche Dosis kann ich nicht mehr leben! Ich bin überzeugt, dass ich durch die mehrfach ungesättigten Öle zugenommen habe, Kokosöl hat mir geholfen, die Pfunde wieder loszuwerden.

Ich habe auch viel mehr Energie. Früher war ich eher wenig aktiv, heute bin ich den ganzen Tag auf Trab. Und noch eine Nebenwirkung: Ich bin endlich meine Schuppen los.«

Sharon Maas

Der thermogene Effekt von Eiweiß ist wesentlich höher als der von Kohlenhydraten. Deshalb klagen viele, die ihren Fleischkonsum plötzlich einschränken oder zu Vegetariern werden, über einen Mangel an Energie. Es ist einer der Gründe, warum eiweißreichere Diäten den Gewichtsabbau fördern – der aktivere Stoffwechsel verbrennt mehr Kalorien.

Ein Lebensmittel, das Ihren Stoffwechsel noch mehr auf Touren bringt als Eiweiß, ist das Kokosöl. Seine mittelkettigen Fettsäuren schalten die Stoffwechselrate einen Gang höher, es ist ein Fett, das tatsächlich den Gewichtsverlust fördern kann! Ein Speisefett, das Gewicht abbaut statt erhöht – das ist wirklich eine seltsame Vorstellung. Aber genau das passiert, solange nicht mehr Kalorien aufgenommen werden, als der Körper verbraucht. Die mittelkettigen Fettsäuren werden leicht absorbiert, schnell verbrannt und als

Energie für den Stoffwechsel bereitgestellt, sodass die Stoffwechselaktivität steigt und sogar langkettige Fettsäuren verbrannt werden. Mittelkettige Fettsäuren werden also nicht nur zur Energieproduktion verbrannt, sondern fördern auch die Verbrennung langkettiger Fettsäuren.

Der bekannte Gesundheits- und Ernährungsexperte Dr. Julian Whitaker zieht folgende Analogie zwischen den langkettigen und mittelkettigen Triglyceriden: »Langkettige Triglyceride sind wie schwere, nasse Holzklötze, die Sie auf ein kleines Lagerfeuer legen. Wenn Sie immer mehr Klötze auflegen, haben Sie bald mehr Klötze als Feuer. Mittelkettige Triglyceride sind wie aufgerollte, in Benzin getränkte Zeitungen. Sie brennen nicht nur lichterloh, sondern setzen auch die nassen Klötze in Brand.« (Murray, 1976)

Forschungsergebnisse untermauern Dr. Whitakers Ansicht. In einer Studie wurde der thermogene (Fett verbrennende) Effekt einer kalorienreichen Ernährung mit 40 Prozent Fett in Form von mittelkettigen Fettsäuren mit einer anderen verglichen, die gleiche Anteile an Fett enthielt, aber aus langkettigen Fettsäuren. Der thermogene Effekt der mittelkettigen Fettsäuren war fast doppelt so hoch wie der der langkettigen: 120 Kalorien im Vergleich zu 66. Die Forscher schlussfolgerten, dass die durch die mittelkettigen Fettsäuren bereitgestellte zusätzliche Energie nicht als Fett abgelagert, sondern verbrannt wurde. Bei einer Nachfolgestudie zeigte sich, dass mittelkettige Fettsäuren, die über einen Zeitraum von sechs Tagen verabreicht wurden, die nahrungsinduzierte Thermogenese um 50 Prozent erhöhte.

Bei einer weiteren Studie verglichen Forscher einzelne Mahlzeiten mit 400 Kalorien, die jeweils aus mittelkettigen oder langkettigen Fettsäuren stammten. Sechs Stunden lang war der thermogene Effekt der mittelkettigen Fettsäuren dreimal so hoch wie der der langkettigen. Die Forscher schlossen daraus, dass der Ersatz langkettiger Fettsäuren durch mittelkettige zum Gewichtsverlust führt, vorausgesetzt, das Kalorienniveau bleibt gleich.

Wissenschaftler ermitteln Stoffwechselveränderungen, indem sie den Energieverbrauch (die Menge an Kalorien, die der Körper verbraucht) messen. Mit aktiverem Stoffwechsel steigt auch die Menge der Energie oder Anzahl der Kalorien, die verbrannt wird. Bei einer Studie wurde der Energieverbrauch von Freiwilligen gemessen, bevor sie eine Mahlzeit mit mittelkettigen Fettsäuren erhielten. Nach dem Essen erfolgte eine zweite Messung. Bei Normalgewichtigen zeigte sich ein Anstieg des Energieverbrauchs um

48 Prozent. Das bedeutet: Ihr Stoffwechsel war so stark gestiegen, dass sie 48 Prozent mehr Kalorien verbrauchten als normal. Bei Fettleibigen stieg der Energieverbrauch sogar um unglaubliche 65 Prozent! Je mehr Körperfett ein Mensch also hat, desto größer die Wirkung des Öls auf den Stoffwechsel.

Dieser thermogene oder Kalorien verbrauchende Effekt besteht nicht nur eine oder zwei Stunden nach einer Mahlzeit, sondern er bleibt, wie Studien zeigen, nach einer einzigen Mahlzeit mit mittelkettigen Fettsäuren für mindestens 24 Stunden bestehen! Wenn Sie also eine Mahlzeit mit Kokosöl zu sich nehmen, erhöht sich Ihre Stoffwechselaktivität für mindestens 24 Stunden. In der ganzen Zeit haben Sie mehr Energie und verbrennen Kalorien schneller.

Forscher der *McGill University* in Kanada haben entdeckt, dass Sie pro Jahr bis zu 16 Kilogramm überschüssiges Fett abbauen können, wenn Sie in Ihrer Ernährung alle Öle, die aus langkettigen Triglyceriden bestehen, beispielsweise Sojaöl, Rapsöl oder Färberdistelöl, durch ein Öl mit mittelkettigen Trigylceriden wie das Kokosöl ersetzen. Und das, ohne die Ernährung gravierend umzustellen und ohne die Kalorienzufuhr einzuschränken. Alles, was Sie brauchen, ist ein Wechsel zum Kokosöl.

Kokosöl auf den Speiseplan zu setzen, kann also eine hervorragende Methode sein, überschüssiges Fett loszuwerden. Aber denken Sie daran, dass Kokosöl zwar Ihren Stoffwechsel ankurbeln kann, dass Sie aber dennoch weiter zunehmen, wenn Sie zu viel essen. Der beste Weg, mit Kokosöl abzunehmen, besteht darin, es im Rahmen einer vernünftigen Diät zu verwenden.

Energie und Stoffwechsel

Lebensmittel zu essen, die mittelkettige Fettsäuren enthalten, das ist so, als würden Sie Ihr Auto mit hochoktanigem Treibstoff betanken. Das Auto fährt ruhiger, es schafft mit einer Tankfüllung mehr Kilometer. Ähnlich läuft auch Ihr Körper mit mittelkettigen Fettsäuren besser, weil er über mehr Energie und eine größere Leistungsfähigkeit verfügt. Da die MCFA sofort in die Leber transportiert und dort in Energie umgewandelt werden, erhält der Körper einen Energieschub. Und weil sie von den energieerzeugenden Organellen in den Zellen so leicht absorbiert werden, beschleunigt sich der Stoffwechsel. Dieser Energieschub hat eine stimulierende Wirkung auf den ganzen Körper.

Da mittelkettige Fettsäuren sofort verdaut werden, um Energie zu produzieren und den Stoffwechsel anzukurbeln, nehmen Sportler sie zur Steigerung ihrer Leistungsfähigkeit ein. Studien bestätigen diese Wirkung. In einem Fall wurde beispielsweise die körperliche Leistungsfähigkeit von Mäusen, die mit ihrem täglichen Futter mittelkettige Fettsäuren erhielten, mit anderen verglichen, die normal gefüttert wurden. Die Studie lief über sechs Wochen, in dieser Zeit wurde an jedem zweiten Tag die Ausdauer der Mäuse beim Schwimmen getestet. Im Verlauf der Studie erwiesen sich die Mäuse, die mit mittelkettigen Fettsäuren gefüttert worden war, als den anderen überlegen, sie wurden mit der Zeit sogar immer besser. Untersuchungen wie diese belegen, dass mittelkettige Fettsäuren das Durchhaltevermögen und die Leistungsfähigkeit steigern können, zumindest bei Mäusen. Bei einer anderen Studie mit menschlichen Probanden wurden die Ergebnisse der Tierstudien bestätigt. Bei dieser Studie traten trainierte Radfahrer an. Sie radelten zwei Stunden lang bei 70 Prozent der maximalen Leistung und absolvierten unmittelbar danach ein Testrennen über 40 Kilometer (das ungefähr eine weitere Stunde dauerte). Dabei erhielten sie eines der drei folgenden Getränke: entweder eine Lösung von mittelkettigen Fettsäuren, ein Sportgetränk oder eine Kombination aus Sportgetränk und mittelkettigen Fettsäuren. Die Radfahrer, die das Gemisch aus Sportgetränk und mittelkettigen Fettsäuren getrunken hatten, zeigten bei dem Test die beste Leistung.

Die Autoren der Studie mutmaßten, die mittelkettigen Fettsäuren hätten den Radfahrern als zusätzliche Energiequelle gedient und dadurch die Glykogenspeicher geschont. Das Glykogen – die im Muskelgewebe gespeicherte Energie – wäre sonst bei der dreistündigen Fahrt verbraucht worden. Je mehr Glykogen ein Sportler in seinen Muskeln speichert, desto höher seine Ausdauer. Also ist für einen Sportler alles von Nutzen, was das Glykogen erhält und gleichzeitig selbst Energie liefert. Bei einer Nachfolgestudie, bei der die Theorie der Schonung der Glykogenspeicher überprüft wurde, radelten die Probanden drei Stunden lang bei maximaler Leistung und tranken währenddessen wie bei der früheren Studie eines der drei genannten Getränke. Nach der Übung wurde der Glykogenspiegel in den Muskeln ermittelt, es zeigte sich, dass er bei allen drei Gruppen gleich hoch war. Die Erkenntnis war: Mittelkettige Fettsäuren schonten die Glykogenspeicher nicht, steigerten aber dennoch die Leistung. Wenn die Leistungssteigerung nicht auf die Schonung des Glykogenspeicher zurückzuführen war, musste sie also andere Ursachen haben.

Wegen dieser und anderer Studien enthalten viele der Sportgetränkepulver und Energieriegel, die in Bioläden angeboten werden, mittelkettige Fettsäuren als schnell verfügbare Energiequelle. In den meisten Fällen sind es mittelkettige Fettsäuren in Form von MCT-Öl. Es wird auf den Etiketten von Nahrungsmitteln, Ergänzungsmitteln und Babynahrung zumeist als »MCT« aufgeführt. Zu diesen Präparaten greifen viele Sportler und andere sehr aktive Menschen, die ihre Leistung nicht durch Medikamente, sondern auf dem Weg über die Ernährung steigern wollen.

Obwohl viele Studien belegen, dass mittelkettige Fettsäuren Energie und Ausdauer steigern, zeigte sich bei anderen wenig oder gar keine Wirkung, zumindest dann nicht, wenn ein MCFA-Mix in einer einzigen Dosis oral eingenommen wurde. Im Allgemeinen ergeben Studien, dass eine einzige orale Dosis nur wenig messbare Wirkung entfaltet. Erhielten Tiere im täglichen Futter mittelkettige Fettsäuren, waren die Ergebnisse jedoch deutlicher. Das kann als Hinweis darauf gedeutet werden, dass MCFA zur Steigung von Energie und Ausdauer am besten regelmäßig eingenommen werden, und nicht nur einmal vor oder während eines Wettkampfs.

Es leuchtet ein, dass Sportler an größerer Ausdauer und Energie interessiert sind, aber was ist mit Nichtsportlern? Was ist mit denen, die eine Diät machen und wegen der geringeren Nahrungszufuhr über Energiemangel klagen? Für sie können MCFA dasselbe bewirken. Bei regelmäßigem Verzehr können sie Energie und Leistung für die tägliche Aktivität steigern. Sie wünschen sich den ganzen Tag über mehr Energie? Wenn Sie mittags müde werden oder sich abgespannt fühlen, dann kann Ihnen ein wenig Kokosöl im Essen den nötigen Antrieb verschaffen, um über den Tag zu kommen.

Der Energieschub, den Sie durch das Kokosöl erhalten, ist anders als der Kick durch Koffein, er ist subtiler, aber länger anhaltend. Wie schon erwähnt, wird der Stoffwechsel aktiviert und bleibt es mindestens 24 Stunden lang. In dieser Zeit spüren Sie ein wenig mehr Energie und Vitalität.

Zusätzlich zur Steigerung Ihres Energieniveaus hat die Ankurbelung des Stoffwechsels noch einen weiteren wichtigen Nutzen: Sie trägt dazu bei, Sie vor Krankheiten zu schützen und beschleunigt die Heilung. Wenn die Stoffwechselaktivität gesteigert wird, arbeiten die Zellen effizienter. Verletzungen heilen schneller, alte und kranke Zellen werden rascher ersetzt, es werden schneller neue junge Zellen gebildet, um die abgenutzten zu ersetzen. Sogar das Immunsystem arbeitet besser.

Gesundheitliche Probleme wie Fettleibigkeit, Herz-Kreislauf-Erkrankung und Osteoporose treten bei Menschen mit trägem Stoffwechsel häufiger auf. Jede Krankheit wird verschlimmert, wenn der Stoffwechsel verlangsamt ist, denn die Zellen können nicht so schnell heilen und sich selbst reparieren. Deshalb gewährt eine Steigerung der Stoffwechselaktivität besseren Schutz vor degenerativen Erkrankungen und Infektionskrankheiten.

Schlanker mit Kokosöl

Kokosöl ist die konzentrierteste natürliche Quelle mittelkettiger Fettsäuren. Wenn Sie andere Pflanzenfette durch Kokosöl ersetzen, fördern Sie das Abnehmen. Die Verwendung von raffiniertem Pflanzenöl begünstigt eine Gewichtszunahme, und zwar nicht nur durch den Kaloriengehalt, sondern wegen der schädlichen Wirkung auf die Schilddrüse, die ja den Stoffwechsel regelt. Mehrfach ungesättigte Pflanzenöle hemmen die Tätigkeit der Schilddrüse und verlangsamen dadurch den Stoffwechsel – genau das Gegenteil bewirkt das Kokosöl. Durch den Verzehr von mehrfach ungesättigten Ölen, beispielsweise Sojaöl, nehmen Sie mehr zu als durch andere Fette, sogar durch Rindertalg und Schweineschmalz. Laut Dr. Ray Peat, einem Endokrinologen, der sich auf das Studium von Hormonen spezialisiert hat, blockieren ungesättigte Öle die Bildung von Schilddrüsenhormonen, deren Zirkulation im Körper und die Reaktion der Gewebe auf die Hormone. Bei einem Mangel an Schilddrüsenhormonen wird der Stoffwechsel verlangsamt. Also sind mehrfach ungesättigte Fette im Wesentlichen kalorienreiche Fette, die eine Gewichtszunahme eher begünstigen als andere Fette. Wenn Sie abnehmen möchten, wären Sie mit Schmalz besser beraten, denn es beeinflusst die Schilddrüsenfunktion nicht.

Landwirte sind immer auf der Suche nach besseren Methoden, ihr Vieh zu mästen, weil schwerere Tiere größeren Gewinn bedeuten. Dem Futter werden Fette und Öle zugesetzt, damit die Tiere vor dem Schlachten schnell an Gewicht zunehmen. Gesättigte Fette eignen sich offenkundig für die Mast, also fütterten Schweinebauern ihre Tiere versuchsweise mit Kokosnussprodukten, aber dabei nahmen die Schweine ab! Die Landwirte stellten fest, dass Mais und Sojabohnen mit ihrem hohen Gehalt an mehrfach ungesättigten Ölen schafften, was mit dem Kokosöl nicht gelang. Mit Mais und Sojabohnen gefütterte Tiere legten schnell und problemlos an Gewicht zu. Diese Öle wirkten deshalb so gut, weil sie die Schilddrüsenfunktion hemmten und dadurch den Stoffwechsel der Tiere verlangsamten. (Sojabohnen sind wegen der darin enthaltenen Goitrogene, das sind Substanzen, die die Schilddrüse schädigen, besonders schlecht.) Die Tiere brauchten weniger Futter und nahmen mehr zu! Daraus können wir Menschen die Lehre ziehen: Jedes Mal, wenn wir mehrfach ungesättigte Fettsäuren verzehren, wird unsere Schilddrüse angegriffen, sie kann nicht mehr normal funktionieren. Das hat erhebliche Folgen, unter anderem die Gewichtszunahme.

Kapitel 6 – Zarte Haut und schönes Haar

Seit Jahrtausenden wird Kokosöl verwendet, um die Haut weich und geschmeidig zu machen und dem Haar einen tiefen, seidenen Glanz zu verleihen. Die Frauen in Polynesien sind berühmt für ihre glatte Haut und ihr schönes Haar, obwohl sie doch tagtäglich der sengenden Sonne und den Meereswinden ausgesetzt sind. Als Hautlotion und Haarspülung kann kein anderes Öl mithalten.

Da Kokosöl von Natur aus eine cremige Konsistenz aufweist, aus einer pflanzlichen Quelle stammt und beinahe frei ist von Pestiziden, sonstigen Chemikalien und Umweltgiften, ist es seit Jahren in Seifen, Shampoos, Cremes und anderen Körperpflegeprodukten enthalten. Durch seine kleine Molekularstruktur zieht es schnell ein und verleiht Haut und Haar eine weiche, geschmeidige Struktur. Es ist eine ideale Creme zur Behandlung trockener, rauer und faltiger Haut. Viele nutzen es auch als Lippenbalsam, denn es ist sicher und natürlich. Anders als andere Körperpflegeprodukte kann es in seiner naturbelassenen Form ohne Zusatz von scharfen Chemikalien und anderen Stoffen verwendet werden. Deshalb dient es schon seit vielen Jahren als Körpercreme und -lotion.

Wie Sie Ihre Haut jung erhalten

Wir verwenden Hand- und Körperlotionen, um die Haut weicher zu machen und jünger aussehen zu lassen. Doch viele Lotionen trocknen die Haut eher aus. Die üblichen Cremes bestehen hauptsächlich aus Wasser, das von trockener, faltiger Haut rasch absorbiert wird. Dabei weitet es das Gewebe wie einen Ballon, den man mit Wasser füllt, sodass die Falten verstreichen und sich die Haut geschmeidiger anfühlt. Aber das währt nicht lange. Sobald das Wasser verdunstet oder mit dem Blut abtransportiert wird, ist die trockene, faltige Haut wieder da. Mit normalen Körperpflegeprodukten lässt sich trockene, faltige Haut nicht dauerhaft kurieren. Die meisten Lotionen enthalten hochgradig verarbeitete Pflanzenöle, denen alle die natürlichen, schützenden Antioxidantien entzogen worden sind, die doch für die Hautpflege so wichtig sind.

Öle zeigen deutliche Wirkung auf alle Gewebe des Körpers, besonders auf das Bindegewebe. Bindegewebe ist das am meisten verbreitete Gewebe im Körper, man findet es in der Haut, den Muskeln, Knochen, Nerven und

Testen Sie die Elastizität Ihrer Haut

Wie jugendlich ist Ihre Haut? Mit zunehmendem Alter verliert unsere Haut ihre Elastizität, sie wird ledrig und faltig. Das ist das Ergebnis des zerstörerischen Wirkens freier Radikale, es ist ein Zeichen für Degeneration und Einbuße der Funktion. Mit ungefähr 45 Jahren zeigt die Haut deutliche Veränderungen. Der folgende Hauttest gibt Auskunft darüber, wie alt die Haut infolge der Schädigung durch freie Radikale geworden ist. Machen Sie den Test und schauen Sie, ob Ihre Haut funktionell jünger oder älter ist als Ihr biologisches Alter.

Dazu kneifen Sie die Haut auf dem Handrücken zwischen Daumen und Zeigefinger und halten sie fünf Sekunden lang. Lassen Sie los und stoppen Sie die Zeit, bis die Haut wieder völlig flach ist. Je kürzer die Zeit, desto jünger das funktionelle Alter der Haut. Vergleichen Sie das Ergebnis mit der Tabelle.

ZEIT (SEKUNDEN)	FUNKTIONELLES ALTER (JAHRE)
1–2	unter 30
3–4	30–44
5–9	45–50
10–15	60
35–55	70
56 und mehr	über 70

Wie haben Sie abgeschnitten? Zeigt sich Ihre Haut älter als Sie wirklich sind, oder lagen Sie genau bei dem richtigen Wert? Wenn Sie eine weitere Degeneration verhindern und vielleicht sogar ein wenig Jugendlichkeit zurückgewinnen wollen, dann können Sie nichts Besseres tun als anstelle anderer Cremes und Lotionen Kokosöl zu verwenden. Ich bin in den Fünfzigern und wenn ich diesen Test mache, springt meine Haut innerhalb von ein bis zwei Sekunden zurück – wie man es bei einem 20-Jährigen erwarten würde.

allen inneren Organen. Bindegewebe besteht aus starken Fasern, die die Matrix oder das Gerüst für alle Gewebe des Körpers bilden. Mit anderen Worten: Es hält alles zusammen. Ohne die Bindegewebefasern wären wir eine formlose Gewebemasse. Sie verleihen der Haut Stärke und Elastizität. Solange wir jung und gesund sind, ist die Haut zart, elastisch und geschmeidig. Mit zunehmendem Alter werden diese Fasern durch Angriffe freier Radikale allmählich abgebaut, sodass sie erschlaffen und faltig werden. Die einst junge, zarte und geschmeidige Haut wird trocken und ledrig. Hat eine Reaktion freier Radikale einmal eingesetzt, kann sie eine Kettenreaktion auslösen, in der noch mehr freie Radikale gebildet werden, die letztendlich Tausende Moleküle schädigen. Das einzige Mittel, mit dem unser Körper sie bekämpfen kann, sind Antioxidantien. Kommt ein freies Radikal mit einem Antioxidans in Berührung, wird die Kettenreaktion gestoppt. Deshalb ist es gut, in unseren Zellen und Gewebe reichlich schützende Antioxidantien vorrätig zu haben. Wie viele davon sich in unserem Gewebe befinden, hängt in hohem Maße von den Nährstoffen in unserem Essen ab.

In unserem Körper reagieren ständig freie Radikale, es ist die unvermeidliche Folge von Leben und Atmen. Dennoch sind die Schäden bei manchen Menschen größer als bei anderen. Denn wir sind vielen Umweltfaktoren ausgesetzt, die Reaktionen der freien Radikale verstärken. So stehen unseren Zellen beispielsweise weniger Antioxidantien zur Verfügung, wenn unser Essen weniger davon enthält (die Vitamine A, C und E beispielsweise). Durch Zigarettenrauch und Umweltgifte werden massenweise freie Radikale gebildet. Strahlung, auch ultraviolettes Licht, kann deren Bildung stimulieren. Auch Chemikalien wie Pestizide und Nahrungszusätze steigern ihre Aktivität. Außerdem führt auch oxidiertes Pflanzenöl, das sich normalerweise in unserem Essen und sogar in Körperpflegeprodukten findet, zur Bildung vieler freier Radikale.

Bei der herkömmlichen Verarbeitung werden den mehrfach ungesättigten Ölen die schützenden natürlichen Antioxidantien entzogen. Ohne diese Antioxidantien neigen sie zur Bildung freier Radikale, und zwar sowohl im Körper als auch außerhalb. Essen wir industriell verarbeitete Öle, muss der Körper Antioxidantien einsetzen, um die darin enthaltenen freien Radikale zu bekämpfen. Dann entsteht ein Defizit an Vitamin E und anderen Antioxidantien. Auch wenn wir unsere Haut mit solchen Ölen einreiben, werden freie Radikale gebildet, die das Bindegewebe dauerhaft schädigen. Deshalb sollten Sie Ihre Hautpflegemittel mit großem Bedacht wählen. Wenn Sie eine Lotion oder Creme auftragen, die solch ein Öl enthält, wird Ihre Haut schneller altern. Vorübergehend kann die Lotion zwar eine Verbesserung bringen, aber sie beschleunigt die Hautalterung und kann sogar Hautkrebs fördern.

Eines der klassischen Alterszeichen ist das Auftreten von sommersprossenartigen braunen Flecken auf der Haut, den sogenannten Alters- oder Leberflecken. Das Pigment wird als »Lipofuszin« bezeichnet. Es ist ein Anzeichen für die Schädigung der Lipide (Fette) in unserer Haut durch freie Radikale, daher der Name. Die Oxidation mehrfach ungesättigter Fette und Protein in der Haut durch freie Radikale gilt als Hauptursache der Leberflecke. Sie sind in der Regel nicht schmerzhaft oder unangenehm. Könnten wir sie nicht sehen, so würden wir gar nicht merken, dass sie da sind. Aber sie beeinträchtigen Gesundheit und Aussehen.

Denn Leberflecke, wie wir sie auf der Haut sehen, bilden sich auch in Gewebe im ganzen Körper – in Darm, Lunge, Nieren, Gehirn und anderswo. Es sind Bereiche, die durch freie Radikale geschädigt sind. Je mehr Leberflecke Sie auf der Haut haben, desto mehr haben Sie auch im Körper, und desto mehr »Alterung« haben Ihre Gewebe hinter sich. Größe und Zahl der Leberflecke auf der Haut erlauben eine grobe Schätzung der Schäden, die freie Radikale im Körperinneren angerichtet haben. Je mehr Flecke da sind und je größer sie sind, desto schwerer ist die Schädigung durch freie Radikale. Alle betroffenen Gewebe sind zu einem gewissen Grade angegriffen. Ist der Darm befallen, kann die Fähigkeit zu Verdauung und Absorption von Nährstoffen beeinträchtigt sein. Im Gehirn wird die geistige Leistungsfähigkeit gemindert. Ähnlich zerstören freie Radikale auch das Bindegewebe, sie verursachen Schlaffheit und Funktionseinbuße der Haut. Und dasselbe passiert mit den inneren Organen, sie werden schlaff und deformieren. Die Haut wirkt wie ein Fenster, durch das wir ins Körperinnere blicken können. Unser äußerliches Aussehen spiegelt weitgehend wider, was in unserem Inneren vor sich geht.

Da die Zellen das Pigment Lipofuszin nicht abbauen können, sammelt es sich mit zunehmendem Alter in vielen Körperzellen an. Wenn es erst einmal entstanden ist, bleibt es also in der Regel lebenslang erhalten; Sie können jedoch die weitere Oxidation verhindern und möglicherweise sogar die bereits vorhandenen Flecke reduzieren, wenn Sie das richtige Öl verwenden und auch Ihre Haut damit behandeln.

Die Haut mit Kokosöl heilen

Eine ideale Lotion macht die Haut nicht nur weicher, sondern schützt sie auch vor Schäden, fördert die Heilung und verleiht ihr ein jugendliches, gesundes Aussehen. Es gibt keine bessere natürliche Hautlotion als reines Kokosöl. Es verhindert die Bildung freier Radikale und damit auch die von ihnen verursachten Schäden. Es kann helfen, die Bildung von Leberflecken und sonstigen Makeln zu verhindern, die durch Alterung und übermäßige Sonnenstrahlung entstehen. Es trägt dazu bei, dass das Bindegewebe fest und geschmeidig bleibt, sodass die Haut nicht schlaff und faltig wird. In manchen Fällen kann es kranke oder geschädigte Haut sogar reparieren. Ich habe selbst erlebt, dass präkanzeröse Läsionen durch die tägliche Anwendung von Kokosöl verschwanden.

Die Menschen in Polynesien, die traditionell sehr spärlich bekleidet sind, sind seit Generationen der gleißenden Sonne ausgesetzt und haben dennoch eine schöne, gesunde Haut ohne jeden Makel und ohne Krebs. Das liegt daran, dass sie Kokosnüsse essen und das Öl als Körperlotion verwenden. Das Öl wird in die Haut und die Zellstruktur des Bindegewebes aufgenommen, dadurch kann das exzessive Sonnenlicht weniger Schäden anrichten. Ihre Haut bleibt auch dann unversehrt, wenn sie sich stundenlang in der heißen Sonne aufhalten.

Der Unterschied zwischen Kokosöl und anderen Cremes und Lotionen besteht darin, dass Letztere so angelegt sind, dass sie zwar wie Kokosöl sofortige, vorübergehende Linderung bringen, das Kokosöl aber auch die Heilung und Reparatur unterstützt. Die meisten Lotionen nützen der Haut nicht nachhaltig, im Gegenteil, viele beschleunigen sogar den Alterungsprozess. Warum sollten Sie das Risiko einer dauerhaften Schädigung eingehen, wenn Sie problemlos Kokosöl verwenden können, um der Haut ihr jugendliches Erscheinungsbild zurückzugeben?

Die Hautoberfläche besteht aus einer Schicht abgestorbener Zellen. Wenn diese Zellen abgestoßen werden, treten neue an ihre Stelle. Mit zunehmendem Alter verlangsamt sich dieser Erneuerungsprozess, abgestorbene Zellen sammeln sich an und verleihen der Haut eine raue, schuppige Struktur. Kokosöl hilft, diese Zellen auf der Hautoberfläche zu entfernen, sodass die Haut geschmeidiger wird und das Licht gleichmäßiger reflektiert – insgesamt jünger und gesünder wirkt.

Die Entfernung überschüssiger abgestorbener Hautzellen und die Stärkung des darunterliegenden Gewebes sind zwei wesentliche Vorteile der Verwendung von Kokosöl als Hautlotion. Manchmal haben schon junge

Menschen Probleme mit spröder oder sehr trockener Haut, die eine unnormal dicke und oft gereizte Schicht abgestorbener Zellen bildet. Kokosöl gewährt nicht nur sofortige Linderung, sondern oft auch nachhaltige Besserung. Menschen mit unterschiedlichen Hautproblemen haben damit bemerkenswerte Ergebnisse erzielt. Viele wollen darauf nicht mehr verzichten, wenn sie es einmal verwendet haben.

Wenn Sie Kokosöl als Lotion gebrauchen, tragen Sie am besten eine kleine Menge auf und wiederholen die Anwendung bei Bedarf. Zunächst sieht es vielleicht so aus, als trügen Sie eine sehr ölige Substanz auf die Haut auf, aber da es schnell absorbiert wird, hinterlässt es keinen Fettfilm wie so viele andere Öle und Lotionen. Wenn Sie zu viel auf einmal auftragen, wird die Haut gesättigt und nimmt nicht alles auf, sodass ein Fettfilm bleibt. Menschen mit extrem trockener Haut müssen das Öl anfänglich mehrmals hintereinander auftragen. Einige Betroffene wünschen sich sehr fette Lotionen, um ihre extrem trockene und verhärtete Haut weicher zu machen. Anfänglich halten sie Kokosöl nicht für ausreichend wirksam, weil es so schnell einzieht. Bei sehr trockener Haut müssen Sie es mehrmals auftragen, der wahre Nutzen zeigt sich erst bei wiederholter Anwendung. Andere Lotionen machen trockene Haut vielleicht vorübergehend weich, heilen sie aber nicht. Kokosöl macht die Haut nach und nach weicher, entfernt abgestorbene Zellen und fördert das Wachstum neuen, gesünderen Gewebes.

Ist die Haut sehr trocken und rissig, so empfehle ich, am Abend vor dem Schlafengehen eine großzügige Menge Kokosöl auf die betroffene Stelle aufzutragen und sie locker in Plastikfolie einzuschlagen (damit es nicht tropft). Am Morgen entfernen Sie die Folie und waschen das überschüssige Öl ab. Wiederholen Sie den Vorgang jeden Abend, bis eine Besserung eintritt. Ein wasserdichter, selbstklebender Verband namens »Tegaderm« von der Firma 3M leistet für diesen Zweck hervorragende Dienste.

Die Haut vor Keimen schützen

Ob äußerlich aufgetragen oder eingenommen, Kokosöl hilft auf jeden Fall, die Haut jung und gesund zu erhalten. Wenn es gegessen wird und in geringerem Maße auch beim direkten Auftragen auf die Haut, helfen antiseptische Fettsäuren, Hautinfektionen durch Pilze und Bakterien zu verhindern.

Meine Erfahrungen mit Kokosöl

»Jahrelang hatte ich immer wieder Ärger mit sehr trockener, rissiger Haut an den Händen. Es trat ohne Vorwarnung auf und blieb einige Wochen, bevor es allmählich wieder besser wurde. Nichts schien zu helfen. Beim letzten Mal war es sehr heftig. Manchmal war die Haut so trocken, dass sie aufsprang und blutete. Meine Frau mied es, meine Hand zu halten, weil sie sich wie Schmirgelpapier anfühle. Und das stimmte auch!

Ich habe verschiedene Cremes und Lotionen ausprobiert – ohne Erfolg. Die Trockenheit blieb über ein Jahr bestehen, länger als je zuvor. Dann hörte ich von Kokosöl und begann, meine Hände damit einzureiben. Sofort spürte ich einen Unterschied. Ich hasste es, die Lotionen anzuwenden, weil sie oft einen fettigen oder klebrigen Film auf meinen Händen hinterließen, aber das Kokosöl wurde von der Haut problemlos aufgesaugt. Und das Beste war: Innerhalb weniger Wochen verschwand meine raue, trockene Haut – für immer. Heute sind meine Hände weich und geschmeidig. Wenn ich mit meiner Frau ausgehe, nimmt sie glücklich meine Hand, ganz wie früher. Kokosöl ist ohne jede Einschränkung das beste Hautpflegeprodukt, das ich je benutzt habe.«

Tom M.

Die Menschen in Polynesien, die es regelmäßig anwenden, leiden nur sehr selten an Hautinfektionen oder Akne.

Unsere Haut wirkt wie eine schützende Oberfläche, die uns wie eine flexible Rüstung umgibt. Sie bildet eine Schutzbarriere zwischen uns und den buchstäblich Millionen von krankheitsverursachenden Keimen, mit denen wir tagtäglich in Berührung kommen. Ohne unsere Haut würden wir nicht überleben, selbst Mikroorganismen, die normalerweise harmlos sind, würden zu einer tödlich Bedrohung.

Neben den natürlichen Körperöffnungen führt nur ein Weg ins Körperinnere: durch die Haut. Wenn die Verteidigungsmechanismen der Haut versagen, können Infektionen entstehen. Akne, Kopfhautflechte, Herpes, Furunkel, Fußpilz und Warzen sind nur einige der Infektionskrankheiten, die Haut und Körper befallen können.

Unsere Haut ist mehr als eine Umhüllung. Wäre sie nur das, so wären wir buchstäblich von krankheitsverursachenden Keimen übersät, die nur auf die Gelegenheit warten, in den Körper zu gelangen. Durch den kleinsten Schnitt, schon einen winzigen Kratzer, könnten diese Störenfriede in den Körper eindringen und dort zu Krankheit oder gar zum Tod führen. Zum Glück bildet die Haut nicht nur eine physische, sondern auch eine chemische Barriere. Auf einer gesunden Hautoberfläche herrscht ein Klima, in dem die meisten schädlichen Keime nicht gedeihen können. Dementsprechend ist die Zahl der krankheitsverursachenden Mikroorganismen sehr gering. Die meisten Schnittverletzungen heilen ohne sich zu infizieren, weil die Haut relativ frei von schädlichen Keimen ist. Wird jedoch eine Wunde beispielsweise durch einen schmutzigen Nagel verursacht, an dem gefährliche Erreger kleben, überwinden diese die physische und chemische Barriere, sodass es häufig zu Infektionen kommt.

Die am schwersten zu durchbrechende chemische Barriere für infektiöse Keime bildet der Säureschutzmantel der Haut. Gesunde Haut hat einen leicht sauren pH-Wert von ungefähr fünf. Schweiß (der Harnsäure und Milchsäure enthält) und Körperöle halten diese saure Umgebung aufrecht. Schweiß und Öl sind also gut für uns. Harmlose säureresistente Bakterien leben auf der Haut, aber gefährliche Bakterien können dort nicht gedeihen, ihre Zahl ist gering.

Das Öl, das unser Körper produziert, der so genannte Hauttalg, wird von Drüsen (Talgdrüsen) abgesondert. Sie sitzen an der Wurzel jedes einzelnen Haares und auch an anderen Stellen. Das Öl ist für die Gesundheit unserer Haut äußerst wichtig. Es schmiert die Haut und hält sie feucht und verhindert dadurch, dass sie trocken und rissig wird. Hauttalg enthält auch mittelkettige Fettsäuren in Form von mittelkettigen Triglyceriden, die abgegeben werden können, um schädliche Keime zu bekämpfen.

Auf unserer Haut leben viele winzige Organismen; die meisten sind harmlos, einige sogar nützlich. Entscheidend für die gesunde Umgebung auf unserer Haut sind die lipophilen Bakterien. Sie ernähren sich von dem Hauttalg, indem sie die Triglyceride – drei Fettsäuren, die durch ein Glycerin-Molekül verbunden sind – aufspalten. (Wie die Nahrungsfette – zum Beispiel Kokosöl, Maisöl oder Sojaöl – besteht auch Hauttalg hauptsächlich aus Triglyceriden.) Diese Bakterien leben von dem Glycerin-Molekül, das die Fettsäuren zusammenhält. Wird das Glycerin entfernt, werden die Fettsäuren frei und voneinander unabhängig: Man spricht dann von freien Fettsäuren.

Mittelkettige Fettsäuren, die als Triglyceride verbunden sind, wirken nicht antimikrobiell; werden sie jedoch in drei freie Fettsäuren aufgespalten, entstehen kräftige antimikrobielle Substanzen, die krankheitsauslösende Bakterien, Viren und Pilze abtöten können. Auf diese Weise bildet die Kombination aus dem pH-Wert unserer Haut und den mittelkettigen Fettsäuren eine Schutzschicht, die eine Infektion mit den genannten Mikroorganismen verhindert.

Die meisten, wenn nicht alle Säugetiere machen sich die antimikrobiellen Eigenschaften der mittelkettigen Fettsäuren zum Schutz vor Infektionen zunutze. Wie beim Menschen bilden diese Fettsäuren einen Teil des Öls, das von der Haut abgesondert wird. In freier Wildbahn sind verletzte Tiere zur Heilung auf die Natur und ihren Instinkt angewiesen. Bisse und Kratzer sind häufig, besonders nach Kämpfen mit Raubtieren. Bisse und Hiebe dieser Tiere führen bei den Opfern, die das Glück haben, mit dem Leben davonzukommen, häufig zu Infektionen. Instinktiv lecken verletzte Tiere die Wunde, um sie zu reinigen und Körperöle auf dem verletzten Gewebe zu verteilen. Diese Öle desinfizieren die Wunde und schützen so vor einer Infektion. Wir verfahren ja ähnlich: Wenn wir uns in den Finger geschnitten haben, stecken wir ihn instinktiv in den Mund.

Auch der Speichel trägt dazu bei, mehr mittelkettige Fettsäuren auf die Haut zu bringen. Er enthält ein Enzym namens »Speichellipase«, das die Aufspaltung von Fetten in einzelne Fettsäuren einleitet. Dieses Enzym spaltet bevorzugt die mittelkettigen Triglyceride aus Nahrungsfetten und Körperöl (Hauttalg) in freie mittelkettige Fettsäuren. Bei Fetten und Ölen aus langkettigen Fettsäuren – also den meisten unserer Nahrungsfette – werden zusätzlich Magen- und Zwölffingerdarmenzyme gebraucht, um sie vollständig in einzelne Fettsäuren aufzuspalten.

Tiere putzen sich oft, indem sie ihr Fell lecken und es dabei mit Speichelenzymen bedecken, die Körperöle in schützende freie mittelkettige Fettsäuren umwandeln können. Auch wenn eine Wunde geleckt wird, mischt sich der Speichel mit dem Öl auf Haut und Haaren. Das führt zur Bildung von mehr mittelkettigen Fettsäuren, die zur Infektionsbekämpfung beitragen können. Manche Tiere scheinen mehr solcher schützenden Fettsäuren zu produzieren als andere. Ein Beispiel ist das Stachelschwein. Dessen Stacheln sind furchteinflößende Waffen; aber leider können die Tiere damit sowohl sich selbst als auch andere Stachelschweine aufspießen. Dr. Uldis Roze, Biologieprofessor am *Queens College* in New York, vermutet, dass die reichlich vorhandenen Fettsäuren einen Schutz bei selbst beigebrachten Wunden darstellen (Nochan, 1994). Diese antimikrobiellen Eigenschaften der Fettsäure auf den Stacheln der Stachelschweine hat Dr. Roze auf schmerzhafte Weise entdeckt. Zu seinem Forschungsgebiet gehören die Bewegungsmuster der Stachelschweine. Dazu werden die Tiere eingefangen und mit einem Sendehalsband versehen. Eines Tages folgte er einem Stachelschwein auf einen Baum und bekam beim Versuch, es einzufangen, einen Stachel in den Oberarm. Da er den Stachel nicht herausziehen konnte, wartete er, bis er von selbst herauskommen würde. Als das einige Tage später geschah, war Dr. Rose überrascht, dass die tiefe Wunde nicht infiziert worden war. Denn ein Holzsplitter hätte mit großer Sicherheit zu einer ernsthaften Infektion geführt. Er vermutete, dass das Öl auf dem Stachel antibiotische Eigenschaften besitzen müsse, die ihn geschützt hatten. Diese Theorie wurde bestätigt, als das Öl analysiert und getestet wurde. Die darin gefundenen mittelkettigen Fettsäuren entpuppten sich als das Geheimnis. Dr. Rozes Studien ergaben, dass diese Fettsäuren verschiedene Bakterienarten töten konnten, die sonst mit Penicillin behandelt werden, darunter Streptokokken und Staphylokokken.

Er wandte sich an die Pharmaindustrie, um sie für die Produktion einer antibiotischen Salbe zu interessieren, die diese Fettsäuren enthielt. Er wurde abgewiesen, denn schließlich sind mittelkettige Fettsäuren überall verfügbare, natürliche Substanzen, die nicht durch ein Patent geschützt werden können.

Meine Erfahrungen mit Kokosöl

»Ich benutze Kokosöl erst seit ungefähr drei Monaten. Meine Haut fühlt sich an wie die eines neugeborenen Babys. Mein Gesicht ist hübsch und rosig. Die Fußsohlen sind wie bei einem Teenager. (Ich trage es nicht auf, sondern ich nehme es nur ein.) Zum ersten Mal seit über 53 Jahren ist mir WARM, solange ich das Kokosöl verwende. Und ich habe elf Pfund abgenommen. Mein Haar ist wunderschön! Für mich ist natives Kokosöl ein echtes Wundernahrungsmittel.«

Linda P.

Wir alle tragen diesen Schutz in unterschiedlichem Grade auf der Haut. Vor allem dank des Wirkens freundlicher Bakterien besteht das Öl auf Haut und Haar zu 40 bis 60 Prozent aus freien Fettsäuren, darunter auch mittelkettige Fettsäuren mit ihren antimikrobiellen Eigenschaften. Sie liefern die Schutzschicht auf der Haut, die schädliche Bakterien abtötet.

Erwachsene produzieren mehr Hauttalg als Kinder und sind daher besser vor Hautinfektionen geschützt. Die antimikrobielle Wirkung der mittelkettigen Fettsäuren im Hauttalg wurde bereits in den 1940er-Jahren entdeckt. Damals wurde beobachtet, dass Kinder, die an Kopfhautflechte (einem Hautpilz) litten, spontan geheilt wurden, wenn die Hauttalgproduktion in der Pubertät zunahm.

Mittelkettige Fettsäuren wie die im Hauttalg finden sich reichlich im Kokosöl. Wie in allen anderen Speiseölen, sind auch die Fettsäuren im Kokosöl zu Triglyceriden verbunden. Triglyceride an sich haben keine antimikrobiellen Eigenschaften, auch dann nicht, wenn sie aus mittelkettigen Fettsäuren bestehen. Doch im Körper werden sie in Monoglyceride und freie Fettsäuren umgewandelt, die sehr wohl antimikrobiell wirken.

Wird Kokosöl, das aus Triglyceriden besteht, auf die Haut aufgetragen, entfaltet es nicht sofort eine antimikrobielle Wirkung. Aber die Bakterien, die sich immer auf der Haut finden, wandeln diese Triglyceride in freie Fettsäuren um, genauso wie sie es mit dem Hauttalg tun. Dementsprechend finden sich mehr antimikrobielle Fettsäuren auf der Haut, sie wird besser vor einer Infektion geschützt. Außerdem tragen die freien Fettsäuren zu der sauren Umgebung auf der Haut bei, die krankheitsverursachende Keime abhält. Schließlich sind Fettsäuren sauer und unterstützen somit die Säureschicht auf der Haut.

Beim Baden oder Duschen wird diese Schutzschicht aus Öl und Säure von der Haut abgewaschen. Oft fühlt sich die Haut danach gespannt und trocken an. Eine Feuchtigkeitslotion hilft zwar, ersetzt aber weder die Säure noch die schützenden mittelkettigen Fettsäuren. Jetzt ist Ihre Haut anfällig für Infektionen. Sie glauben, nach einem Bad wäre Ihre Haut sauber und keimfrei. Aber Keime sind überall, in der Luft, an unseren Kleidern und an jedem Gegenstand, den wir berühren. Viele Keime überstehen die Wäsche, indem sie sich in Rissen und Falten der Haut verstecken. Schon nach kurzer Zeit wimmelt es auf Ihrer Haut wieder vor mikroskopisch kleinem Leben, gutem wie schlechtem. Bis Schweiß und Öle die chemische Barriere des Körpers wieder herstellen, ist Ihre Haut anfällig für eine Infektion. Bei Schnittwunden oder rissiger Haut können Streptokokken, Staphylokokken und andere schädliche Keime in den Körper eindringen. Verwenden Sie dagegen eine Lotion aus Kokosnuss- oder Palmkernöl, können Sie helfen, die natürliche antimikrobielle Säurebarriere schnell wiederherzustellen. Wenn Sie häufig an Hautinfektionen leiden oder solche vermeiden möchten, sind Sie gut beraten, nach jedem Bad Kokosöl aufzutragen.

Haarpflege

Kokosöl ist nicht nur gut für die Haut, sondern auch für das Haar. Es ist eine hervorragende Haarkur. Die bekannte New Yorker Haarstylistin Amanda George verdankt ihr üppiges Haar dem Kokosöl: »Vor dem Schlafengehen massiere ich zwei Teelöffel warmes Kokosöl in mein Haar ein und wasche es am Morgen wieder aus.« Das Ergebnis ist weiches, glänzendes Haar. Damit das Öl flüssig wird, können Sie das Glas in warmes Wasser stellen oder es kurz unter heißes Leitungswasser halten.

Friseurinnen, die mit Kokosöl vertraut sind, schwören darauf. Sie behaupten, es wirke als Haarkur ebenso gut wie eine teure Behandlung im Friseursalon – zu einem Bruchteil der Kosten. Und Sie können sie zu Hause selbst machen.

Sie können abends ein wenig Öl (ein paar Teelöffel) in das Haar einmassieren und es morgens wieder auswaschen, oder Sie nehmen ein wenig mehr und lassen es vor dem Waschen ein oder zwei Stunden einwirken. Oder Sie massieren das Öl ein, setzen eine Duschhaube auf und nehmen ein langes, entspannendes Bad. Nach ungefähr einer Stunde wird das Öl wieder abgewaschen. Das können Sie alle paar Tage wiederholen.

Nach einem langen, warmen Bad sollten Sie sich mit Kokosöl einreiben, um die weggewaschenen natürlichen Öle zu ersetzen. Denn jedes Mal, wenn Sie Seife verwenden, wird die schützende Ölschicht der Haut entfernt und der pH-Wert der Haut verändert.

Die Verwendung von Kokosöl als Haarkur hat noch einen weiteren Vorteil: Es hilft, Schuppen zu bekämpfen. Das habe ich selbst erfahren. Seit meiner Teenagerzeit war ich von Schuppen geplagt. Das Einzige, was half, waren medizinische Schampoos, die ich jahrelang benutzt habe. Jedes Mal, wenn ich versuchte, zu einem nichtmedizinischen Shampoo zu wechseln, waren die Schuppen nach wenigen Tagen wieder da. Als ich mehr darüber erfuhr, welche scharfen Chemikalien in vielen Körperpflegeprodukten verwendet werden, habe ich entschieden, keine medizinischen Shampoos mehr zu benutzen. Wie schon zuvor, kamen die Schuppen mit voller Wucht zurück. Nichts schien zu helfen. Schließlich massierte ich etwas Kokosöl in mein Haar ein und wusch es ein paar Stunden später wieder aus. Das Ergebnis war phänomenal. Nach einer einzigen Anwendung waren die Schuppen verschwunden. Ich konnte es nicht fassen, dass es so leicht sein sollte. Nur die medizinischen Shampoos hatten so gut gewirkt. Jetzt habe ich ein natürliches Produkt, das nicht nur meine Schuppen beseitigt hat, sondern das gut für Haar und Kopfhaut ist. Kokosöl ist jetzt fester Bestandteil meines persönlichen Pflegeprogramms.

Die heilende Wundersalbe der Natur

Die antimikrobielle Wirkung der mittelkettigen Fettsäuren im Kokosöl ist im Labor getestet, in der Biologie angewendet und im täglichen Leben beobachtet worden, aber es gibt noch eine weitere Seite der heilenden Kraft des Kokosöls, wenn es äußerlich angewendet wird. Darauf bin ich ganz zufällig gestoßen.

Und zwar habe ich die heilende Kraft des Kokosöls auf ungewöhnliche Weise kennengelernt. Ich war gerade dabei, eine Wagenladung Zementblöcke abzuladen. Wenn Sie jemals mit Zementblöcken gearbeitet haben, dann wissen Sie, wie schwer sie sind. Als ich einen absetzte, klemmte ich versehentlich eine Hand zwischen zwei Blöcke ein. Der Schmerz war zwar heftig, aber keineswegs lebensbedrohlich, also arbeitete ich weiter. Sofort bildete sich eine dunkelrote Blutblase. Als ich alle Blocks abgeladen hatte, wusch ich mir die Hände und trug etwas Kokosöl auf, einfach nur als Feuchtigkeitscreme, und dachte nicht mehr daran.

Ein paar Stunden später sah ich mir die Blase an, sie war von der Größe einer Erbse auf die eines Stecknadelkopfs geschrumpft. Ich war erstaunt. Nie zuvor hatte ich eine Blutblase so schnell schwinden gesehen. Normalerweise dauert die Heilung eine bis zwei Wochen. Da ich weiter nichts getan hatte, als Kokosöl aufzutragen, dachte ich, vielleicht könnte es ja mit der schnellen Heilung zu tun haben. Ich verwarf die Vorstellung aber sofort als dumm. Ich wusste, dass Kokosöl gut ist, wenn es gegessen wird, aber dass es die Heilung einer Hautverletzung beschleunigte – das schien doch zu merkwürdig.

Später beobachtete ich ähnliche Wunder auch bei anderen, die das Öl äußerlich angewendet hatten. Beispielsweise erzählte mir einer meiner Klienten, er habe plötzlich Hämorrhoiden bekommen, die ihm Schmerzen und Unbehagen bereiteten. Keine der Cremes, die er probierte, habe geholfen. Er hätte sich gerade ein Glas Kokosöl gekauft und habe gedacht, er könne es ja einmal versuchen. Also trug er das Öl auf die betroffene Stelle auf und zu seiner Freude und Verwunderung beseitigte es die Irritation. Am nächsten Tag war auch die Schwellung verschwunden.

Ein anderer Fall: Ein Mann hatte Beschwerden mit Schuppenflechte im Gesicht und auf der Brust, praktisch sein gesamtes Erwachsenenleben lang. Er probierte jede Creme, Einreibung und Wundsalbe, die er finden könnte, aber nichts half. Alle paar Tage flammte die Krankheit wieder auf, die Haut wurde trocken und schuppig, manchmal so schlimm, dass sie aufplatzte und blutete. Betroffen waren Stirn, Augenbrauen, Nase, Wangen, Kinn und Brust. Je älter er wurde, desto schlimmer wurde es. Entzündung und Abschälen der Haut verursachten ständige Beschwerden. Er konsultierte mehrere Ärzte, die ihm versicherten, sie könnten nichts für ihn tun, er könne sich höchstens mit einer verschreibungspflichtigen Creme vorübergehende Erleichterung verschaffen. Aber auch die half nur wenig und das auch nur kurzfristig. Da er von den Ärzten keine Hilfe bekam, wandte er sich alternativen Therapien zu und konzentrierte sich darauf, seine Krankheit durch eine Diät zu kurieren. Schließlich ersetzte er die meisten Öle in seiner Ernährung durch Kokosöl. Die Schwere der Schuppenflechte ging zwar deutlich zurück, aber Entzündung und Abschälen blieben. Eines Tages, als die Entzündung wieder aufflammte, trug er ein wenig Kokosöl auf, um zu sehen, was geschah. Es wirkte! Ebenso am nächsten und übernächsten Tag. Innerhalb weniger Tage wurde seine Gesichtshaut, die zuvor fast ständig trocken und ledrig gewesen war, weich und geschmeidig. Keine Entzündung, kein Abschälen. Er sagt, so gut habe seine Haut seit über 20 Jahren nicht ausgesehen!

Eine Dame erzählte mir: »Ich verwende Kokosöl gern im Gesicht. Es hält meine Haut feucht, ohne zu fetten.« Sie verglich es mit der medizinischen Creme Retin-A, die als eine Art Wundermittel angepriesen wird. »Ich habe Retin-A genommen, um Pickel zu verhindern, aber seit ich Kokosöl benutze, brauche ich es nicht mehr. Es wirkt genauso gut wie Retin-A.« Retin-A ist eine medizinische Creme, die von Ärzten gegen Akne und zur Verbesserung der Hautstruktur verschrieben wird. Sie hat gewiss einigen Nutzen, führt aber auch zu unerwünschten Wirkungen, schlimmstenfalls erhöht sie die Sonnenempfindlichkeit der Haut, sodass die Gefahr von Sonnenbrand und Hautkrebs steigt. Deshalb ist sie auch nur auf ärztliches Rezept erhältlich.

Kokosöl ist die perfekte Basis für praktisch alle Kräutersalben. Eine solche Salbe mit dem Namen GOOT (für das englische *Garlic Oil Ointment* – Knoblauchölsalbe) besteht aus zerstoßenem rohem Knoblauch in Kokosöl. Es ist eine Salbe, die Sie selbst herstellen können und sie wirkt gegen Hautinfektionen. Mark Konlee, der Herausgeber von *Positive Health News,* sagt: »Ich bin völlig begeistert, was diese Salbe schafft. Letzten Herbst habe ich ‚Dan' getroffen, einen Mann, der hier lebt. Wie er mit erzählte, plagten ihn schlimme Dornwarzen und Fußpilz. Er zeigte mir seine Fußsohlen, so etwas Fürchterliches hatte ich noch nie gesehen.«

Mark rührte ein wenig GOOT an, füllte sie in ein kleines Glas und gab es Dan. Er solle es im Kühlschrank aufbewahren (die Haltbarkeit beträgt ungefähr 30 Tage) und jeden Tag ein wenig Salbe auf seinen Fuß geben. Zwei Wochen später traf er Dan erneut. »Er zog seine Socken aus und zeigte mir, was wie ein echtes Wunder erschien – die Pilzinfektion und die Dornwarzen waren völlig verschwunden. Seine Füße waren wie neu, vollkommen normal in Farbe und Aussehen.« Und Dan berichtete: »Nach ungefähr zehn Tagen blätterten die Dornwarzen einfach ab.«

Viele behaupten, auf die Haut aufgetragenes Kokosöl schütze vor Sonnenbrand und dementsprechend auch vor Problemen durch zu viel ultraviolettes Licht wie Hautkrebs und Altersflecken. Vorzeitige Faltenbildung und trockene Haut können auch eine Folge von zu viel Sonne sein. Kokosöl hilft, die Haut vor den schädlichen Strahlen der Sonne zu schützen. Gleichzeitigt ermöglicht es dem Körper, sich allmählich anzupassen, sodass er immer stärkere und längere Sonnenstrahlung verträgt. Anders als Sonnenschutzmittel blockiert Kokosöl nicht unbedingt das UV-Licht, erlaubt es aber dem

Meine Erfahrungen mit Kokosöl

»Ich habe vor fünf Wochen angefangen, Kokosöl einzunehmen. Sofort spürte ich, dass ich über mehr Energie verfügte, ich stellte fest, dass mein Heißhunger auf Junk Food drastisch zurückging. Dann habe ich angefangen, das Kokosöl auch auf Gesicht und Körper aufzutragen, hätte aber nie erwartet, dass mehrere Jahre alte Narben von Verletzungen, Operationen und Akne vor meinen Augen verschwinden würden. Die dunkelrosa Farbe verblasste schnell, die dicke Überwucherung der Haut schrumpft und der Juckreiz hörte völlig auf. Bei den Narben hatte ich aufgegeben, alle Behandlungen, die ich in der Vergangenheit versucht hatte, waren kläglich gescheitert. Ich bin so dankbar, dass ich jetzt wieder die geschmeidige, makellose Haut bekomme, die ich als Teenager hatte.«

Alicia Vorrhies, Krankenschwester

Körper, sich natürlich an die Sonne zu gewöhnen, indem es die Toleranz allmählich steigert. Diese Toleranz ist bei jedem Menschen verschieden, weil es unterschiedliche Hauttypen gibt. Jeder muss also experimentieren und jeden Tag ein wenig länger in der Sonne bleiben, bis er ein Maß erreicht, bei dem er sich wohlfühlt. Traditionell waren die Polynesier sehr spärlich bekleidet, sie waren fast den ganzen Tag lang der heißen tropischen Sonne ausgesetzt. Das galt insbesondere, wenn sie weite Strecken auf dem Meer unterwegs waren, oft tage- oder gar wochenlang. Kokosöl gab ihnen den nötigen Schutz. Deshalb ist es auch oft Bestandteil von Sonnenschutzmitteln und Bräunungslotionen.

Warum kann Kokosöl Heilung und Reparatur stimulieren? Ich glaube, es liegt zumindest teilweise an der den Stoffwechsel ankurbelnden Wirkung, den mittelkettige Fettsäuren auf die Zellen ausüben. Die Zellaktivität, einschließlich der Heilung von Wunden, wird durch den Stoffwechsel geregelt. Ist der Stoffwechsel aktiv, wird die Zellaktivität beschleunigt, Prozesse wie die Heilung beschädigten Gewebes, die Entfernung von Giftstoffen, die Bekämpfung von Keimen oder der Ersatz beschädigter oder kranker Zellen durch gesunde, neue laufen schneller ab. Deshalb wird der Heilungsprozess beschleunigt. Mittelkettige Fettsäuren sind eine Quelle schnell verfügbarer Energie für die Zellen, sie kurbeln deren Stoffwechsel und Heilungskräfte an.

Eines, was mich bei der äußerlichen Anwendung von Kokosöl immer am meisten beeindruckt, ist die Fähigkeit, Entzündungen zu lindern. Ich habe selbst gesehen, wie eine chronische Hautentzündung innerhalb weniger Tage geheilt wurde. Anfangs hat mich diese Wirkung überrascht, denn damals hatte ich in der wissenschaftlichen Literatur noch keine Hinweise auf die Wirksamkeit bei Entzündungen gefunden. Bei weiterem Suchen fand ich dann eine Studie, die zeigte, dass Kokosöl tatsächlich eine entzündungshemmende Wirkung entfaltet. Bei einer Studie, über die Dr. S. Sadeghi und andere berichteten, reduzierte Kokosöl entzündungsauslösende chemische Substanzen im Körper. Nach Ansicht der Forscher könnte es bei der Therapie bestimmter akuter und chronischer entzündlicher Erkrankungen von Nutzen sein. Das wäre eine Erklärung für meine Beobachtung, dass Schuppenflechte und andere entzündliche Hauterkrankungen durch das Auftragen von Kokosöl offenbar gebessert werden. Allerdings habe ich festgestellt, dass es nicht in allen Fällen wirkt. Bei einer schweren Entzündung reicht Kokosnuss alleine nicht aus. Bei milderen Fällen hat es hingegen gut gewirkt.

Es ist interessant festzuhalten, dass Kokosnuss die heilenden Eigenschaften, die es auf der Haut zeigt, auch im Körper entfaltet, wenn es eingenommen wird. Krankheiten, die mit Entzündungen in Verbindung gebracht werden (ganz besonders im Magendarmtrakt), wie Colitis, Magengeschwüre, Hepatitis und Hämorrhoiden, können durch dieses natürliche, harmlose Öl gelindert werden. Es kann auch helfen, Entzündungen in anderen Teilen des Körpers zu lindern, wie sich bei Multipler Sklerose zeigt, aber auch bei Arthritis, Lupus und der Entzündung in den Arterien (Phlebitis), die zur Verhärtung der Arterien und Herz-Kreislauf-Erkrankungen führen kann.

Einige dieser entzündlichen Erkrankungen entstehen nach Infektionen durch Mikroorganismen. Die meisten Magengeschwüre werden durch Bakterien verursacht. Entzündete Arterien und Herz-Kreislauf-Erkrankungen können durch Viren und Bakterien entstehen. Hepatitis ist in der Regel das Ergebnis einer Virusinfektion der Leber. Die antimikrobielle Wirkung des Kokosöls kann die angreifenden Erreger beseitigen und die Entzündung sowie die verursachten Schmerzen lindern. Offensichtlich bietet Kokosöl, ob eingenommen oder äußerlich angewendet, vielfältigen gesundheitlichen Nutzen. Es zählt zu den wahren Wundernahrungsmitteln der Natur. Deshalb ist es auch keine Überraschung, dass die europäischen Entdecker der Pazifikinseln von der hervorragenden Gesundheit und körperlichen Kondition der Eingeborenen so beeindruckt waren.

Kapitel 7 – Kokosöl als Nahrungsmittel und Medizin

Begleiten Sie mich in den nordbrasilianischen Dschungel, weit abseits der Zivilisation. Stellen Sie sich vor, Sie wären ein Entdecker unserer Tage, der sich in den Amazonasregenwald aufmacht, wo er gegen lästige Moskitos kämpft und durch knietiefe Sümpfe watet. Eines Morgens wachen Sie auf und schwitzen wie ein Eiswürfel im heißen Monat Juli. Sie werden von einem Fieber geschüttelt, dazwischen liegen kurze Unterbrechungen, in denen Ihnen eiskalt ist. Jeder Muskel Ihres Körpers fühlt sich wie verknotet an, die Belastung raubt Ihnen die Kraft, Sie liegen da, völlig erschöpft, zu schwach, sich zu bewegen. Da keine Medizin vorhanden und kein Arzt in der Nähe ist, suchen Sie die Hilfe der Eingeborenen. Ihre Gesundheit, vielleicht sogar Ihr Leben, hängt vom Wissen und Können des Medizinmanns des Stammes ab. Seine Behandlung besteht aus einem Kokosnussbrei. Den bekommen Sie nun jeden Tag. Unter der aufmerksamen Beobachtung des Medizinmanns kehrt die Kraft allmählich zurück und bald sind Sie so weit wiederhergestellt, dass Sie Ihres Weges gehen können.

Diese Geschichte ist nicht so unglaublich. Für die Ureinwohner Süd- und Zentralamerikas ist die Kokosnuss gleichzeitig Nahrungsmittel und Medizin. Sie hilft ihnen, in einem Klima gesund zu bleiben, in dem Malaria, Geldfieber und andere Tropenkrankheiten grassieren. An den Küsten Somalias und Äthiopiens in Afrika werden Ihnen die Einheimischen Palmkernöl geben, wenn Sie krank sind – ein traditionelles Heilmittel für fast alle Krankheiten. Ob Sie sich auf einer Karibikinsel, einem Pazifikatoll, an der Küste Südostasiens oder Indiens aufhalten, immer werden Ihnen die dort lebenden Ureinwohner mit einiger Wahrscheinlichkeit bei Ihrer Behandlung Kokosnuss in irgendeiner Art vorsetzen. Überall dort, wo die Kokospalme wächst, wissen die Menschen deren Wert als Nahrungsquelle und als Medizin zu schätzen. Aus diesem Grunde haben sie ihr den Ehrentitel »Baum des Lebens« verliehen.

Prävention und Behandlung von Krankheiten

Forschungsarbeiten und klinische Beobachtungen haben ergeben, dass mittelkettige Fettsäuren, wie sie im Kokosöl vorkommen, zur Prävention und Behandlung einer ganzen Reihe von Krankheiten beitragen können. Kokosnuss kann helfen:

- Herz-Kreislauf-Erkrankungen, Bluthochdruck, Schlaganfall und Arteriosklerose zu verhindern
- Diabetes zu verhindern sowie die Symptome und gesundheitlichen Risiken der Erkrankung zu lindern
- die Entwicklung starker Knochen und Zähne zu unterstützen
- vor Osteoporose zu schützen
- den Gewichtsabbau zu fördern
- Viren abzutöten, die Pfeiffersches Drüsenfieber, Grippe, Hepatits C, Masern, Herpes, AIDS und andere Krankheiten verursachen
- die Symptome einer Bauchspeicheldrüsenentzündung zu mindern
- die Beschwerden im Zusammenhang mit Malabsorptionssyndrom und Mukoviszidose zu lindern
- die Symptome einer Gallenblasenerkrankung zu mindern
- die Symptome im Zusammenhang mit Morbus Crohn, Colitis ulcerosa und Magengeschwüren zu mindern
- Schmerzen und Reizung durch Hämorrhoiden zu lindern
- chronische Entzündungen zu reduzieren
- den Körper vor Brustkrebs, Darmkrebs und anderen Krebserkrankungen zu schützen
- Parodontose und Karies zu verhindern
- vorzeitige Alterung und degenerative Erkrankungen zu verhindern
- die Symptome im Zusammenhang mit chronischem Erschöpfungssyndrom zu mindern
- die Symptome im Zusammenhang mit einer gutartigen Prostatahyperplasie (Vergrößerung der Prostata) zu mindern
- die Häufigkeit epileptischer Anfälle zu reduzieren
- vor Nierenerkrankungen und Blaseninfektionen zu schützen
- eine Erkrankung der Leber zu verhindern
- Bakterien abzutöten, die Lungenentzündung, Ohrenschmerzen, Racheninfektionen, Karies, Lebensmittelvergiftung, Harnwegsinfektionen, Hirnhautentzündung, Tripper und Dutzende anderer Krankheiten hervorrufen
- Hefepilze abzutöten, die Candidiasis, Juckreiz der Genitalien, Kopfhautflechte, Fußpilz, Soor, Windelausschlag und andere Infektionen verursachen
- Bandwürmer, Läuse, Giardien und andere Parasiten auszutreiben oder abzutöten

- Hautinfektionen abzuwenden
- die Symptome bei Schuppenflechte, Ekzemen und Dermatitis zu mindern
- Trockenheit und Abschuppen der Haut zu mindern
- Schäden durch UV-Strahlung der Sonne, wie Falten, schlaffe Haut und Altersflecken zu verhindern
- Schuppen zu beseitigen

Kokosnuss und Kokosöl kommen bei vielen Anwendungen in der traditionellen Medizin zum Einsatz. Das bekannteste Beispiel ist die ayurvedische Medizin in Indien. Hier bilden Kokosnussprodukte einen wesentlichen Bestandteil medizinischer Präparate. Wegen seiner heilenden Wirkung wird Kokosöl sowohl in der ayurvedischen als auch in der indischen Volksmedizin zur Behandlung von Verbrennungen, Wunden, Geschwüren, Hautpilz, Läusen, Nierensteinen und Durchfall bei Cholera geschätzt.

Die moderne medizinische Wissenschaft beginnt gerade, die Geheimnisse der Heilkraft des Kokosöls zu lüften. Forscher zeigen viele praktische Anwendungsmöglichkeiten des Öls als Medizin. Sie als Leser dieses Buchs haben bisher bereits erfahren, wie es dazu beitragen kann, Sie vor einer Herz-Kreislauf-Erkrankung zu schützen. Die mittelkettigen Fettsäuren im Kokosöl entfalten eine kräftige antimikrobielle Wirkung, die eine Vielzahl infektiöser Mikroorganismen unschädlich machen kann, sogar die Superkeime, die gegen Medikamente resistent sind. Kokosöl hat sich als leicht verdauliches Superfood erwiesen. Die medizinische Forschung und klinische Beobachtung liefern ständig neue Erkenntnisse über weitere Verwendungsmöglichkeiten dieses Wunderöls.

Störungen der Verdauung und der Nährstoffresorption

Seit mindestens 50 Jahren ist in Forscherkreisen bekannt, dass mittelkettige Fettsäuren anders verdaut werden als andere Fette. Dieser Unterschied hat erhebliche Konsequenzen für die Behandlung vieler Verdauungsschwierigkeiten und Stoffwechselkrankheiten, und seit dieser Zeit werden mittelkettige Fettsäuren regelmäßig in Krankenhäusern angewendet und Babynahrungspräparaten zugesetzt. Dass mittelkettige Fettsäuren für eine gesunde Verdauung besser sind als die langkettigen, beruht auf der unterschiedlichen Verstoffwechselung dieser Fette im Körper. Da die Moleküle der mittelkettigen Fettsäuren kleiner sind, sind weniger Energie und Enzyme erforderlich, um sie für die Verdauung aufzuspalten. Sie werden schnell verdaut und absorbiert, und das bei minimalem Aufwand.

Die mittelkettigen Fettsäuren werden fast umgehend durch Speichel und Magensaft aufgespalten, sodass die Fettverdauungsenzyme der Bauchspeicheldrüse gar nicht entscheidend sind. Die Bauchspeicheldrüse und das Verdauungssystem werden also weniger stark belastet. Das ist vor allem für Patienten mit Verdauungsproblemen und Stoffwechselstörungen wichtig. Besonders zu früh geborene und kranke Säuglinge, deren Verdauungsorgane noch nicht voll entwickelt sind, können mittelkettige Fettsäuren relativ leicht absorbieren, andere Fette hingegen praktisch gar nicht. Menschen, die an einer Malabsorption wie der Mukoviszidose leiden, oder die Fette und fettlösliche Vitamine schlecht verdauen oder resorbieren können, profitieren ganz enorm von mittelkettigen Fettsäuren. Sie können auch für Menschen mit Diabetes, Fettleibigkeit, Gallenblasenerkrankungen und Bauchspeicheldrüsenentzündung, Morbus Crohn, Bauchspeicheldrüseninsuffizienz und einigen Formen von Krebs wertvoll sein.

Wenn wir älter werden, funktioniert unser Körper nicht mehr so gut wie in früheren Jahren. Die Bauchspeicheldrüse produziert nicht mehr so viele Verdauungsenzyme, der Darm absorbiert Nährstoffe nicht mehr so gut, der gesamte Prozess der Verdauung und Ausscheidung verläuft weniger effizient. Infolgedessen leiden ältere Menschen oft an einem Vitamin- und Nährstoffmangel. Da mittelkettige Fettsäuren leicht verdaulich sind und die Vitamin- und Nährstoffabsorption verbessern, sollten sie bei Älteren zur Ernährung gehören. Das lässt sich problemlos erreichen, wenn die Speisen mit Kokosöl zubereitet werden.

Anders als andere Fettsäuren werden MCFA direkt vom Darm in die Pfortader aufgenommen und geradewegs zur Leber geschickt, wo sie zum größten Teil als Treibstoff verbrannt werden, ähnlich wie Kohlenhydrate. In dieser Hinsicht verhalten sie sich eher wie Kohlenhydrate als wie Fette.

Bei anderen Fetten werden Bauchspeicheldrüsenenzyme gebraucht, um sie in kleinere Einheiten aufzuspalten. Dann werden sie in die Darmwand aufgenommen und zu Partikeln aus Fett (Lipid) und Eiweiß, den sogenannten Lipoproteinen, zusammengefügt. Dieses Lipoproteine werden vom Lymphsystem transportiert, vorbei an der Leber, und in das Blut abgegeben, mit dem sie im gesamten Körper zirkulieren. Dabei werden ihre Fettanteile an alle Gewebe des Körpers abgegeben. Die Lipoproteine werden kleiner und kleiner, bis kaum noch etwas von ihnen übrig ist. Erst dann werden sie von der Leber aufgenommen, aufgespalten und zur Energieproduktion verwendet oder, falls erforderlich, zu neuen Lipoproteinen gepackt und in das Blut zurückgeschickt, über das sie im Körper verteilt werden. Cholesterin, gesättigtes Fett, einfach und mehrfach ungesättigtes Fett werden zu Lipoproteinen gebündelt und auf diese Weise durch den Körper geschickt. Mittelkettige Fettsäuren dagegen werden im Darm nicht zu Lipoproteinen zusammengefügt, sondern wandern direkt in die Leber, wo sie in Energie umgewandelt werden. Normalerweise werden sie nur in geringem Umfang in Form von Körperfett abgelagert. Während MCFA also Energie produzieren, bilden andere Nahrungsfette Körperfett.

Die Zellen beziehen die gesamte Energie für ihre Stoffwechselfunktion aus Glukose und Fettsäuren. Langkettige Fettsäuren und Glukose brauchen das Hormon Insulin, das sie durch die Zellwand transportiert. Ohne Insulin könnten sie also nicht in die Zellen gelangen. Das ist vor allem wichtig für Menschen mit einer Insulinresistenz, beispielsweise Typ-2-Diabetiker. Erhalten die Zellen nicht genug Glukose oder Fettsäuren, so verhungern sie buchstäblich. Mittelkettige Fettsäuren haben den Vorteil, dass sie kein Insulin benötigen, um in die Zellen zu gelangen. Sie können die Zellwand auch so mühelos durchdringen.

In unseren Zellen befinden sich winzige Organellen, die sogenannten Mitochondrien. Sie erzeugen die Energie, die die Zellen für ihre Funktionen brauchen. Mitochondrien werden von zwei Membranen umhüllt; für den Nährstofftransport durch sie hindurch sind normalerweise Enzyme verantwortlich. Es ist eine Besonderheit der MCFA, dass sie beide Membranen der Mitochondrien ohne Enzyme mühelos durchdringen können und somit eine schnelle und effiziente Energiequelle für die Zelle darstellen. Langkettige Fettsäuren erfordern spezielle Enzyme, die sie durch die Doppelmembran schleusen, und dieser Prozess der Energieproduktion verläuft wesentlich langsamer und belastet die Enzymreserven.

Wegen dieser Vorteile ist Kokosöl für viele Menschen ein Lebensretter, besonders für die ganz Jungen und die sehr Alten. Es wird medizinisch in Nährlösungen für Menschen mit Verdauungsstörungen oder gestörter Fettverdauung verwendet. Aus demselben Grund wird es auch Babynahrung zugegeben und zur Behandlung bei Mangelernährung eingesetzt. Da es schnell absorbiert wird, nährt es umgehend, ohne das Verdauungs- und Enzymsystem übermäßig zu belasten, es kann dazu beitragen, die Energie einzusparen, die normalerweise für die Verdauung anderer Fette verbraucht würde.

Nahrung für Säuglinge

Unter den natürlichen Babynahrungsmitteln rangiert eines turmhoch über allen anderen, nämlich die Muttermilch. Sie ist von der Natur so angelegt, dass sie alle Nährstoffe liefert, die ein Säugling in den ersten Lebensmonaten benötigt. Sie enthält eine perfekte Mischung aus Vitaminen, Mineralstoffen, Proteinen und Fetten für das Wachstum und die optimale Entwicklung des Kindes. Kein Zweifel: Die Muttermilch ist ein echtes Wunder der Natur. Kinder, die gestillt werden, erhalten mit der Muttermilch nicht nur wichtige Nährstoffe, sondern auch Antikörper und andere Stoffe, die sie im späteren Leben vor Kinderkrankheiten, beispielsweise vor Ohrinfektionen, schützen. Bei gestillten Kindern werden Zähne und Kiefer besser ausgebildet, sie sind weniger anfällig für Allergien, ihre Verdauung funktioniert besser und sie verfügen über eine stärkere Infektionsabwehr. Außerdem deuten Untersuchungsergebnisse darauf hin, dass diese Kinder auch eine höhere Intelligenz entwickeln. Wissenschaftler, die die Überlegenheit der Natur anerkennen, haben versucht, künstliche Babynahrung der Muttermilch so ähnlich wie möglich zu machen.

Ein wichtiger Bestandteil der Muttermilch sind mittelkettige Fettsäuren, in erster Linie die Laurinsäure. Laurinsäure überwiegt auch im Kokosöl. Die mittelkettigen Fettsäuren in der Muttermilch verbessern die Nährstoffaufnahme, helfen bei der Verdauung, tragen zur Blutzuckerregulierung bei und schützen das Baby vor gefährlichen Mikroorganismen. Das noch nicht ausgereifte Immunsystem des Säuglings wird durch die antibakteriellen, antimykotischen und antiparasitären Eigenschaften dieser lebenswichtigen Fettsäuren unterstützt. Tatsächlich würde das Baby ohne diese Fettsäuren vermutlich nicht lange leben. Es würde fehlernährt und wäre anfällig für eine ganze Reihe von Infektionskrankheiten.

Milch mit einem hohen Gehalt an MCFA ist für Wachstum und gesunde Entwicklung des Kindes äußerst wichtig. Bei einer Studie jüngeren Datums setzten Wissenschaftler der Nahrung für 46 Säuglinge mit sehr niedrigem Geburtsgewicht entweder Pflanzenöl oder Kokosöl zu. Sie wollten untersuchen, ob die Gewichtszunahme der Kinder durch diesen Zusatz gefördert würde. Tatsächlich nahmen die Kinder in der Gruppe, die das Kokosöl erhielt, schneller zu. Und dieser Gewichtszuwachs war auf Körperwachstum, nicht auf Fettablagerung zurückzuführen. Die Babys nahmen deshalb mit dem Kokosöl mehr zu und wuchsen besser, weil sie es besser verdauen konnten. Die Pflanzenöle verließen ihren Darmtrakt weitgehend unverdaut, sodass ihnen die Nährstoffe vorenthalten wurden, die sie für ihr Gedeihen brauchten. Durch die MCFA können die Säuglinge die benötigten Fette besser absorbieren, es wird aber auch die Resorption fettlöslicher Vitamine, Mineralstoffe und Proteine erhöht.

MCFA sind in vielen, wenn nicht sogar allen Babynahrungspräparaten enthalten. Es gab eine Zeit, da verwendeten die Hersteller reines Kokosnuss- oder Palmkernöl. Das ist in einigen Präparaten auch heute noch so, aber in anderen wird MCT-Öl verwendet. MCT-Öl ist ein Industrieprodukt mit 75 Prozent Carpylsäure und 25 Prozent Caprinsäure und wenig bis gar keiner Laurinsäure – der wichtigsten antimikrobiellen mittelkettigen Fettsäure. Laurinsäure ist in der Muttermilch reichlich enthalten. Der Anteil von Laurinsäure im Verhältnis zu anderen MCFA ist im Kokosöl ähnlich wie in der Muttermilch. Dass MCT-Öl anstelle des teureren Kokosöls verwendet wird, hat eher wirtschaftliche als gesundheitliche Gründe. Aber bitte verstehen Sie mich nicht falsch: Caprylsäure und Caprinsäure sind nicht schlecht, nur eben nicht so gut wie Laurinsäure, und bei Weitem nicht so gut wie eine Kombination aus allen dreien, wie von der Natur vorgesehen.

Gehalt und Qualität der Fettsäuren können nicht nur in Babynahrungspräparaten unterschiedlich sein, sondern auch in der menschlichen Muttermilch. Ohne Frage ist diese für Säuglinge das beste Nahrungsmittel. Aber Muttermilch ist nicht gleich Muttermilch. Ihre Qualität hängt vom Gesundheitszustand und der Ernährung der Mutter ab. Muttermilch wird aus den

Nährstoffen gebildet, die die Mutter zu sich nimmt. Versorgt sie sich nicht ausreichend damit, holt sie sich der Körper aus dem eigenen Gewebe. Besteht bei der Mutter ein Defizit an diesen wichtigen Nährstoffen, so besteht es auch in ihrer Milch. Und isst sie etwas, das Toxine (beispielsweise Transfettsäuren) enthält, können diese in die Muttermilch übergehen. Eine vernünftige und gute Ernährung ist für schwangere und stillende Frauen genauso wichtig wie für ihre Babys.

Die menschliche Muttermilch ist einzigartig zusammengesetzt: Sie enthält 40 bis 45 Prozent gesättigtes Fett, 35 Prozent einfach ungesättigtes Fett und 15 bis 20 Prozent mehrfach ungesättigtes Fett. Ein erheblicher Teil des gesättigten Fetts in der menschlichen Muttermilch kann aus mittelkettigen Fettsäuren bestehen. Leider bilden viele Mütter aber nur sehr wenig davon.

Ein Mangel an MCFA in der Muttermilch kann beim Säugling zu einem Nährstoffmangel führen, sodass er anfällig für Infektionskrankheiten wird. Die Muttermilch zeichnet sich vor allem dadurch aus, dass sie den Säugling in einer Zeit vor Infektionskrankheiten schützen kann, in der sein eigenes Immunsystem noch nicht ausgereift ist und ihm noch keinen umfassenden Schutz gewährt. Die mittelkettigen Fettsäuren in den Triglyceriden oder Fettmolekülen bilden die antimikrobiellen Substanzen in der Milch, die das Kind vor einer Welt schützen, in der es vor infektiösen Keimen und Parasiten nur so wimmelt. Es gibt Krankheiten, gegen die sich selbst ein Erwachsener mit einem gesunden Immunsystem nur schwer zur Wehr setzen kann. Wird das Baby nicht durch genügend MCFA in seiner Milch geschützt, kann der Kontakt mit solch einem Erreger zu einer ernsten Erkrankung führen.

Die Muttermilch sollte so reich an MCFA sein wie nur möglich. Wenn sich eine stillende Mutter über das Essen ausreichend damit versorgt, produziert sie eine Milch, die diese gesunden Nährstoffe in reichlichen Mengen enthält. In Kuhmilch und anderen Milchprodukten findet sich nur wenig davon, den höchsten Gehalt an mittelkettigen Fettsäuren haben die tropischen Öle, allen voran das Kokosöl.

Der Anteil dieser antimikrobiellen Fettsäuren beträgt bisweilen nur drei bis vier Prozent, doch wenn die stillende Mutter Kokosnussprodukte verzehrt (geraspelte Kokosnuss, Kokosmilch, Kokosöl usw.), steigt die MCFA-Konzentration in ihrer Milch deutlich an. Beispielsweise kann der Verzehr von 40 Gramm (ungefähr drei Esslöffeln) Kokosöl in einer Mahlzeit den Anteil von Laurinsäure in der Milch einer stillenden Mutter nach 14 Stunden von 3,9 Prozent auf 9,6 Prozent erhöhen. Auch der Gehalt an Capryl- und Caprinsäure steigt. Nimmt die Mutter in der Stillzeit jeden Tag Kokosöl zu sich, finden sich in ihrer Milch noch mehr MCFA.

Die Mutter sollte sich bereits vor der Geburt des Kindes vorbereiten. Schwangere Frauen speichern Fett, das später zur Milchproduktion verwendet wird. Nach der Geburt dienen die gespeicherten und die mit der Nahrung zugeführten Fettsäuren zur Bildung ihrer Milch. Hat die Mutter schon in der Schwangerschaft damit begonnen, regelmäßig MCFA zu sich zu nehmen, und zwar besonders Laurinsäure und Caprinsäure (die beiden wichtigsten mittelkettigen Fettsäuren), ist ihre Milch für das Baby besonders gesund. Denn dann können Laurinsäure und Caprinsäure bis zu 18 Prozent der gesättigten Fettsäuren ausmachen. Hat dagegen die Mutter keine MCFA-haltigen Lebensmittel gegessen und isst sie auch in der Stillzeit nicht, können ihre Milchdrüsen nur rund drei Prozent Laurinsäure und ein Prozent Caprinsäure bilden.

Die MCFA sind vitale und schützende Nährstoffe, die sich von Natur aus in der menschlichen Muttermilch finden, sie sind tödlich für Viren, aber schonend genug, um ein unreifes Kind gesund zu versorgen. Wenn wir erwachsen und alt werden, nutzt sich unser Körper allmählich ab. Genauso wie die Säuglinge können die MCFA auch uns nähren und dazu beitragen, uns vor Infektionskrankheiten und degenerativen Erkrankungen zu schützen. Kokosöl scheint für die sehr Jungen und die sehr Alten – aber nicht nur für sie – von besonderem Nutzen zu sein.

Morbus Crohn

Die entzündliche Darmerkrankung namens »Morbus Crohn« geht mit Durchfall, Bauschmerzen, blutenden Geschwüren, blutigem Stuhl, Anämie und Gewichtsverlust einher. An jeder Stelle zwischen Mund und Enddarm können sich Geschwüre bilden. Eine ähnliche Erkrankung ist die *Colitis ulcerosa,* die den Dickdarm befällt, den unteren Teil des Darmtrakts. Diese Krankheiten können den Patienten mitunter sehr stark schwächen. Der Darm kann die Nahrung nicht mehr so gut absorbieren, sodass es zu einer Mangelernährung kommen kann. Die Betroffenen spüren, dass bestimmte Lebensmittel die

Symptome verschlimmern, also sind sie ständig auf der Suche nach Essen, das sie vertragen. Wie viele andere chronische Krankheiten gibt es für Morbus Crohn keine Heilung. Medikamente können die Symptome lindern, doch wenn sich die Krankheit zu sehr verschlimmert, wird zumeist die chirurgische Entfernung des betroffenen Darmabschnitts empfohlen.

Interessanterweise haben Forscher jedoch seit den 1980er-Jahren bewiesen, dass Kokosöl für Patienten mit Verdauungsproblemen, darunter auch Morbus Crohn, hilfreich sein kann. Offenbar spielt die entzündungshemmende und heilende Wirkung des Öls bei Linderung und Abklingen der für Morbus Crohn typischen Entzündung und Verletzung des Darms eine Rolle. Seine antimikrobiellen Eigenschaften können auch zur Darmgesundheit beitragen, weil schädliche Mikroorganismen, die die chronische Entzündung auslösen, abgetötet werden.

Dr. L. A. Cohen vom *Naylor Dana Institute for Disease Prevention* in Valhalla, New York, betont, wie leicht die MCFA im Kokosöl verdaut und absorbiert werden: Sie werden »in der Klinik verwendet, um Patienten mit einer Störung der Fettverdauung (Bauchspeicheldrüsenentzündung), der Lipidabsorption (Morbus Crohn) und des Lipidtransports (Chylomikronendefizit) mit energiereichen Lipiden zu versorgen«. Gerald Brinkley, der seit über 30 Jahren an Morbus Crohn leidet, schwört auf Kokosnussplätzchen: »Als ich las, Kokosmakronen könnten die Symptome lindern, habe ich beschlossen, sie auszuprobieren. Es mag Zufall sein, aber die Symptome sind geringer geworden, seit ich täglich zwei Kokosplätzchen esse.«

Weitere anekdotische Berichte legen die Vermutung nahe, dass die Kokosnuss eine Linderung der Symptome bewirken und Verdauungsschwierigkeiten verhindern kann. Dr. Teresa Graedon, Koautorin des Buchs *The People's Pharmacy Guide to Herbal and Home Remedies* (zu Deutsch: »Hausapotheke für Heilkräuter und Hausmittel«) berichtet, sie habe während der Recherchen für ihr Buch viel Positives über Kokosöl gehört. Inzwischen sei sie überzeugt, dass es sich dabei um ein medizinisch wertvolles Hausmittel handele. Sie drängt auf weitere Forschung auf diesem Gebiet. Ich habe ähnliche Geschichten gehört. Beispielsweise von einem Kleinkind in Hawaii, das an einer derart schweren Darmerkrankung litt, dass fast alles, womit man es fütterte, auch Milch, die Symptome nur verschlimmerte. Das Kind siechte dahin, weil es die meiste Nahrung nicht vertrug. Eine hawaiianische

Ureinwohnerin riet der Mutter, dem Kind den »Gelee« aus dem Inneren einer unreifen Kokosnuss zu essen zu geben. Die Mutter folgte dem Rat der Frau, und das Kind gedieh, es erhielt fast ausschließlich Kokosnussgelee (unreifes Kokosnussfleisch). Angesichts der wissenschaftlichen Erkenntnisse über die Verdaulichkeit von Kokosöl ist nachvollziehbar, dass es für Patienten mit Verdauungsproblemen hilfreich ist.

Die Ursache von Morbus Crohn ist bis heute unbekannt, aber viele Ärzte halten die Erkrankung für das Resultat einer Bakterien- oder Virusinfektion. Auch Magengeschwüre werden ja hauptsächlich durch das Bakterium *Helicobacter pylori* hervorgerufen. Es kann sein, dass dieses oder ein ähnliches Bakterium auch andere Bereiche des Verdauungstrakts befällt. Mehrere Studien deuten darauf hin, dass das Masernvirus und das Mumpsvirus an der Entwicklung beteiligt sein könnten. Tatsächlich findet sich im Darm von Patienten mit Morbus Crohn und *Colitis ulcerosa* häufig eine persistierende geringgradige Maserninfektion. Bei Patienten, die in der Vergangenheit an Masern oder Mumps erkrankt waren und jetzt an einer entzündlichen Darmerkrankung wie Morbus Crohn oder *Colitis ulcerosa* leiden, liegt möglicherweise eine geringgradige Darminfektion vor, mit der der Körper nicht fertig wird. Sowohl *Helicobacter-pylori*-Bakterien als auch das Masernvirus werden von den MCFA im Kokosöl abgetötet. Werden die für Morbus Crohn und *Colitis ulcerosa* typischen Symptome von diesen oder ähnlichen Mikroorganismen verursacht, kann Kokosöl bei der Behandlung von Nutzen sein.

So seltsam es auch klingen mag: Zur Linderung der Symptome von Morbus Crohn Kokosmakronen zu essen, kann wissenschaftlich durchaus begründet sein. Allerdings müssen Patienten mit Morbus Crohn, *Colitis ulcerosa,* Magengeschwüren oder anderen Verdauungsstörungen nicht unbedingt Kokosplätzchen essen, um Linderung zu erfahren – jedes Essen, das mit Kokosöl oder Kokosmilch zubereitet wird, hat denselben Effekt.

Osteoporose

MCFA in Babynahrung sind auch deshalb von Vorteil, weil sie die Aufnahme anderer Nährstoffe unterstützen. Die Absorption von Calcium und Magnesium sowie von Aminosäuren wurde erhöht, als Säuglinge ein kokosölhaltiges Präparat erhielten. Kokosöl wird verwendet, um bei Patienten mit einem entsprechenden Defizit die Absorption und Retention von Calcium und Magnesium zu steigern. Unter anderem deswegen verabreichen Krankenhäuser Frühgeborenen und kranken Säuglingen MCFA-haltige Babynahrung. Man verwendet es auch zur Behandlung von Kindern mit Rachitis, das ist eine gestörte Mineralisation und Erweichung der Knochen, ähnlich der Osteoporose bei Erwachsenen.

Egal wie alt Sie sind, Kokosöl kann für Ihre Knochen nützlich sein. Nahrungsfette spielen bei der Knochenbildung eine Rolle. Wie Forscher an der *Purdue University* in West Lafayette, Indiana, erkannten, beeinträchtigen freie Radikale aus oxidierten Pflanzenölen die Knochenbildung und tragen so zur Osteoporose bei. Außerdem stellten sie fest, dass Antioxidantien wie Vitamin E die Knochen vor freien Radikalen schützen. Ähnlich antioxidativ wirken auch gesättigte Fette wie die im Kokosöl und schützen so die Knochen vor gefährlichen freien Radikalen.

Frische Kokosnuss – und möglicherweise auch natives Kokosöl – enthält Sterole, das sind fettähnliche Substanzen, die in ihrer Struktur dem Pregnenolon sehr ähnlich sind. Pregnenolon ist eine Substanz, die unser Körper selbst aus Sterolen produziert, um daraus Hormone wie Dehydroepiandrosteron (DHEA) und Progesteron zu bilden. Wenn der Körper einer Frau diese Hormone braucht, dient Pregnenolon als Ausgangsmaterial. Nach Ansicht von Dr. John Lee sind Frauen mit zunehmendem Alter deshalb so oft von Osteoporose geplagt, weil sich ein Ungleichgewicht zwischen Progesteron und Östrogen entwickelt. Umweltöstrogene aus Fleisch, Milch und Pflanzenschutzmitteln verdünnen das natürliche Progesteron. In der klinischen Praxis hat Dr. Lee Frauen Progesteron verordnet, um die Reserven dieses Hormons im Körper wieder aufzustocken. Untersuchungen der Knochendichte vor und nach der Behandlung zeigten eine deutliche Rückbildung der Osteoporose. In seinem Buch *What Your Doctor May Not Tell You About Menopause* (zu Deutsch: »Was Ihr Arzt Ihnen über Wechseljahre nicht erzählt«) hat Dr. Lee seine Erkenntnisse festgehalten. Man nimmt an, dass Pregnenolon, das bei Frauen in Progesteron umgewandelt wird, dieselbe knochenbildende Wirkung entfaltet. Wenn das zutrifft, dann könnten die dem Pregnenolon ähnlichen Substanzen auch dazu beitragen, das hormonelle Gleichgewicht zu erhalten und die Knochengesundheit zu fördern.

Vielleicht ist das der Grund, warum die Osteoporose bei Bevölkerungsgruppen, die sich überwiegend von der Kokosnuss ernähren, so selten ist. Für alle, die fürchten, mit zunehmendem Alter eine Osteoporose zu entwickeln, könnte Kokosöl hilfreich sein, weil es diesen degenerativen Prozess durch die Verbesserung der Mineralstoffabsorption verlangsamt, die Knochen vor freien Radikalen schützt und das hormonelle Gleichgewicht erhält.

Entfernung der Gallenblase

Die Gallenblase speichert die Gallenflüssigkeit und gibt sie bei Bedarf an den Darm ab. Die Funktion der Gallenblase bei der Verdauung wird oft wenig beachtet, sie ist aber äußerst wichtig. Die Leber produziert regelmäßig Gallenflüssigkeit. Diese fließt in die Gallenblase und wird dort gespeichert. Die Gallenblase funktioniert also als Behälter für die Gallenflüssigkeit. Fette und Öle in unserer Nahrung stimulieren sie, Galle in den Darm zu pumpen. Die richtige Menge an Gallenflüssigkeit ist für die Fettverdauung von Bedeutung, weil sie das Fett in kleine Partikel emulgiert oder aufspaltet. Verdauungsenzyme aus der Bauchspeicheldrüse brechen diese kleinen Fettpartikel in einzelne Fettsäuren auf, die dann anschließend resorbiert werden können. Ohne Galle könnten die fettverdauenden Enzyme ihrer Aufgabe bei der Verdauung nicht nachkommen, das Ergebnis wären schwere Nährstoffdefizite und Krankheiten.

Wird die Gallenblase operativ entfernt, ist die Fettverdauung erheblich behindert. Ohne die Gallenblase sickert die Gallenflüssigkeit, die kontinuierlich in der Leber gebildet wird, langsam in den Dünndarm. Diese winzige Menge an Galle, die direkt von der Leber in den Darm fließt, reicht für die Fettverdauung nicht aus, auch dann nicht, wenn nicht viel Fett gegessen wird. Das Ergebnis ist eine Malabsorption fettlöslicher Vitamine und Verdauungsstörungen. Im Darm muss Galle vorhanden sein, damit fettlösliche Vitamine (die Vitamine A, D, E und K sowie Beta-Carotin) richtig absorbiert werden. Die Folgen einer unzureichenden Versorgung mit diesen Vitaminen zeigen sich vielleicht nicht sofort, treten aber im Laufe der Zeit auf unterschiedliche Weise zutage.

Der MCFA-Stoffwechsel erfordert keine Gallenflüssigkeit oder Bauchspeicheldrüsenenzyme, also kann ein Patient, dessen Gallenblase entfernt wurde oder der Fett nicht gut verdauen kann, vom Kokosöl enorm profitieren.

Virusinfektionen

Dass Kokosöl krankheitsverursachende Viren abtöten kann, gehört zu seinen bemerkenswertesten Eigenschaften. Antibiotika wirken gegen Viren überhaupt nicht, antivirale Mittel nur begrenzt. Medikamente, die zur Behandlung von Virusinfektionen eingesetzt werden, haben häufig unerwünschte Nebenwirkungen. Kokosöl ist ein natürliches, unschädliches Produkt, das immer mehr als Mittel geschätzt wird, Virusinfektionen zu verhindern oder sogar zu behandeln.

Chronisches Erschöpfungssyndrom

Kokosöl ist zurzeit eines der vielleicht besten Mittel zur Behandlung des chronischen Erschöpfungssyndroms (CFS, nach dem englischen Namen *Chronic Fatigue Syndrome).* Früher wurde CFS als eingebildetes Leiden betrachtet, es gilt aber heute als echte Krankheit. Ihre Ursachen liegen noch weitgehend im Dunklen, aber sie bereitet zunehmend Sorgen. Schätzungsweise drei Millionen Menschen in Amerika und weltweit 90 Millionen leiden daran.

Diese Krankheit ist durch plötzlich einsetzende extreme Müdigkeit gekennzeichnet, auf die oft eine Infektionskrankheit folgt. Die folgenden Symptomen können auftreten: Muskelschwäche, Kopfschmerzen, Gedächtnisverlust, geistige Verwirrtheit, wiederkehrende Infektionen, leichtes Fieber, geschwollene Lymphknoten, schwere Erschöpfung nach mäßiger körperlicher Anstrengung, Depression, Panikattacken, Schwindel, Hautausschlag, Allergien und Autoimmunreaktionen. Symptome, die länger als sechs Monate bestehen, sind ein starker Hinweis auf CFS.

Ausmaß und Schwere der Symptome können schwanken. Ein Betroffener kann sich vorübergehend »erholen« und eine Zeitlang normal funktionieren, nur um kurz danach einen Rückfall zu erleben. Viele sind betroffen, ohne es überhaupt zu bemerken. Sie machen Alter, Stress oder eine saisonale Erkrankung für die Symptome verantwortlich und unternehmen nichts, das Problem in den Griff zu bekommen.

Nachdem die genauen Ursachen der Krankheit noch immer nicht bekannt sind, gibt es auch keine medizinischen Tests und demzufolge auch noch keine Therapie. Zurzeit nimmt man an, dass es keine einzelne Ursache für das chronische Erschöpfungssyndrom gibt, sondern dass die Erkrankung das Ergebnis vieler Faktoren ist. Einige halten sie für das Resultat multipler chronischer Infektionen, die das Immunsystem schwächen und dem Körper Energie rauben. Schlechte Ernährung, übermäßiger Stress, Nahrungs- und Umwelttoxine sowie chronische Infektionen wirken zusammen, sie beeinträchtigen die Immunabwehr und rauben Energie. Andere halten ein geschwächtes Immunsystem für die Hauptursache der Erkrankung.

Unzählige Viren, Bakterien, Pilze oder Parasiten können zur chronischen Erschöpfung beitragen. Die wahrscheinlichsten Ursachen sind das Herpesvirus, das Eppstein-Barr-Virus, Candida und Giardien. Einige Infektionen, vor allem mit Viren, beispielsweise Herpesviren, können ein Leben lang bestehen bleiben. Herpes kann Fieberbläschen und Läsionen im Genitalbereich hervorrufen. Die Bläschen können zeitweise verschwinden, tauchen aber gelegentlich wieder auf, wenn das Immunsystem des Körpers geschwächt wird, besonders durch Stress.

Das Eppstein-Barr-Virus gehört zur Familie der Herpesviren, es verursacht das Pfeiffersche Drüsenfieber. Diese Krankheit wird im Volksmund auch häufig als »Kusskrankheit« bezeichnet, weil sie von Mund zu Mund übertragen wird. Ist das Virus in den Körper gelangt, greift es die weißen Blutkörperchen an. Die Erholungszeit beträgt sechs Wochen bei körperlicher Ruhe. Der Körper braucht so lange, damit das Immunsystem mit dem Virus fertigwerden kann. Noch zwei bis drei Monate danach fühlen sich Patienten häufig deprimiert, schwach und tagsüber schläfrig. Der Zustand kann chronisch werden, es entwickelt sich ein chronisches Erschöpfungssyndrom.

Erkältungs- und Grippeviren können zu Infektionen führen, die zum chronischen Erschöpfungssyndrom beitragen. Oft werden Patienten bei Virusinfektionen Antibiotika verordnet. Es gibt aber kein Antibiotikum, das Viren abtötet. Wenn wir an einer Erkältung, Grippe oder einer anderen Virusinfektion erkranken, bleibt uns nichts anderes übrig als abzuwarten und unser Immunsystem seine Arbeit tun zu lassen. Oft verschreiben Ärzte ihren Patienten bei einer Virusinfektion ein Antibiotikum, weil sie nichts anderes tun können. Es wirkt nicht besser als ein Placebo – es gibt dem Patienten aber das Gefühl, dass etwas getan werde, um seine Erholung zu

Meine Erfahrungen mit Kokosöl

»Ich wäre nie auf die Idee gekommen, dass ich am chronischen Erschöpfungssyndrom leiden könnte. Ich war ja gesund. Ich aß, was ich für eine gesunde Ernährung hielt – wenig Fett, viel Obst, Gemüse und Vollkornprodukte. Aber mit Mitte 40 bemerkte ich einen rapiden Energieverlust. Selbst geringfügige Gartenarbeit wurde für mich zur Plackerei. Nach ein paar Stunden war ich völlig erschöpft und brauchte mehrere Tage, um mich wieder zu erholen. Schon abends um acht war ich todmüde, obwohl ich einen Schreibtischjob habe. Ich ging immer früher zu Bett. Das Leben wurde langsamer, mir fehlte die gewohnte Energie. Ich nahm an, das alles sei nur die Folge des Älterwerdens und kümmerte mich nicht weiter darum.

Aber dann wurde ich doch unsicher. Ich sah, dass andere, die viel älter waren als ich, körperlich aktiver waren und mehr Energie hatten. Ich suchte nach Möglichkeiten, meine Gesundheit zu stärken. Dann hörte ich von Kokosöl und verwendete es anstelle anderer Öle. Das tat ich nicht, um irgendeine Krankheit zu kurieren, sondern einfach, um etwas Gutes für meine Gesundheit zu tun. Einige Monate später merkte ich, dass meine alte Energie zurückkam. Ich hatte nicht mehr das Bedürfnis, um acht Uhr abends zu Bett zu gehen, sondern blieb ohne Probleme bis elf Uhr munter. Ich bekam weniger Schlaf, hatte aber mehr Energie. Die Besserung stellte sich so langsam ein, dass ich die Veränderung erst einige Monate später bemerkte. Und noch später wurde mir bewusst, dass es mit dem Kokosöl zu tun haben könnte. Seit ich es verwende, bin ich tagsüber nicht mehr lethargisch wie zuvor, ich habe mehr Energie und schaffe mehr. Es geht mir richtig gut.«

Brian M.

beschleunigen. Seit Jahren ist diese Praxis bei vielen Ärzten Usus. Das Problem besteht darin, dass nicht nur das Geld des Patienten verschleudert wird und ihnen unwirksame Medikamente verabreicht werden, sondern dass das Antibiotikum auch schaden kann. Eine der Nebenwirkungen von Antibiotika ist die Candidiasis. Antibiotika töten freundliche Bakterien im Darm, die dort mit Pilzen um den Platz wetteifern und Candida in Schach halten. Werden diese Bakterien durch Antibiotika zerstört, können sich die Hefepilze schrankenlos vermehren, sodass eine systemische Candidainfektion entsteht. Sie kann einen chronischen Verlauf nehmen, das Immunsystem belasten, dem Körper Energie rauben und zum dauernden Gefühl von Müdigkeit und Krankheit führen. Wie bereits in Kapitel 4 erwähnt, verursachen Giardieninfektionen Symptome, die häufig als chronisches Erschöpfungssyndrom diagnostiziert werden. Auch geringgradige bakterielle Infektionen können dem Körper Energie entziehen und chronische Müdigkeit hervorrufen. Solche Infektionen sind bisweilen extrem schwer zu diagnostizieren. Ist ein Virus im Spiel, kann nur wenig getan werden, weil es keine Medikamente gibt, die eine Viruserkrankung kurieren. Werden falsche Medikamente verordnet, kann alles nur noch schlimmer werden. Es ist also keine gute Lösung, mit Antibiotika und anderen Mitteln zu experimentieren.

Was ist dann die Antwort? Kokosöl kann bei chronischem Erschöpfungssyndrom eine echte Lösung darstellen. Die darin enthaltenen Fettsäuren können Herpes- und Eppstein-Barr-Viren, Candida, Giardien und eine ganze Reihe weiterer infektiöser Organismen abtöten, die allesamt zur chronischen Erschöpfung beitragen können. Nach Ansicht vieler Ärzte zählt dabei kein einzelner Keim oder Erreger, sondern zum CFS führt eine Kombination verschiedener Faktoren oder Krankheiten, die das Immunsystem beeinträchtigen. Für sie liegt der Schlüssel zur Überwindung des chronischen Erschöpfungssyndroms in der Stärkung des Immunsystems. Kokosöl unterstützt das Immunsystem, indem es den Körper von schädlichen Mikroorganismen befreit und ihn dadurch vom Stress entlastet. Wenn weniger schädliche Organismen dem Körper Energie rauben, kann das Immunsystem besser arbeiten.

Außerdem ist Kokosöl eine Quelle schnell verfügbarer Energie, und es regt den Stoffwechsel an. Der Energieschub sorgt nicht nur für bessere Laune, sondern beschleunigt auch den Heilungsprozess. Je aktiver der menschliche Stoffwechsel, desto effizienter arbeitet das Immunsystem und desto schneller kann der Körper heilen und sich selbst reparieren. Es ist wie bei einem Zimmermann, der Reparaturarbeiten an Ihrem Haus durchführt. Ist er müde und langsam, dauert es sehr lange, bis er fertig ist. Ist er aber energiegeladen und bemüht, schnell mit seiner Arbeit fertig zu werden, dauert es nur einen Bruchteil der Zeit. Funktioniert der Stoffwechsel besser, sind unsere Zellen wie ein energiegeladener Zimmermann, der schnell mit der Reparatur fertig sein will, während ein beeinträchtigter Stoffwechsel dazu führt, dass die Zellen langsamer arbeiten – dementsprechend länger dauern Heilung und Reparatur.

HIV/AIDS – Prävention und Behandlung

Auch nach zwanzig Jahren intensiver Forschung ist die AIDS-Epidemie nicht besiegt. Man hat zwar Medikamente entwickelt, die helfen, das Fortschreiten der Erkrankung zu verlangsamen, aber wie bei anderen Viren gibt es keine Heilung. Doch es gibt Hoffnung. Zu den aufregendsten Gebieten der MCFA-Forschung zählt die Behandlung von HIV-Infizierten, denn genauso wie andere Mikroorganismen ist das Virus von einer Lipidmembran umhüllt, die durch MCFA angreifbar ist.

In den 1980er-Jahren entdeckten Forscher, dass die mittelkettigen Fettsäuren, besonders Laurinsäure und Caprinsäure, im Laborversuch HI-Viren töteten. Damit war die Tür für eine mögliche Behandlung von HIV/AIDS geöffnet, die sicherer war als die zurzeit verwendeten antiviralen Medikamente.

Eines der Probleme der antiviralen Mittel, die gegen HIV eingesetzt werden, sind ihre unerwünschten Nebenwirkungen wie Muskelschwund, Übelkeit, Erbrechen, Appetitlosigkeit, Schwächung der Funktion des Knochenmarks, Geschwürbildung, Blutungen, Hautausschlag, Blutarmut, Müdigkeit und Veränderungen mentaler Funktionen. Außerdem kann das AIDS-Virus resistent gegen die Medikamente werden, sodass sie nicht mehr wirken. Die spezifische Resistenz ist von Patient zu Patient verschieden. Um die resistenten Stämme von Superviren zu bekämpfen, mischen Ärzte aufs Geratewohl Cocktails aus verschiedenen hochwirksamen AIDS-Medikamenten. Je mehr Mittel eingesetzt werden, desto größer ist aber das Risiko unerwünschter Nebenwirkungen.

Anders als die Standardmedikamente gegen HIV, die das genetische Material des Virus angreifen, zerbrechen mittelkettige Fettsäuren das Virus einfach. Ähnlich wie die Fettsäuren, die die Lipidmembran des Virus bilden, werden die MCFA von dem Virus absorbiert. Dadurch wird die Membran so weit geschwächt, dass sie schließlich zerbricht und das Virus abstirbt. Dass das Virus eine Resistenz gegen diesen Mechanismus entwickeln könnte, ist unwahrscheinlich, also können MCFA jeden Stamm von HIV angreifen und abtöten, sogar die genetisch medikamentenresistenten Superviren.

Im Laufe der Jahre haben viele HIV-Infizierte über eine Abnahme ihrer Viruslast (der Anzahl der Viren im Blut) und eine Verbesserung ihres allgemeinen Gesundheitszustands berichtet, nachdem sie Kokosöl gegessen oder

Kokosmilch getrunken hatten. Einige haben nach wenigen Wochen des Kokosnussverzehrs eine so deutliche Senkung der Viruslast beobachtet, dass das Virus im Blut nicht mehr nachweisbar war.

Die erste klinische Studie über die Wirkung von Kokosöl in der Behandlung von HIV-Patienten wurde von Dr. Cornrado Dayrit, Professor em. der Pharmakologie an der *University of the Philippines* und ehemaliger Präsident der *National Academy of Science and Technology* der Philippinen, durchgeführt. Dabei wurden 14 HIV-Patienten im Alter zwischen 22 und 38 Jahren in drei Gruppen aufgeteilt. Für die Dauer der Studie wurde keiner der Patienten anderweitig gegen HIV behandelt. Verglichen wurde die Wirkung einer Behandlung mit Monolaurin (das Monoglycerid von Laurinsäure, die sich im Kokosöl findet) und reinem Kokosöl. Eine Gruppe (vier Patienten) erhielt täglich 22 Gramm Monolaurin, die zweite (fünf Patienten) 7,2 Gramm täglich. Die dritte Gruppe (fünf Patienten) erhielt täglich dreieinhalb Esslöffel Kokosöl. Das Öl enthielt in etwa dieselbe Menge Laurinsäure, die auch das Monolaurin in der ersten Gruppe lieferte. Nach dreimonatiger Behandlung hatte sich die Viruslast bei sieben Patienten verringert. Als die Studie nach sechs Monaten beendet wurde, zeigte sich, dass die Anzahl der Viren bei neun der 14 Patienten (zwei aus der ersten, vier aus der zweiten und drei aus der dritten Gruppe) gesunken war. Elf Patienten hatten an Gewicht zugenommen, ihr Zustand schien sich zu bessern. Diese Studie bestätigte anekdotische Berichte über die Wirksamkeit von Kokosöl bei HIV, sie lieferte auch handfeste klinische Beweise dafür, dass sowohl Monolaurin als auch Kokosöl bei der Bekämpfung von HIV wirken. Gegenwärtig laufen weitere Forschungsprojekte, um den Einsatz von Monolaurin und Kokosöl bei der Behandlung von HIV/AIDS zu untersuchen.

Leider sind die leichte Verfügbarkeit und die geringen Kosten des Kokosöls und der daraus gewonnenen Fettsäuren aber auch der Grund dafür, dass die Forschung über ihre Verwendbarkeit als Mittel gegen AIDS und andere Viruserkrankungen so langsam vorangeht. Für Pharmaunternehmen besteht kein großer finanzieller Anreiz, die Forschung über eine natürliche, leicht verfügbare Substanz zu finanzieren, die sie nicht patentieren lassen können. Gegenwärtig belaufen sich die Kosten für die Behandlung eines HIV-Patienten auf 15.000 Dollar pro Jahr und mehr. Da nun alle die Hunderttausenden, die mit dem Virus infiziert sind, jährlich annähernd diesen Betrag aufwen-

Meine Erfahrungen mit Kokosöl

Im September 1996 stand für den AIDS-Patienten Chris Dafoe aus Cloverdale im US-Bundesstaat Indiana fest, dass seine Tage gezählt waren. Er hatte sehr stark abgenommen, war schwach und fühlte sich von Tag zu Tag schlechter. Und dann auch noch die Laborergebnisse: Der Bericht zeigte eine Viruslast von über 600.000 – ein Hinweis auf eine außer Kontrolle geratene HIV-Infektion und ein Zeichen dafür, dass er nicht mehr lange zu leben hatte. Also traf er Vorkehrungen für seine Beerdigung und beglich alle Kosten im Voraus. Doch bevor er starb, wollte er, solange er noch etwas Kraft hatte, ein letztes Mal Ferien machen – einen Traumurlaub im südamerikanischen Dschungel. Er flog in die winzige Republik Surinam und machte sich auf in den Dschungel, wo er für kurze Zeit bei Indianern lebte. Dort aß er dasselbe Essen wie sie. Jeden Tag erhielt er einen Teller Kokosnuss, den sie zubereitet hatten.

Wie mir der Medizinmann der Indianer erzählte, nutzen sie die Kokosnuss als Grundlage für alle ihre Medizin. Sie verwenden auch die Milch aus dem Inneren der Kokosnuss und andere Dschungelpflanzen und Kräuter zur Herstellung von Medizin. Zum Schutz vor Krankheiten essen sie jeden Morgen gekochte Kokosnuss.« Noch während seines Aufenthalts besserte sich Dafoes Gesundheitszustand, Stärke und Energie kamen zurück und er nahm kanpp 15 Kilogramm zu. Sechs Wochen später, wieder zu Hause, ließ er eine zweite Laboruntersuchung machen. Es zeigte sich, dass seine Viruslast auf einen nicht mehr nachzuweisenden Wert gesunken war. Das HIV-Virus, das zuvor seinen Körper überschwemmt hatte, war nicht mehr messbar.

Bis heute isst er jeden Tag zum Frühstück gekochte Kokosnuss, die er mit heißem Müsli mischt. Er ist überzeugt, dass sie das Virus in Schach und ihn gesund erhält. Voller Lebensfreude sagt er: »Es geht mir gut, ich habe mehr Energie als je zuvor.«

den, wird deutlich, welche enormen Summen die Pharmakonzerne verdienen. Kein Wunder, dass sie zögerlich sind, eine Behandlung zu unterstützen, die diesen Geldfluss auszutrocknen droht.

Viele HIV-Patienten leiden an Nährstoffdefiziten und ständig wiederkehrenden Infektionen. Die Widerstandskraft gegen Infektionskrankheiten nimmt mit fortschreitender Erkrankung ab. Opportunistische Mikroorganismen wie das Zytomegalievirus, Candida, Cryptosporidium und andere siedeln sich an. Mit der Zeit wird der Körper durch die Infektion so stark geschwächt, dass ein Weiterleben nicht möglich ist. Die Fettsäuren im Kokosöl eröffnen nicht nur die Möglichkeit, die Viruslast zu verringern, sondern sie können auch andere schädliche Keime töten. Da die Laurinsäure und andere MCFA außerdem die Verdauung erleichtern und die Energieproduktion steigern, bessert sich der allgemeine Gesundheitszustand.

Aktuelle Forschungsergebnisse lassen darauf schließen, dass AIDS bei HIV-Infizierten schneller ausbricht, wenn die Viruslast höher ist. Wird diese so weit reduziert, dass kein Virus mehr nachweisbar ist, hat der Patient bessere Chancen, dass die Krankheit nicht zum Ausbruch kommt, und die Gefahr, andere zu infizieren, sinkt. Eine neuere Studie der *Johns Hopkins University* in Baltimore, Maryland, zeigt, dass bei einem Betroffenen die Anzahl der einzelnen Viren darüber entscheidet, in welchem Ausmaß das Virus an andere weitergegeben werden kann. Die Studie ergab, dass bei 200.000 Viruskopien (einzelne Viren pro Milliliter Blut) die Wahrscheinlichkeit, dass HIV weitergegeben wird, zweieinhalb Mal höher ist als bei nur 2000 Kopien. Die Forscher beobachteten bei Infizierten mit weniger als 1500 Viruskopien überhaupt keine Übertragung.

Gegenwärtig empfehlen einige Forscher HIV-Infizierten, täglich das Äquivalent von 24 bis 28 Gramm Laurinsäure zu sich zu nehmen, um ihre Viruslast zu verringern. Das entspräche ungefähr dreieinhalb Esslöffeln (50 Gramm) Kokosöl. Es ist zwar derzeit noch nicht bekannt, ob Laurinsäure eines Tages als Mittel gegen AIDS eingesetzt wird, aber es hat nachweislich bei Infizierten die HIV-Last verringert, sodass sie ein normaleres Leben führen können und die Gefahr einer Übertragung auf andere deutlich geringer ist. Genauso könnte es vor einer Infektion schützen und sie möglicherweise überhaupt verhindern, wenn ein Mensch sich mit ausreichend Laurinsäure ernährt und den Kontakt mit HIV meidet.

Andere schwere Erkrankungen

Als ich anfing, auf der Suche nach Informationen über Kokosöl die medizinische Literatur zu durchforsten, war ich überrascht, wie viele Studien seine positive Wirkung belegen. Einige zeigten, dass Kokosöl präventiv für Menschen nützlich sein konnte, die Angst vor Krebs, Diabetes, Leber- oder Nierenerkrankungen, Prostatavergrößerung und sogar Epilepsie hatten.

Krebs

Bei Frauen liegt die Wahrscheinlichkeit, an Brustkrebs zu erkranken, bei eins zu acht. Bei Männern liegt die Wahrscheinlichkeit, Prostatakrebs zu bekommen, bei eins zu neun. Jeder dritte Mensch, der heute in den Vereinigten Staaten lebt, wird irgendwann im Laufe seines Lebens an Krebs erkranken. Krebs ist nach Herz-Kreislauf-Erkrankungen Todesursache Nummer zwei. Oft ist die Behandlung genauso schlimm wie die Krankheit selbst. Die beste Verteidigung ist die Prävention, und die meisten Formen von Krebs sind vermeidbar.

Jeder von uns trägt kanzeröse Zellen im Körper. Aber wir erkranken nicht alle an Krebs oder sterben daran, weil unser Immunsystem diese veränderten Zellen zerstört, bevor sie außer Kontrolle geraten können. Solange das Immunsystem einwandfrei arbeitet, brauchen wir uns über Krebs keine Sorgen zu machen. Wir können einiges tun, um die Effizienz unseres Immunsystems zu steigern und dadurch helfen, Krebs zu verhindern: Wir können uns gesund ernähren, regelmäßig Sport treiben, Stress reduzieren, uns ausreichend Ruhe gönnen. Wir sollten auch alles vermeiden, was Krebs auslösen kann, wie das Rauchen oder den Verzehr von hitzebehandelten Pflanzenölen. Wie bereits in Kapitel 2 betont, schwächen industriell verarbeitete Pflanzenöle das Immunsystem und bilden freie Radikale, die Krebs fördern können. Noch etwas können wir tun, um unser Immunsystem zu stärken: Regelmäßig Kokosöl verwenden. Es kann die Wahrscheinlichkeit, an Krebs zu erkranken, deutlich senken, besonders wenn es anstelle der meisten anderen Öle aufgenommen wird.

Wir sind ständig von lästigen Keimen umgeben, von denen viele den Weg in unseren Körper finden. Die weißen Blutkörperchen unseres Immunsystems halten ständig Ausschau nach eindringenden Bakterien und machen kranke und kanzeröse Zellen unschädlich. Dringen jedoch zu viele Keime ein oder ist das Immunsystem hohem Stress ausgesetzt, sind die weißen Blutkörperchen überfordert; kanzeröse Zellen können wachsen und sich ungehemmt ausdehnen.

Die antimikrobiellen Eigenschaften der mittelkettigen Fettsäuren im Kokosöl unterstützen den Körper dabei, krankheitsverursachende Keime unschädlich zu machen und befreien dadurch das Immunsystem von Stress. Die MCFA übernehmen die Aufgabe, viele der eindringenden Mikroben abzutöten. Sind weniger Keime vorhanden, derer sie sich annehmen müssen, sind die weißen Blutkörperchen frei, kanzeröse Zellen aufzuspüren und zu zerstören. So hilft das Kokosöl dem Körper, sich gegen Keime zu verteidigen; die weißen Blutkörperchen können sich auf die Beseitigung von Toxinen und kanzerösen Zellen konzentrieren. Der große Beitrag des Öls zum Kampf gegen den Krebs besteht also darin, dass der Stress vom Immunsystem genommen wird, sodass die weißen Blutkörperchen effizienter wirken können und kanzeröse Zellen keine Chance haben, Amok zu laufen.

Kokosöl hilft aber nicht nur den weißen Blutkörperchen, sondern es kann auch aktiv am Kampf gegen einige Formen von Krebs mitwirken. Wie Dr. Robert L. Wickremasinghe, Chef der serologischen Abteilung am *Medical Research Institute* in Sri Lanka, berichtet, besitzt Kokosöl antikanzerogene Eigenschaften. Forscher haben gezeigt, dass es bei Versuchstieren die Entstehung kanzerogener Wirkstoffe hemmt, die Darm- oder Mamma-(Brust-)krebs hervorrufen (Reddy, 1992, sowie Cohen und Thompson, 1987). Viele Pflanzenöle fördern Krebs, weil sie leicht zu kanzerogenen freien Radikalen oxidieren (Hopkins, 1981). MCFA entfalten eine ähnliche Wirkung wie Antioxidantien, sie verhindern die Reaktionen freier Radikale und scheinen eine Schutzwirkung zu entfalten, zumindest gegen Brustkrebs und Darmkrebs.

Diabetes mellitus

Eine der vielen Geißeln unserer modernen Gesellschaft ist der Diabetes mellitus. Die Krankheit ist im Verlauf des letzten Jahrhunderts häufiger geworden, in Amerika ist sie jetzt Todesursache Nummer sechs. Aber auch wenn der Diabetes nicht zum Tod führt, können Nieren- und Herz-Kreislauf-Erkrankungen, Bluthochdruck, Schlaganfall, grauer Star, Nervenschädigung, Gehörverlust und Erblindung die Folge sein. Man schätzt, dass bei 45 Prozent der Bevölkerung das Risiko besteht, an Diabetes zu erkranken.

Beim Diabetes dreht sich alles um den Zucker im Körper, man spricht auch von Blutzucker oder Blutglukose. Jede Zelle unseres Körpers ist auf die ständige Zufuhr von Glukose als Energiequelle für den Stoffwechsel angewiesen. Unsere Zellen verarbeiten die Glukose, um beispielsweise Wachstum und Reparatur voranzubringen. Nach einer Mahlzeit wandelt unser Verdauungssystem einen großen Teil davon in Glukose um, die an das Blut abgegeben wird. Das Hormon Insulin, das in der Bauchspeicheldrüse gebildet wird, transportiert die Glukose aus dem Blut in die Zellen, damit sie als Treibstoff dienen kann. Erhalten die Zellen nicht genug Glukose, wie es beim Diabetes der Fall ist, können sie buchstäblich verhungern, sodass Gewebe und Organe verfallen.

Es gibt zwei Hauptformen des Diabetes: Typ 1 und Typ 2. Der Typ-1-Diabetes, der auch als »insulinabhängiger juveniler Diabetes« bezeichnet wird, beginnt in der Regel schon in der Jugend, dabei kann die Bauchspeicheldrüse nicht genug Insulin bilden. Der Typ-2-Diabetes heißt auch »nicht primär insulinabhängiger Diabetes« oder »Altersdiabetes«, weil er normalerweise erst bei älteren Erwachsenen auftritt. Beim Typ-2-Diabetes kann die Bauchspeicheldrüse normale Mengen Insulin bilden, aber die Zellen können es nicht absorbieren. Insulin wirkt wie der Schlüssel für ein Schloss. Es geht zu den Zellen und schließt die Tür auf, damit die Glukose eintreten kann. Ist das Schloss aus billigem Material gemacht und zerbricht, funktioniert der Schlüssel nicht mehr, die Tür bleibt verschlossen. Das passiert beim Typ-2-Diabetes. Bei beiden Typen von Diabetes ist der Blutzuckerwert erhöht, während die Zellen nicht ausreichend mit Glukose versorgt werden.

Beim Typ-1-Diabetes kann die Bauchspeicheldrüse nicht genügend Insulin bilden, um ausreichend Glukose in alle Zellen des Körpers zu schleusen. Zur Behandlung gehören Insulin-Injektionen einmal oder mehrmals täglich und eine strikt zuckerarme Diät. Rund 90 Prozent aller Diabetiker leiden am Typ-2-Diabetes, 85 Prozent von ihnen sind übergewichtig. Bei Entstehung und bei der Beherrschung der Krankheit spielt die Ernährung eine entscheidende Rolle. Was wir essen, kann den Diabetes fördern oder uns davor schützen.

Bei den Einwohnern der Pazifikinseln, die sich traditionell ernähren, ist Diabetes unbekannt. Geben sie jedoch ihre angestammte Ernährung auf und übernehmen westliche Essgewohnheiten, steigt die Diabeteshäufigkeit. Ein interessantes Beispiel dafür gibt die Insel Nauru im Südpazifik. Die Menschen dort, die seit ewigen Zeiten hauptsächlich Bananen, Yamswurzel und Kokosnüsse aßen, kannten keinen Diabetes. Nachdem auf der Insel Phosphatvorkommen entdeckt wurden, kam mit dem Reichtum auch eine Änderung der Lebensweise. Die Inselbewohner ersetzten Kokosnuss und Yamswurzel, von denen ihre Vorfahren jahrhundertelang gelebt hatten, durch raffiniertes Mehl, Zucker und industriell verarbeitete Pflanzenöle.

Und schon bald tauchte eine bis dahin unbekannte Krankheit auf – Diabetes. Laut Weltgesundheitsorganisation sind heute die Hälfte der 30- bis 64-Jährigen auf Nauru Diabetiker.

Die Ärzte können den Patienten helfen, den Diabetes unter Kontrolle zu halten, indem sie ihnen eine fettarme, kohlenhydratreiche Diät verordnen. Die Diät begrenzt die Gesamtfettaufnahme auf höchstens 30 Prozent der Kalorienzufuhr. Komplexe Kohlenhydrate wie Vollkorn und Gemüse machen 50 bis 60 Prozent der Kalorien aus. Einfache Kohlenhydrate wie raffiniertes Mehl und Zucker sollen gemieden werden. Denn sie können die Bauchspeicheldrüse ganz erheblich belasten und bewirken, dass der Blutzuckerspiegel sehr rasch auf gefährliche Werte ansteigt. Um abzunehmen, sollen die Patienten weniger Fett und Süßigkeiten essen. Da Übergewicht bei Diabetes besondere Sorgen macht, steht der Gewichtsabbau im Vordergrund. Außerdem besteht das Risiko einer Herz-Kreislauf-Erkrankung, einer häufigen Spätfolge von Diabetes; auch deshalb soll der Fettverzehr eingeschränkt werden. Der vielleicht beste Grund, Fett auf ein Minimum zu begrenzen, liegt darin, dass insbesondere oxidierte Fette den Diabetes nicht nur fördern, sondern möglicherweise sogar verursachen.

Forscher haben entdeckt, dass übermäßiger Verzehr raffinierter Pflanzenöle zum Diabetes führt. Schon in den 1920er-Jahren löste Dr. S. Sweeney bei all seinen Medizinstudenten einen reversiblen Diabetes aus, indem er ihnen 48 Stunden lang eine Diät mit sehr viel Pflanzenöl verabreichte. Keiner der Studenten war zuvor Diabetiker gewesen. In jüngster Zeit ist es Forschern gelungen, bei Testtieren durch die Verfütterung von viel mehrfach ungesättigtem Fett Diabetes hervorzurufen (Parekh, 1998). Bei Tieren machte allein die Beschränkung der Fettaufnahme einen Typ-2-Diabetes rückgängig. Auch bei klinischen Studien führten fettarme Diäten bei Menschen zu einer Rückbildung der Krankheit. Viele Studien haben ergeben, dass fettarme Diäten einen Diabetes wirkungsvoll unter Kontrolle halten.

Gegenwärtig wird empfohlen, alle Fette einzuschränken. Einfach ungesättigte Fette wie beispielsweise Olivenöl scheinen einen Diabetes nicht negativ zu beeinflussen und dürfen deshalb in moderaten Mengen verzehrt werden. Da aber alle Fette, auch das Olivenöl, sehr kalorienreich sind, wird zur Mäßigung geraten. Gesättigtes Fett soll gemieden werden, weil es im Verdacht steht, das Risiko einer Herz-Kreislauf-Erkrankung zu erhöhen.

Der schlimmste Übeltäter scheint jedoch mehrfach ungesättigtes Öl zu sein. Studien haben ergeben, dass mehrfach ungesättigte Fette aus der Nahrung, die in die Zellstruktur eingebaut werden, bewirken, dass die Zelle insulinresistenter wird und deshalb schlechter mit Glukose versorgt wird. Anders ausgedrückt: Die »Schlösser« an den Zellen, die der Glukose die Tür öffnen, funktionieren schlechter, wenn zu viel mehrfach ungesättigtes Öl gegessen wird. Insulin kann die Tür nicht mehr aufschließen. Mehrfach ungesättigte Öle oxidieren leicht und werden durch freie Radikale geschädigt. Fette aller Art, einschließlich der mehrfach ungesättigten Öle, dienen als Bausteine der Zellmembran. Oxidierte mehrfach ungesättigte Fette in der Zellmembran können die Zellfunktion beeinträchtigen, beispielsweise den freien Fluss von Hormonen, Glukose und anderen Substanzen in die Zelle und wieder hinaus. Deshalb fördert eine Ernährung mit mehrfach ungesättigten Pflanzenölen den Diabetes. Eine Diät, die nur geringe Anteile solcher Öle enthält, hilft, die Symptome zu lindern. Da alle Fette leicht zur Gewichtszunahme führen, sollten sie möglichst gemieden werden.

Aber ein Fett gibt es, das Diabetiker ohne Furcht essen können, nämlich das Kokosöl. Nicht nur, dass es nicht zum Diabetes beiträgt, es hilft sogar, den Blutzuckerspiegel auszubalancieren und damit die Auswirkungen der Krankheit zu mindern. MCFA können den Zellen die nötige Energie liefern, ohne negative Folgen für Blutzucker- oder Insulinspiegel. Da das Kokosöl auch helfen kann, den Stoffwechsel zu regulieren (siehe Kapitel 5), kann der Körper mehr Kalorien verbrennen, sodass Gewicht abgebaut und der Diabetes in Schach gehalten werden kann.

Wie in diesem Kapitel bereits erwähnt, muss die Bauchspeicheldrüse weniger Enyzme produzieren, um Kokosöl zu verarbeiten. Das bedeutet beim Essen weniger Stress für die Bauchspeicheldrüse, wenn sehr viel Insulin produziert wird, sodass das Organ effizienter arbeiten kann. Kokosöl hilft auch, die Zellen mit Energie zu versorgen, weil es ohne die Hilfe von Enzymen oder Insulin leicht absorbiert wird. Man hat nachgewiesen, dass es die Insulinausschüttung und die Nutzung der Glukose im Blut verbesserte. Verglichen mit anderen Speiseölen steigert Kokosöl die Insulinwirkung und die Insulinempfindlichkeit. Im *Journal of the Indian Medical Association* wurde berichtet, dass die Häufigkeit von Typ-2-Diabetes in Indien gestiegen ist, weil die Menschen auf traditionelle Öle wie das Kokosöl verzichten und stattdessen mehrfach ungesättigte Pflanzenöle essen, die als »gesund für das Herz« angepriesen werden. Die Autoren verweisen auf die Verbindung zwischen mehrfach ungesättigten Ölen und Diabetes und empfehlen, mehr Kokosöl zu essen, um einen Diabetes zu verhindern.

Leberleiden

Die Leber zählt zu den wichtigsten Organen des Körpers. Sie entgiftet, bildet Proteine und Fette, schüttet Hormone aus, speichert Vitamine und Mineralstoffe, bildet Gallenflüssigkeit für die Verdauung und übernimmt etwa einhundert weitere Funktionen, die für unsere Gesundheit unabdingbar sind. Wird die Leber krank, kann das alle möglichen lebensbedrohlichen Krankheiten bedeuten. Am häufigsten hören wir von Hepatitis (Leberentzündung) und Leberzirrhose (Organverhärtung und -schrumpfung). Beide können tödlich enden. Eine Hepatitis kann verschiedene Ursachen haben, beispielsweise Alkohol, Drogen, Viren und Bakterien. Drei Formen, Hepatitis A, B und C, werden durch Virusinfektionen verursacht. Zu den schlimmsten Feinden einer gesunden Leber gehören Viren und freie Radikale – und vor beiden kann der regelmäßige Verzehr von Kokosöl schützen.

Das Hepatitis-A-Virus findet sich im Stuhl, übertragen wird es durch schlechte sanitäre und hygienische Bedingungen. Man schätzt, dass 40 Prozent der jungen Erwachsenen in den USA mit dem Hepatitis-A-Virus in Berührung gekommen sind. In vielen Regionen der Welt, wo es um die Hygiene schlecht bestellt ist, sind es fast 100 Prozent. Hepatitis-B- und Hepatitis-C-Viren werden häufig durch sexuellen Kontakt und unter Drogenabhängigen durch gemeinsam benutzte Injektionsnadeln übertragen. Diese beiden Formen sind weniger verbreitet als die Hepatitis A. In manchen Teilen Afrikas und Asiens sind bis zu 20 Prozent der Bevölkerung mit Hepatitis B infiziert. In den USA liegt die Rate bei ungefähr einem Prozent. Die schwerste unter den dreien ist die Hepatitis C, sie führt häufig zu einer Leberzirrhose.

Chronische Hepatitis, Alkohol- und Drogenmissbrauch oder eine Infektion können zur Zirrhose führen. Die Leberzirrhose ist eine degenerative Erkrankung, die von massiver Gewebezerstörung und Narbenbildung gekennzeichnet ist. Die Leberschäden, die bei Alkoholikern und Hepatitis-Patienten auftreten, sind hauptsächlich die Folge des zerstörerischen Wirkens freier Radikale. Die verursachte Schädigung beeinträchtigt die Leberfunktion, unbehandelt kann sie zum Organversagen und zum Tod führen.

Wie Forscher entdeckt haben, kann Kokosöl dazu beitragen, die Leber gesund zu erhalten. Die MCFA werden direkt vom Verdauungstrakt in die Leber geschleust, die sie auf vielfache Weise unterstützen können. Hepatitis verursachende Viren werden durch die mittelkettigen Fettsäuren inaktiviert, das Immunsystem wird bei der Abwehr gefährlicher Infektionen unterstützt.

MCFA bilden keine freien Radikale, sie tragen sogar dazu bei, deren Bildung in der Leber zu verhindern. Eine Studie von H. Kono und anderen ergab, dass MCFA eine alkoholinduzierte Leberschädigung dadurch verhindern können, dass sie die Bildung freier Radikale hemmen. Gleich mehrere Studien haben gezeigt, dass Fettsäuren aus Kokosöl und Palmkernöl die Leber vor alkoholinduzierten Schäden durch freie Radikale und Gewebetod schützen. Das ist als Hinweis darauf zu werten, dass die Verwendung dieser Öle nicht nur solche Schäden verhindern, sondern auch krankes Gewebe regenerieren kann. Dr. A. Nanji und andere Forscher empfehlen den Einsatz von Fettsäuren (aus tropischen Ölen) im Rahmen einer Ernährungstherapie bei alkoholischer Lebererkrankung.

Prostatavergrößerung

Bei allen Männern besteht das Risiko, dass die Prostata im Laufe des Lebens Probleme bereitet. Das häufigste ist die gutartige Prostatahyperplasie (BPH, nach dem Englischen *Benign prostate Hyperplasia)* oder Prostatavergrößerung. Knapp die Hälfte aller Männer zwischen 50 und 59 Jahren und fast 90 Prozent der über 70-Jährigen weisen Symptome der BPH auf. Die Erkrankung hat mittlerweile ein solches Ausmaß angenommen, dass sie beinahe als unweigerliche Folge des Älterwerdens betrachtet werden kann. Doch die Prostatavergrößerung ist nicht einfach eine Folge des Alterns, auch Lebensweise und Ernährung spielen bei der Entstehung eine wichtige Rolle. Allerdings stellt sie nur in den westlichen Ländern ein größeres Problem dar. Männer, die in ärmeren Regionen der Welt leben, in denen heimische Lebensmittel produziert und verzehrt werden, sind anscheinend nicht so stark betroffen. Die genaue Ursache der BPH ist zwar unbekannt, aber die neuere Lipid-Forschung hat ergeben, dass Kokosöl bei Prävention und Behandlung von Nutzen sein kann.

Man nimmt an, dass bei älteren Männern Testosteron in das männliche Geschlechtshormon Dihydrotestosteron (DHT) umgewandelt wird, das sich in der Prostatadrüse sammelt. Es regt die Bildung von Prostatazellen an, die Folge ist eine Vergrößerung der Drüse. Die Harnleiter, durch die der Urin aus der Blase fließt, werden dadurch verengt. Die Folge ist häufiges, aber beschwerliches Wasserlassen, besonders während der Nacht. Es wird oft auf eine Entzündung der Prostata zurückgeführt. Die Vergrößerung ist normalerweise gutartig, kann aber einer Krebserkrankung den Boden bereiten.

Logischerweise wird bei der Behandlung der BPH die Umwandlung des Testosterons in DHT blockiert. Nach diesem Prinzip wirkt das Medikament »Finasterid«, und zwar mit einigem Erfolg. Auch die Sägepalme, ein bekanntes pflanzliches Mittel, scheint die toxische Wirkung einer übermäßigen Bildung von DHT zu hemmen. Die Beeren dieser subtropischen Pflanze, die auch im Südosten der Vereinigten Staaten wächst, wurden von den Indianern in Florida und den ersten Siedlern als Naturmedizin zur Behandlung von Unfruchtbarkeit, Harnwegserkrankungen und Erkältungen verwendet. Frauen wurden sie verordnet, um den Milchfluss anzuregen und Monatsschmerzen zu lindern.

Studien zeigen, dass die Beeren der Sägepalme auch die Folgen der BHP wirksam mindern, außerdem erweisen sie sich als bemerkenswert sicher. Verglichen mit »Finasterid« (einem häufig verschriebenen BPH-Medikament) reduziert die Sägepalme Prostatasymptome wirksamer. Zahlreiche Studien zeigen, dass Sägepalmenextrakt bei fast 90 Prozent der Patienten wirkt, in der Regel innerhalb von vier bis sechs Wochen. Dagegen minderte »Finasterid« die Symptome bei nicht einmal 37 Prozent der Patienten, die es ein Jahr lang eingenommen hatten. Bei der Sägepalme gibt es keine Nebenwirkungen. »Finasterid« hingegen kann Impotenz verursachen, die Libido senken und zum Brustwachstum führen. Als wirksames Mittel zur Behandlung von BPH steht die Sägepalme bei Anhängern der Alternativmedizin und bei Schulmedizinern gleichermaßen hoch im Kurs. Sie zählt zu den Heilpflanzen, die sogar die Schulmedizin als sicher und wirksam anerkennt. Die Sägepalme ist eine Verwandte der Kokospalme. Auch bei ihr beruht die medizinische Wirkung hauptsächlich auf den Fettsäuren in den Beeren. Viele davon sind mittelkettige Fettsäuren, die denen in der Kokosnuss ähnlich sind. Dr. Jon Kabara, ein Experte der Lipid-(Fett-)Biochemie vermutet: Wenn die Fettsäuren in den Beeren der Sägepalme die Bildung des Hormons DHT hemmen, sollten die Fettsäuren im Kokosöl genauso wirken.

Gesünder mit Kokosöl

In vielen Kulturen der Erde wird die Kokosnuss seit Jahrhunderten sowohl als Nahrungsmittel als auch als Medizin genutzt. Traditionelle Heilmethoden wenden Kokosöl gegen viele unterschiedliche gesundheitliche Beschwerden an, von der Behandlung von Verbrennungen und Verstopfung bis zu Tripper und Grippe. Die moderne medizinische Forschung bestätigt die Wirksamkeit des Kokosöls gegen viele dieser Krankheiten und Beschwerden. Untersuchungsergebnisse der letzten Jahrzehnte zeigen, dass die mittelkettigen Fettsäuren in dem Öl anders verdaut und verstoffwechselt werden als andere Fette. Dieser Unterschied verleiht ihm seine vielfältigen gesunden Vorzüge, die keine andere Quelle gewährt.

Die Verdauung der mittelkettige Triglyceride im Kokosöl erfordert keine Bauchspeicheldrüsenenzyme oder Gallenflüssigkeit. Sie sind leicht verdaulich und deshalb ideal für Säuglinge, Mukoviszidose-Patienten und Men-

Meine Erfahrungen mit Kokosöl

»Ich bin Krankenschwester in einem alternativen naturheilkundlichen Wellnesscenter in Missouri. Ich verwende Kokosöl bei allen meinen Kunden als Basisprodukt. Es gehört zu den wirksamsten Ergänzungsmitteln, mit denen ich je gearbeitet habe (ich bin seit 30 Jahren in der Krankenpflege und seit 20 Jahren in der Naturheilkunde tätig), und ich finde, dass es bei allen Blutgruppen und Körpertypen wunderbar wirkt. Allerdings verwende ich es vorsichtig, weil es sehr stark wirkt und den Körper sehr schnell entgiften kann. Einige meiner Klienten mussten mit einem Teelöffel beginnen und die Dosis langsam steigern, weil die Entgiftungsreaktion intensiver war als gewünscht. Die meisten Menschen, mit denen ich arbeite, vertragen vom ersten Tag an drei bis vier Esslöffel täglich. Die Resultate sind beeindruckend: ein gestärktes Immunsystem, mehr Energie, ein stabiler Blutzuckerspiegel, bessere Schilddrüsenfunktion, Gewichtsabbau, geistige Klarheit und größere emotionale und geistige Stabilität. Es ist nicht nur ein wunderbares Ergänzungsmittel, sondern auch ein grundlegendes Nahrungsmittel, das anstelle aller gewohnten Öle verwendet werden sollte. Ich kenne kein anderes Produkt, das so viele Vorzüge aufweist – und dabei schmeckt es auch noch hervorragend!«

Marie D.

schen mit Verdauungsschwierigkeiten oder Erkrankungen der Gallenblase sowie für Patienten, denen die Gallenblase entfernt wurde.

Kokosöl wird bei Unterernährung empfohlen, weil es eine schnelle und leichte Nährstoffquelle darstellt, die den Stoffwechsel des Körpers nicht belastet. Außerdem verbessert es die Absorption von Mineralstoffen (besonders Calcium und Magnesium), den B-Vitaminen und fettlöslichen Vitaminen (A, D, E und K sowie Beta-Carotin) und einigen Aminosäuren. Die MCFA im Kokosöl werden vom Körper zur Energieproduktion verwendet, nicht zur Bildung von Fettablagerungen. Kokosöl regt den Stoffwechsel an, steigert die Energie, verbessert die Funktion der Schilddrüse – und all dies hilft, unerwünschtes Körperfett abzubauen. Deshalb hat sich das Kokosöl den Ruf als einziges natürliches kalorienarmes Fett der Welt erworben. Forscher empfehlen das Öl als Mittel, Fettleibigkeit zu verhindern und gegebenenfalls sogar zu behandeln.

Kokosöl ist gesund für das Herz. Es beeinflusst den Cholesterinwert nicht negativ, fördert nicht die Klebefähigkeit der Thrombozyten, die zur Bildung von Blutgerinnseln führt, und sammelt sich nicht in den Arterien. Es besitzt entzündungshemmende, antibakterielle und antioxidative Eigenschaften, die allesamt die Arterien vor Arteriosklerose und einer Herz-Kreislauf-Erkrankung schützen. Die Menschen auf der Welt, die das meiste Kokosöl verzehren, leiden am seltensten unter Herz-Kreislauf-Erkrankungen. Das gilt sogar für die Bevölkerungsgruppen, die 50 Prozent ihrer täglichen Kalorien aus gesättigtem Fett, vor allem Kokosöl, beziehen.

Die MCFA besitzen kräftige antimikrobielle Eigenschaften, die eine ganze Reihe krankheitsverursachender Bakterien, Pilze, Viren und Parasiten abtöten, dabei die freundlichen Darmbakterien nicht antasten und auch nicht zur Antibiotikaresistenz beitragen. Kokosöl kann für Menschen mit normalen Infektionen wie Grippe oder Candidiasis genauso nützlich sein wie für Patienten mit ernsthafteren Problemen wie einer HIV-Infektion.

Weil es keine freie Radikale bildet und das Immunsystem unterstützen kann, kann Kokosöl auch zur Verhinderung und Behandlung einer ganzen Reihe weiterer Krankheiten nützlich sein, die in diesem Buch nicht zur Sprache kommen. Mediziner und andere Heilkundige entdecken an ihm ständig neue gesundheitsfördernde Eigenschaften.

Gegenwärtig testen mehrere Krankenhäuser in den USA die Wirksamkeit einer Nahrungsergänzung mit Monolaurin, einem Derivat des Kokos-

Meine Erfahrungen mit Kokosöl

»In den vergangenen Monaten litt ich unter schwerer Schlaflosigkeit. Ich traue Schlafmitteln nicht, aber es wurde schließlich so schlimm, dass mir mein Arzt ein Rezept in die Hand drückte. Mit dem Schlafmittel (das ich nur ein paarmal probiert habe) schlief ich des Nachts statt vorher zwei nunmehr vier Stunden, fühlte mich aber am nächsten Morgen viel schlechter. Seitdem ich Kokosnussprodukte einnehme, schlafe ich volle acht Stunden. Auch die Schmerzen durch die Arthritis in Händen, Wirbeln und Knien sind fast vollständig verschwunden. Ab und zu zwickt es noch im Knöchel des kleinen Fingers der rechten Hand, aber ich vermute, das sind die Kalkeinlagerungen.

Ich komme mir fast albern vor, wenn ich das hier schreibe, weil ich selbst kaum glauben kann, dass sich meine Beschwerden allein durch den Verzehr von Kokosmilch und Kokosöl so sehr gebessert haben. Ich warte noch immer, dass die Probleme zurückkehren. Ein weiterer Nutzen ist, dass ich nicht mehr chronisch reizbar bin wie so lange Zeit, sodass ich schon an eine Persönlichkeitsveränderung glaubte. All dies kann ich nur dem Kokosöl zurechnen, denn sonst hat sich in meinem Leben nichts verändert.«

Rhea L.

öls. Ärzte berichten über erstaunliche Resultate bei ihren Patienten. So nahm beispielsweise eine Frau, die seit über 20 Jahren an Eierstockzysten gelitten hatte, das Ergänzungsmittel ein, und schon nach einem Monat begannen die Zysten zu schrumpfen und verschwanden schließlich. In einem anderen Fall wurde das Ergänzungsmittel einem Mann verordnet, der seit 20 Jahren an Hepatitis C erkrankt war. Nach sechs Monaten war seine Viruslast von einer Million auf einen nicht mehr feststellbaren Wert gesunken. Er brauchte keinen zusätzlichen Sauerstoff zum Atmen mehr. Seine Leberenzyme normalisierten sich, er konnte aufstehen und den Rollstuhl verlassen. Kurz: Er führte ein normales Leben.

Forscher entdecken auch, dass Kokosöl möglicherweise bei der Behandlung von Nieren- und Blasenproblemen wirksam ist. So zeigten sich beispielsweise bei einer Studie an Ratten, bei denen künstlich ein Nierenversagen herbeigeführt worden war, weniger und minder schwere Läsionen bei den Tieren, die Kokosöl erhielten, zudem war die Überlebenszeit länger. Die Forscher schlossen auf eine Schutzwirkung des Öls für die Nieren. Aufgrund der antimikrobiellen Wirkung des Kokosöls ist es möglicherweise auch gegen verschiedene Nieren- und Blaseninfektionen wirksam. Eine Frau kam mit Blasenbeschwerden zu mir, die am Morgen erstmals aufgetreten waren. Ich erzählte ihr von Kokosöl, sie begann sofort mit der Einnahme. Ohne jede weitere Behandlung verschwand die Infektion innerhalb von zwei Tagen, und zwar vollständig. Seitdem empfehle ich es mit gutem Erfolg auch anderen Patienten mit Blaseninfektionen.

Eine weitere fast unglaubliche Verwendung für das Kokosöl haben Forscher in der Behandlung der Epilepsie entdeckt. Der Nahrung zugesetzt, haben sich MCFA als wirksam erwiesen, epileptische Anfälle bei Kindern zu reduzieren. D. L. Ross von der *University of Minnesota Medical School* hat gezeigt, dass nach zehnwöchiger Behandlung die Häufigkeit von Anfällen bei zwei Dritteln der Kinder, die an seiner Studie teilnahmen, um über 50 Prozent zurückging. Was für ein erstaunliches, gesundes Lebensmittel!

In dem Maße, wie Kokosöl auf breiterer Basis verwendet wird, werden wir mit Sicherheit noch eine Menge weiterer gesundheitlicher Vorteile dieses Wunders der Natur entdecken. Es ist unglaublich, dass viele es noch immer als ungesund kritisieren. Bleibt nur zu hoffen, dass die Informationen aus diesem Buch Ärzte, Ernährungsberater und die allgemeine Öffentlichkeit über die Wunder des Kokosöls aufklären werden.

Kapitel 8 – Über das Essen zu besserer Gesundheit

Der regelmäßige Verzehr von Kokosöl kann Ihr Leben positiv verändern. Wenn Sie übergewichtig sind, kann es Sie dabei unterstützen, überschüssiges Körperfett abzubauen, bei Verdauungsproblemen hilft es Ihnen ebenfalls. Kokosöl kann Ihnen zu besserem Befinden und Aussehen verhelfen, Ihnen mehr Energie verleihen, Infektionskrankheitensowie Herz-Kreislauf-Erkrankungen und Krebs verhindern. Es ist fürwahr ein höchst bemerkenswertes Gesundheitselixier der Natur.

Die Vorteile der Kokosnuss können Sie sich zunutze machen, ohne Ihre Lebensgewohnheiten einschneidend zu ändern. Eigentlich brauchen Sie nur drei einfache Schritte zu tun: 1. Kochen Sie mit Kokosöl und verbannen Sie alle anderen Öle aus Ihrer Küche, 2. Essen Sie regelmäßig Kokosnuss und Kokosnussprodukte und 3. Tragen Sie Kokosöl direkt auf Haut und Haare auf, sodass der Körper die heilende Wirkung unmittelbar erfährt.

In diesem Kapitel lernen Sie, wie Sie Kokosöl und Kokosnussprodukte in Ihren Lebensstil integrieren. Im Kapitel 9 gebe ich Ihnen Rezepte für köstliche Gerichte mit Kokosnuss und Kokosöl und ich zeige Ihnen, wie Sie das Öl zur Schönheitspflege nutzen können. Aber zunächst müssen Sie verstehen, woher das Kokosnöl eigentlich stammt und wie viel Sie davon brauchen, um in vollem Umfang von seiner heilenden Wirkung zu profitieren.

Quellen tropischer Öle

Wenn wir uns die wunderbaren Vorteile mittelkettiger Fettsäuren zunutze machen wollen, müssen wir natürlich Lebensmittel essen, die sie enthalten. In nennenswerten Mengen finden sie sich nur in Vollmilch, Butter und ganz besonders in Palmkern- und Kokosöl. Das Butterfett in der Kuhmilch enthält geringe Mengen an MCFA, aber da Milch und Milchprodukte heute häufig fettarm oder fettfrei sind, liefern sie praktisch keine dieser gesunden Fettsäuren. Butter besteht nur zu sechs Prozent aus mittelkettigen Fettsäuren. Viel besser sind da die tropischen Öle. Palmkernöl enthält 58 Prozent MCFA, allerdings findet es sich nur in sehr wenigen industriell verarbeiteten Lebensmitteln. Der Anteil mittelkettiger Fettsäuren im Kokosöl beträgt 63 Prozent; frisches oder getrocknetes Kokosnussfleisch hat einen Fettanteil von 33 Prozent, Kokosmilch von 24 Prozent. Also sind Kokosnussprodukte

Essenzielle Fettsäuren

Um gesund zu bleiben und eine Mangelerkrankung zu vermeiden, müssen Sie Ihrem Körper alle Nährstoffe zuführen, die er braucht. Fette sind wichtige Nährstoffe; essenzielle Fettsäuren sind unverzichtbar, wenn Sie gesund bleiben wollen. Einige der Fettsäuren werden als »essenziell« klassifiziert, weil unser Körper sie nicht selbst aus anderen Nährstoffen bilden kann. Wir müssen sie also mit der Nahrung zuführen. Die beiden wichtigsten essenziellen Fettsäuren sind die Omega-6-Fettsäure (Linolensäure) und die Omega-3-Fettsäure (Alpha-Linolensäure). Auch mittelkettige Fettsäuren, wie sie im Kokosöl gefunden werden, sind von großer Bedeutung, sie gelten als »bedingt essenziell«: Das heißt, unter bestimmten Bedingungen sind sie ebenso wichtig wie andere essenzielle Fettsäuren.

Die essenziellen Fettsäuren sind in den meisten Pflanzenölen enthalten, werden aber häufig durch Raffination und Verarbeitung beeinträchtigt oder durch freie Radikale zerstört. Dementsprechend sind konventionell verarbeitete Pflanzenöle weniger ergiebige Quellen. Darüber hinaus blockieren Transfettsäuren aus gehärteten Ölen, darunter auch Margarine und Backfett, die Nutzung der essenziellen Fettsäuren im Körper oder beeinträchtigen sie zumindest.

Sie können sich direkt über das Essen mit den essenziellen Fettsäuren versorgen, beispielsweise durch nicht raffiniertes kalt gepresstes Pflanzenöl oder auch durch Nahrungsergänzungsmittel. Kokosöl weist jedoch nur einen sehr geringen Gehalt an diesen Fetten auf (zwei Prozent). Ein Vorteil seiner Verwendung in der täglichen Nahrung besteht darin, dass die mittelkettigen Fettsäuren synergistisch mit den essenziellen Fettsäuren zusammenwirken, sodass der Körper diese Fette besser nutzen kann. Eine Ernährung mit viel Kokosöl kann die Wirksamkeit der essenziellen Fettsäuren um bis zu 100 Prozent erhöhen (Gerster, 1998). Und damit nicht genug: Kokosöl wirkt auch als Antioxidans, es schützt die essenziellen Fettsäuren im Körper vor zerstörerischer Oxidation.

Laut Weltgesundheitsorganisationen sollten wir drei Prozent unserer täglichen Kalorien aus essenziellen Fettsäuren beziehen. Für mittelkettige Fettsäuren gibt es keinen empfohlenen Mindestverzehr, obwohl bekannt ist, dass Säuglinge fünf bis zehn Prozent ihrer Kalorien aus dieser Quelle erhalten sollten. Auch von Inselbewohnern wissen wir, dass der Mensch bis zu 50 Prozent seiner Kalorien aus Kokosöl erhalten kann, ohne Schaden zu nehmen, im Gegenteil, er wird möglicherweise sogar erheblich davon profitieren. Es scheint also geraten, eine geringe Menge essenzieller Fettsäuren zusammen mit einer deutlich größeren Menge mittelkettiger Fettsäuren zu konsumieren, wenn wir gesund bleiben wollen.

– Fleisch, Öl und Milch – mit Abstand die am leichtesten verfügbaren und ergiebigsten Quellen mittelkettiger Fettsäuren.

Die tropischen Öle

Palm-, Palmkern- und Kokosöl werden als »tropische Öle« bezeichnet. Sie stammen aus unterschiedlichen Palmenarten. Werden sie in Gerichten verwendet, unterscheiden sie sich kaum in Konsistenz und Geschmack, sehr wohl aber im Nährstoff- und Fettsäuregehalt. Alle tropischen Öle sind reich an wertvollen Nährstoffen und gesunden Fettsäuren. Im Unterschied zu den meisten anderen Pflanzenölen bestehen sie überwiegend aus gesättigten Fettsäuren. Die tropischen Öle, besonders das Palmkernöl und das Kokosöl, zeichnen sich dadurch aus, dass ihre gesättigten Fettsäuren überwiegend von der gesunden mittelkettigen Art sind.

Palm- und Palmkernöl sind zwei unterschiedliche Öle desselben Baumes, das eine wird aus den Kernen gewonnen, das andere aus dem Fruchtfleisch. Das Palmöl wird durch Dämpfen, Erhitzen oder Pressen aus dem Fruchtfleisch gezogen. Anders als andere tropische Öle enthält es nur geringe Mengen an mittelkettigen Fettsäuren. Palmkernöl wird aus dem Kern extrahiert. Der Kern hat nur einen Durchmesser von ungefähr drei Zentimetern und erinnert an eine Minikokosnuss. Die Öle unterscheiden sich im Aussehen: Dem Palmöl verleiht der hohe Anteil an Beta-Carotin und anderen Carotinoiden eine kräftig orange-rote Farbe. Das Palmkernöl wird wie das Kokosöl aus dem weißen Fruchtfleisch gewonnen, es ist deshalb von rein weißer Farbe.

Die Verbraucher in den meisten westlichen Ländern werden Palmöl und Palmkernöl nicht ohne Weiteres auftreiben können, sie werden vornehmlich in der Lebensmittelindustrie verwendet. Palmöl für den Hausgebrauch findet man manchmal in ausländischen Lebensmittel- oder Spezialitätenläden. Einige Firmen bieten es mittlerweile als nicht gehärtetes Backfett an. Kokosöl wird für den Gebrauch in der Küche verkauft; als die reichste natürliche Quelle von gesunden MCFA erfreut es sich wachsender Beliebtheit. Es ist in den meisten Bioläden erhältlich, man kann es auch bestellen.

RBD- und natives Kokosöl

Kokosöl wird aus den Früchten einer anderen Palmenart gewonnen als Palm- oder Palmkernöl. Wegen des hohen Ölgehalts von 33 Prozent ist die Gewinnung des Öls aus der Kokosnuss relativ einfach, es dient den Menschen in den Tropen schon seit Jahrtausenden als Hauptquelle von Pflanzenöl. Traditionell wird das Öl durch Erhitzen und/oder Fermentierung aus frischen oder getrockneten Kokosnüssen gewonnen. Wird das Fruchtfleisch in Wasser gekocht, löst sich das Öl aus dem Fleisch und steigt an die Oberfläche, wo es problemlos abgeschöpft werden kann. Bei der Fermentierung können sich Öl und Wasser auf natürliche Weise lösen. Der Saft oder die »Milch« der Kokosnuss wird aus dem Fleisch herausgepresst und anschließend für 24 bis 36 Stunden vergoren. In dieser Zeit trennt sich das Öl vom Wasser. Das Öl wird entfernt und für kurze Zeit leicht erhitzt, damit auch die restliche Flüssigkeit entweicht. Die Hitze ist so gewählt, dass sie dem Öl nicht schadet, denn es ist auch bei mäßig hoher Hitze sehr stabil.

Es gibt verschiedene Verfahren zur Verarbeitung der Kokosnuss, die sich auf Qualität, Aussehen, Geschmack und Aroma des Endprodukts auswirken. Das Kokosöl wird normalerweise in zwei Kategorien unterteilt: »raffiniert, gebleicht und desodoriert« (RBD nach dem Englischen *refined, bleached, deodorized)* und »nativ«. Beide unterscheiden sich im Ausmaß der Verarbeitung des Öls. Der Begriff »nativ« ist keine offizielle Klassifizierung, er besagt lediglich, dass das Öl weniger stark raffiniert wurde – bei geringeren Temperaturen und ohne chemische Zusätze.

Das RBD-Öl wird normalerweise aus getrockneter Kokosnuss, der sogenannten Kopra, hergestellt, wobei das Fruchtfleisch in der Sonne getrocknet, geräuchert oder in einem Ofen erhitzt wird. Es können auch mehrere dieser Verfahren kombiniert werden. Das Öl aus der Kopra wird vor allem in der Kosmetik- und Lebensmittelindustrie verwendet. Bei der Herstellung dieses Öls werden hohe Temperaturen und chemische Lösungsmittel verwendet, trotzdem gilt es noch immer als gesundes Öl, weil die Fettsäuren des Kokosöls bei der Raffinierung nicht angegriffen werden. Das RBD-Öl ist normalerweise farb-, geschmack- und geruchlos. Viele bevorzugen dieses Öl zum Kochen und für die Körperpflege, weil es den Geschmack der Speisen nicht beeinflusst und beim Auftragen auf die Haut keinen Duft hinterlässt.

Die meisten nativen Kokosöle werden aus frischen Kokosnüssen, nicht aus Kopra hergestellt. Das Öl wird durch verschiedene Verfahren extrahiert: Kochen, Fermentierung, Kühlung, mechanische Pressung oder Zentrifugierung. Da keine hohen Temperaturen und Chemikalien zum Einsatz kommen, behält das Öl die natürlichen sekundären Pflanzenstoffe, die ihm seinen besonderen Geschmack und Duft von frischer Kokosnuss verleihen.

Natives Kokosöl aus frischen Kokosnüssen ist weiß, wenn das Öl fest wird, oder kristallklar wie Wasser, solange es flüssig ist. Das RBD-Öl aus der Kopra kann genauso klar und weiß sein. Oft erkennt man den Unterschied bei einfachem Hinsehen gar nicht. Man kann sie nur am Geruch und Geschmack unterscheiden. Die RBD-Öle schmecken schal, native Öle haben einen angenehm milden Kokosnussgeschmack und -duft.

Es gibt auch Öle, die als »nativ« ausgewiesen sind und dennoch aus getrockneter Kopra statt aus frischer Kokosnuss hergestellt sind. Das sind die sogenannten Cochin-Öle. Sie sind weniger intensiv verarbeitet als die meisten RBD-Öle. Das heißt aber nicht, dass sie natürlicher wären als raffiniertes Öl aus Kopra, tatsächlich sind sie von minderer Güte. Der Name »Cochin« ist von der indischen Stadt Cochin abgeleitet, wo das billige Öl aus Kopra sehr beliebt ist. Diese Öle sind streng in Geruch und Geschmack und leicht verfärbt. Beim Trocknen der Kokosnuss unter freiem Himmel kann die Kopra schnell schimmlig werden. Dieser Schimmel verleiht dem Öl aus dieser Art von Kopra eine gelbliche oder graue Farbe. Der Schimmelansatz ist harmlos, weil er durch die Hitze während der Verarbeitung sterilisiert wird. Den Unterschied zwischen diesen Ölen und wirklich nativem Kokosöl erkennen Sie an der Farbe. Da das Cochin-Öl stärker verunreinigt ist als andere Kokosöle, ist die Haltbarkeit geringer, sie beträgt nur etwa sechs Monate. Chochin-Öl wird hauptsächlich zur Herstellung von Seifen und Kosmetika verwendet. Auf asiatischen Märkten wird es aber auch als Speiseöl verkauft.

Kokosöl wird in Gläsern verschiedener Größe angeboten, am gebräuchlichsten sind etwa 200 Milliliter. Ich kaufe meines literweise. Oft fragen mich die Leute, welche Sorte sie verwenden sollten. Darauf habe ich eine einfache Antwort: Kaufen Sie die, die Ihnen am besten schmeckt. Wenn Sie eine bestimmt Sorte nicht mögen, probieren Sie eine andere. Es gibt erhebliche Unterschiede im Geschmack. Wenn Sie das Öl häufig verwenden wollen, sollten Sie mit der gewählten Sorte zufrieden sein. Manchen gefällt der

Vergleich der Tagesdosis

Mit der Menge an mittelkettigen Fettsäuren, die als optimal für die Gesundheit erachtet wird, können Sie sich durch verschiedene Kokosnussprodukte versorgen. Die folgenden enthalten jeweils dieselbe Menge an MCFA:

3½ Esslöffel reines Kokosöl
200 Gramm frisches Kokosnussfleisch (etwa eine halbe Kokosnuss)
2¾ Tassen, entspricht 320 Gramm getrocknete, geraspelte Kokosnuss
300 Milliliter Kokosmilch

Geschmack von Kokosöl nicht in allen Gerichten, in diesem Fall empfehle ich, es mit einer geschmacksneutralen Sorte zu versuchen. Ich persönlich mag den Kokosnussgeschmack und das feine Aroma des nativen Kokosöls. Es ist ein wenig teurer als andere Sorten, aber es ist seinen Preis wert. Bei manchen Sorten ist der Geschmack etwas stärker. Mir sagen sie nicht so zu, aber andere schwören darauf.

Vielerorts ist es noch immer schwer, hochwertiges Kokosöl aufzutreiben. Am besten suchen Sie in Bioläden. Sollten sie es dort nicht führen, bitten Sie die Geschäftsführung, es für Sie zu bestellen. Finden Sie dennoch keine Bezugsquelle in Ihrer Gegend, konsultieren Sie die Quellen im Anhang des Buches.

Empfehlenswerte Tagesdosis

Die Forschung legt sich bisher nicht fest, welche Menge Kokosöl die beste gesundheitliche Wirkung entfaltet. Aber auf der Grundlage des Gehalts an MCFA in der Muttermilch, die den Säugling ernährt und schützt, können wir die optimale Menge für Erwachsene schätzen. Sie läge bei täglich ungefähr dreieinhalb Esslöffeln (50 Gramm), wenn ein Erwachsener den gleichen Anteil von MCFA erhalten wollte wie ein gestillter Säugling. Dieselbe Menge MCFA erhält man aus 300 Millilitern Kokosmilch oder 200 Gramm roher Kokosnuss (etwa eine halbe Frucht).

Studien haben gezeigt, dass die antimikrobielle Wirkung der MCFA mit der verwendeten Menge steigt; je mehr dieser infektionsbekämpfenden Fettsäuren Ihr Körper also zur Verfügung hat, desto größer der Schutz. Mehr zu essen, ist also gesünder, und das nicht nur, weil Krankheiten verhindert, sondern auch, weil Verdauung und Nährstoffaufnahme sowie der Schutz vor Herz-Kreislauf-Erkrankungen verbessert werden.

Ob es möglich ist, zu viel Kokosnuss zu essen, lässt sich nicht mit Sicherheit sagen. Kokosöl ist für Menschen im Prinzip ungiftig. Es gilt als sicherer als Soja, das viele ja pfundweise verzehren. Die amerikanische Lebens- und Arzneimittelbehörde *(Food and Drug Administration, FDA)* führt Kokosöl auf der Liste der »allgemein als sicher« geltenden Lebensmittel. Es ist eine exklusive Liste. Nur Lebensmittel, die strenge Tests durchlaufen haben und deren Unbedenklichkeit über einen längeren Zeitraum nachgewiesen wurde, kommen auf diese *GRAS*-Liste *(GRAS* aus dem Englischen *generally regarded as safe).* Wir wissen, dass bestimmte Bevölkerungsgruppen auf den Pazifikinseln Kokosöl in großen Mengen – bis zu zehn Esslöffel am Tag – verzehren und sich ausgezeichneter Gesundheit erfreuen. Das ist weit mehr als wir normalerweise essen würden, also brauchen Sie wohl keine Angst zu haben, Sie könnten zu viel nehmen. Verschiedene klinische Studien haben ergeben, dass MCFA-Werte von mindestens einem Gramm pro Kilogramm Körpergewicht sicher sind. Bei einem Körpergewicht von ungefähr 60 Kilogramm wären das fünf Esslöffel, bei 80 Kilogramm etwa sechseinhalb.

Ich empfehle für Erwachsene zwei bis vier Esslöffel Kokosöl pro Tag. Laut meinem Kokosnuss-Lifestyle-Plan kann es erstens zum Kochen und Braten verwendet, zweitens als Ergänzungsmittel eingenommen sowie drittens auf die Haut und die Haare aufgetragen werden. Der schmackhafteste Weg ist sicherlich, sich die tägliche Dosis über die Verwendung in der Küche einzuverleiben. Es ist auch die einfachste Art, um zu ermitteln, wie viel sie tatsächlich zu sich nehmen.

Kokosöl in der Küche

Die Speiseöle, die Sie derzeit verwenden, durch Kokosöl zu ersetzen, ist ein ganz einfacher erster Schritt, um Ihre Nahrung mit MCFA anzureichern, ohne den Gesamtfettverzehr zu steigern. Streichen Sie Margarine, Backfett und verarbeitetes Pflanzenöl von Ihrem Speisezettel. Olivenöl und Butter sind in Ordnung, aber nehmen Sie Kokosöl, wo immer es geht. Für den Anfang gebe ich Ihnen in Kapitel 9 viele Rezepte an die Hand. Da Kokosöl vorwiegend gesättigtes Fett ist, führt das Erhitzen beim Kochen und Braten nicht wie bei anderen Pflanzenölen zur Bildung freier Radikale. Sie können also sicher sein, dass Sie Ihrer Gesundheit nicht schaden. Nach allen verfügbaren Forschungsergebnissen ist Kokosöl das sicherste Allzwecköl, das Sie verwenden können.

Kokosöl verflüssigt und klärt sich bei einer Temperatur von etwa 25 Grad Celsius, sodass es fast genauso aussieht wie anderes Pflanzenöl. Unterhalb dieser Temperatur ist es fest und cremig-weiß. Bei mäßigen Raumtemperaturen ist es von weicher, butterähnlicher Konsistenz, deshalb wird es manchmal auch »Kokosnussbutter« genannt. Kokosöl kann anstelle von Butter oder Margarine aufs Brot gestrichen werden. Das angenehm milde Kokosaroma mancher Sorten macht sie sogar zu einem ganz hervorragenden Brotaufstrich. Wenn Sie den Geschmack der echten Butter lieben, können Sie auch Butter und Kokosöl zu gleichen Teilen verrühren. Wegen seiner butterähnlichen Konsistenz bei Raumtemperatur ist es normalerweise nicht für kalte Salate geeignet. Ich nehme für meine Salate gern eine Mischung aus Oliven- und Kokosöl. Denn gemischt mit Olivenöl bleibt Kokosöl auch flüssig, wenn es über einen Salat gegeben wird.

Der Rauchpunkt liegt beim Kokosöl relativ niedrig, deshalb sollten Sie die Temperatur unter 180 Grad Celsius halten, wenn Sie Gerichte auf dem Herd zubereiten. Das ist eine mäßig hohe Brattemperatur, Sie können bei dieser Hitze fast alles braten, sogar pfannengerührtes Gemüse zubereiten. Wenn Ihr Herd nicht über eine Temperaturanzeige verfügt, erkennen Sie am Rauch, dass der Punkt überschritten ist. Beim Backen von Brot, Muffins oder bei der Zubereitung von Schmorgerichten können Sie den Backofen auf über 180 Grad Celsius einstellen, denn die Flüssigkeit hält die Innentemperatur unter 100 Grad Celsius.

Für die Verwendung von Kokosöl brauchen Sie keine besondere Anleitung oder spezielle Rezepte. Nehmen Sie es einfach anstelle der vorgeschriebenen Menge an Butter, Backfett, Margarine oder Pflanzenöl. Die meisten Sorten guten Kokosöls haben einen sehr milden Geschmack, sodass sie für alle Speisen verwendet werden können. Versuchen Sie es in Plätzchen, Kuchen, Muffins, gebackenen Pasteten und Pfannkuchenteig. Es eignet sich auch hervorragend für Pfannengerichte. Geben Sie statt Butter oder Sahnesauce eine Mischung aus geschmolzenem Kokosöl und Butter mit Gewürzen über

Reis, Pasta oder Gemüse. Zum Braten gibt es nichts Besseres als Kokosöl. Es verbindet sich genauso wie andere Pflanzenöle mit den Speisen, spritzt weniger und kann immer wieder verwendet werden. Ich empfehle normalerweise nicht, gebratene Speisen zu essen, da die meisten Pflanzenöle beim Braten toxische Substanzen bilden, aber wenn Sie Kokosöl nehmen, sind die Gerichte gesund, solange Sie das Öl nicht überhitzen. Denken Sie daran, die Temperatur herunterzuschalten, wenn es zu rauchen beginnt. Wie jedes andere Öl bildet das Kokosöl bei zu starker Hitze giftige Nebenprodukte.

Sie können Kokosöl auch in fast alle heißen Getränke wie Tee, Kaffee, heiße Schokolade, heißen Apfelsaft, Eierpunsch und sogar warmen Gemüsesaft geben. Es schmeckt gut in warmer Milch und V-8-Gemüsesaft. Bereiten Sie das Getränk wie gewohnt zu und rühren Sie einfach ungefähr einen Esslöffel Kokosöl hinein. Das Getränk muss warm genug sein, damit das Öl flüssig bleibt (mindestens 25 Grad Celsius). Da Öl weniger dicht ist als Wasser, vermischt es sich nicht sehr gut mit den meisten Getränken und steigt an die Oberfläche. Rühren Sie einfach um und trinken Sie. Es schmeckt nicht ölig. Es ist eine der schnellsten und einfachsten Methoden, Kokosöl in die Ernährung einzubauen.

Kokosöl ist sehr stabil, es braucht nicht im Kühlschrank aufbewahrt zu werden. Es bleibt auch ohne Kühlung mindestens zwei bis drei Jahre frisch. An einem kühlen Ort hält es sogar noch länger, lässt sich also hervorragend lagern. Ich habe gehört, dass Kokosöl untersucht wurde, das 15 Jahre gelagert worden war und noch immer nicht oxidiert war, also noch problemlos verwendet werden konnte. Ich kaufe mehrere Gläser Kokosöl auf einmal und bewahre eines im Kühlschrank auf, weil ich das Öl lieber härter als flüssig verwende. Außerdem fällt es mir leichter, eine kleine Menge mit dem Messer oder Löffel zu entnehmen, als es auszugießen. Beim Gießen kann leicht etwas verschüttet werden. Wenn ich flüssiges Öl brauche, erhitze ich die gewünschte Menge einfach in einem Topf oder ich nehme das Glas eine Stunde vorher aus dem Kühlschrank.

Kokosnüsse und Kokosnussprodukte

Nicht nur das reine Kokosöl selbst, sondern auch das Fruchtfleisch und Kokosmilch sind gute Quellen. Frisches Kokosnussfleisch besteht zu rund 33 Prozent aus Öl, 200 Gramm getrocknete Kokosnuss liefern dreieinhalb Esslöffel Öl. Je mehr Kokosnuss Sie Ihrer Ernährung hinzufügen, desto besser. Wenn Sie Kokosnuss in Ihre Kochrezepte einbauen, können Sie sich mit ausreichenden Mengen dieses lebensspendenden Öls versorgen.

Getrocknete und frische Kokosnuss

Ob getrocknet oder frisch, die Kokosnuss liefert reichliche Mengen an Ballaststoffen, die bekanntermaßen die Verdauung fördern. Eine Tasse getrockneter Kokosnussraspeln enthält neun Gramm Ballaststoffe, drei- oder viermal mehr als das meiste Obst und Gemüse. Beispielsweise enthält eine Tasse Brokkoli nur drei Gramm Ballaststoffe, roher Kohl zwei und eine Tasse Weißbrot nur ein Gramm. Außerdem findet sich in der Kokosnuss mehr Eiweiß als in der gleichen Menge grüner Bohnen, Karotten und der meisten Gemüsesorten. Dazu kommen noch die Vitamine B1, B2, B3, B6, C und E sowie Folsäure und die Mineralstoffe Calcium, Eisen, Magnesium, Phosphor, Kalium, Natrium und Zink.

Die Kokosnuss, die bei uns in den Läden angeboten wird, ist zumeist getrocknet und geraspelt. Beim Trocknen wird der Flüssigkeitsgehalt von 52 Prozent (in der frischen Kokosnuss) auf ungefähr zweieinhalb Prozent reduziert. Da das gesättigte Fett weitgehend gegen Oxidation und Verunreinigung resistent ist, hält sich geraspelte Kokosnuss monatelang, während frische Kokosnuss innerhalb weniger Tage verderben kann.

Frische Kokosnuss ist köstlich als Snack oder als Zutat von Gerichten. Sie bekommen sie in den meisten Lebensmittelgeschäften. Ganze Kokosnüsse sollten Sie so frisch wie möglich kaufen, nur können Sie im Laden leider nicht sofort erkennen, wie alt sie ist. Eine frisch geerntete Kokosnuss bleibt mehrere Wochen frisch, aber eine ältere kann schon verdorben sein, wenn Sie sie kaufen. Schütteln Sie die Nuss, um festzustellen, ob noch Kokoswasser darin ist. Wenn nicht, legen Sie sie wieder zurück. Alle drei sogenannten Kokosnussaugen sollten intakt sein, sie sollte keine Risse, undichte oder schimmlige Stellen aufweisen. Vor dem Öffnen müssen Sie zunächst die Flüssigkeit ablaufen lassen, Bohren Sie dazu ein Loch in mindestens zwei der drei Augen. Die dünne Membran über einem der Augen ist relativ weich und lässt sich ziemlich leicht durchstechen. Es ist auch nicht schwer, dieses Auge zu finden. Bei den beiden anderen Augen ist es etwas schwieriger, es kann sein, dass Sie zu Nagel und Hammer greifen müssen. Wenn die Löcher gebohrt sind, lassen Sie die Flüssigkeit in ein Glas ablaufen. Dann können Sie die Schale zertrümmern.

Kokosnussschalen sind hart und manchmal sehr schwer zu öffnen. Frische Früchte direkt vom Baum haben eine weichere Schale, die sich durch einen harten Schlag mit einem großen Messer durchtrennen lässt. Aber die Kokosnüsse, die in den meisten Läden angeboten werden, sind älter und haben eine viel härtere Schale. Am einfachsten lassen sie sich öffnen, wenn man sie in eine Ecke legt und mit einem Hammer darauf schlägt. Sie brauchen möglicherweise sehr viel Kraft, wählen Sie also eine Ecke, in der Sie keinen Schaden anrichten. Die Küchenplatte ist vielleicht nicht ganz der geeignete Ort. Zement- oder Holztreppen sind besser. Sie können auch eine Säge verwenden, aber das kann lange dauern.

Wenn die Schale geöffnet ist, entnehmen Sie das weiße Fleisch. Auf der Seite der Schale findet sich eine braune, faserige Membran, die Sie mit einem Gemüseschäler entfernen sollten. Jetzt ist die Kokosnuss fertig, Sie können sie genießen.

Die Kokosnuss und die entnommene Flüssigkeit sind sehr empfindlich und sollten deshalb im Kühlschrank aufbewahrt und innerhalb weniger Tage verbraucht werden, damit sie nicht verderben. Die bemerkenswerten antimikrobiellen Eigenschaften entfaltet das Öl erst im Körper, deshalb verhindert es weder Schimmel- noch Bakterienbefall in der frischen Nuss.

Kokosmilch

Ein weiteres bekanntes Kokosnussprodukt ist die Kokosmilch. Technisch gesehen ist es nicht die Flüssigkeit, die sich natürlich innerhalb der Kokosnuss entwickelt. Diese Flüssigkeit heißt »Kokoswasser«, allerdings werden die beiden Begriffe oft verwechselt. Kokosmilch ist ein künstlich erzeugtes Produkt aus dem Fleisch der Kokosnuss. Bei der Herstellung werden Wasser und geraspelte Kokosnuss vermischt, gepresst und das Fruchtfleisch extrahiert, sodass nur die Flüssigkeit übrig bleibt. Kokosmilch enthält 17 bis 24 Prozent Fett.

Das Wasser, das die Höhlung der Kokosnuss ausfüllt, ist farblos, leicht wolkig und süßlich im Geschmack. Kokosmilch dagegen ist ganz weiß, sieht aus wie Kuhmilch und ist nur süß, wenn ihr Zucker zugesetzt wird. Kokosmilch in Dosen erhalten Sie in vielen Lebensmittelgeschäften und Bioläden, sie kann als Ersatz für Kuhmilch und in vielen Rezepten verwendet werden (beispielsweise denen in Kapitel 9). Sie können sie einfach trinken, in kaltem und heißem Müsli verwenden oder über frische Früchte gießen. Sie kann auch in viele kalte Getränke eingerührt werden, beispielsweise in Fruchtsaft, Milch oder kalten Kakao. Natürlich können Sie Kokosmilch auch mit Heißgetränken mischen. Eines meiner Lieblingsgetränke ist ein Gemisch aus Kokosmilch und Orangensaft. Die Kokosmilch verleiht dem Getränk einen herrlichen Geschmack und eine cremige Konsistenz. Mischen Sie zwei bis vier Esslöffel Kokosmilch mit einem Viertelliter Orangensaft.

Außerdem können Sie Kokosmilch zur Herstellung von Frucht-Smoothies, Kokosnuss-Pancakes, der amerikanischen Muschelsuppe Clam Chowder und cremiger Hühnersauce verwenden – und das sind nur einige Vorschläge (mehr Rezepte in Kapitel 9). Mit so leckeren Rezepten kann eine Diät Spaß machen, und weil Sie sich nicht die Mühe machen müssen, die Kalorien einzuschränken, können Sie sie ein Leben lang beibehalten, ohne sich hungrig zu fühlen oder etwas zu vermissen.

Kokosöl für Haut und Haare

Kokosöl wirkt wahre Wunder auf der Haut. Wann immer mir jemand begegnet, der zögert, ob er Kokosöl essen soll, schlage ich vor, es zunächst auf der Haut zu probieren und zu sehen, was es da bewirkt. Bemerkt er oder sie dort eine Verbesserung, wächst die Bereitschaft, es auch zu essen. Für die Verwendung als Hautlotion sollten Sie ein Kokosöl wählen, das auch zum Verzehr geeignet ist. Es wird vom Körper problemlos über die Haut aufgenommen. Es ist fast genauso, als würden Sie es essen. Wenn Sie es also nicht essen möchten, dann tragen Sie es auch nicht auf die Haut auf.

Da Öle so leicht von der Haut absorbiert werden, kann man den Körper auch durch Auftragen auf die Haut mit Kokosöl versorgen. Das einzige Problem besteht darin, dass man nicht wirklich sicher sein kann, wie viel davon aufgenommen wird, da die Absorption je nach Struktur und Dicke der Haut schwankt. Darüber hinaus bleibt ein Zuviel an Öl nach dem Auftragen auf der Hautoberfläche, wo es leicht abgewischt wird. Deshalb sollte die Verwendung als Körperlotion oder Haarspülung nicht die einzige Methode sein, Kokosnuss in Ihren Lebensstil einzubauen. Mit Kokosöl zu kochen oder Kokosnussprodukte zu essen, verleiht auch Haut und Haaren einen schönen Schimmer, doch wer sich die besonderen Vorteile für die Schönheit zunutze machen möchte, der sollte es auf Haut und Haare auftragen.

Wenn wir uns beim Baden mit Seife waschen, wird die Schutzschicht der Haut abgetragen, sodass sie angreifbar für infektionsauslösende Keime wird. Eine dünne Schicht Kokosöl stellt den Schutz schnell wieder her. Sie macht die Haut weich und verleiht ihr einen schönen Schimmer. Ich empfehle, eine dünne Schicht Öl auf den ganzen Körper aufzutragen. Nehmen Sie nicht zu viel, sonst bleibt es auf der Hautoberfläche und verschmiert die Kleidung. Massieren Sie das Öl gut ein, und konzentrieren Sie sich auf die Bereiche, an denen die Haut besonders trocken, rot, entzündet oder rau ist, oder auf kleine Schnittwunden. Das Öl gut in die Haut einzuarbeiten, erhöht die Absorption und beschleunigt die Heilung. Massieren Sie es in die Füße ein und vergessen Sie dabei die Zehenzwischenräume nicht. Dadurch wird Fußpilz verhindert, nötigenfalls sogar behandelt. Die Füße werden häufig vernachlässigt, sodass sie trocken, rissig und infiziert werden. Oft berichten mir Menschen, wie schön ihre Füße aussähen, seit sie sie mit Kokosöl behandelten.

Um Schuppen zu bekämpfen und das Haar schöner zu machen, geben Sie das Öl direkt auf die Kopfhaut und massieren es kräftig ein. Lassen Sie es eine Zeitlang einwirken, mindestens 15 Minuten – je länger, desto besser. Anschließend waschen Sie es aus. Wenn Sie wollen, können Sie auch nach dem Duschen eine kleine Menge Kokosöl auf das Haar auftragen. Nehmen Sie aber nur wenig, denn Sie wollen ja nicht, dass sich das Haar fettig anfühlt oder klebt.

Haben Sie keine Angst, das Öl auch im Gesicht anzuwenden. Es wird Ihrem Teint guttun. Kokosöl wirkt wie ein sanftes Peeling und hilft, abgestorbene Zellen zu entfernen, sodass die Haut strahlend und jugendlich wirkt.

Kokosöl kann bei allen möglichen Schönheitsmakeln nützlich sein. Bei mir selbst sind einmal starke Verfärbungen durch Verletzungen, die jahrelang bestanden hatten, innerhalb weniger Wochen verschwunden. Akneattacken werden weniger ausgeprägt. Allmählich verblassen Falten, Wucherungen und Leberflecke. Nach Verbrennungen, Schnittverletzungen, Insektenstichen und anderen Verletzungen kühlt Kokosöl und beschleunigt die Heilung. Die Haut bleibt stark und elastisch, deshalb wirkt das Öl auch hervorragend gegen Schwangerschaftsstreifen. Am besten reibt die werdende Mutter schon während der Schwangerschaft das Öl täglich in den Bauch ein. Nach der Geburt sollte sie es so lange beibehalten, bis die Streifen völlig verschwunden sind.

Bei chronischen Erkrankungen sehen Sie nicht unbedingt sofortige Erfolge. Das Öl unterstützt die Haut bei der Heilung, und die kann einige Zeit dauern. Verwenden Sie es täglich, wenn nötig mehrmals. Innerhalb weniger Wochen sehen Sie die Verbesserung. Um das bestmögliche Resultat zu erzielen, sollten Sie es sowohl innerlich als auch äußerlich verwenden.

Kokosöl im Krankheitsfall

Von den Küstenbewohnern Afrikas, Süd- und Zentralamerikas weiß man, dass sie jedes Mal, wenn sie krank werden, Kokosöl oder Palmkernöl trinken. Für sie sind diese tropischen Öle gleichzeitig Nahrungsmittel und Medizin. Kokosöl kann bei der Bekämpfung vieler saisonaler Erkrankungen hilfreich sein. Werden diese, beispielsweise die Grippe, durch Viren hervorgerufen, gibt es kein wirksames Medikament dagegen. Die Mittel, die in solchen Fällen verordnet werden, sollen vornehmlich die Symptome lindern. Der Körper muss seine eigene Abwehr aufbauen, Ihnen bleibt nichts als abzuwarten. Sogar bei einer bakteriellen Infektion, gegen die Antibiotika verschrieben werden, muss der Körper die Infektion bekämpfen. Aber ob Sie nun an einer Virusinfektion oder einer bakteriellen Infektion leiden, essen müssen Sie auf jeden Fall. Also können Sie genauso gut Speisen zu sich nehmen, die mit Kokosöl zubereitet sind. Sie liefern Ihrem Körper wertvolle antimikrobiell wirkende mittelkettige Fettsäuren (MCFA), die Ihnen helfen, die Krankheit zu überwinden.

Viele möchten wegen der befürchteten Nebenwirkungen so weit wie möglich auf Medikamente verzichten. Kokosöl bietet eine natürliche Methode, eine Infektion ohne schädliche oder unangenehme Nebenwirkungen zu bekämpfen. Ob Sie sich nun für Medikamente entscheiden oder nicht, Kokosöl kann dazu beitragen, dass es Ihnen schneller wieder besser geht.

Es gibt zwar keine allgemeinen Richtlinien, welche Dosis im Krankheitsfall eingenommen werden sollte, aber ich empfehle vier bis acht Esslöffel täglich, bis es Ihnen besser geht. Verteilen Sie die Dosis über den Tag, indem Sie zu jeder Mahlzeit ein paar Esslöffel einnehmen. Viele melden gute Erfolge, wenn sie bei einer saisonalen Erkrankung alle paar Stunden einige Esslöffel Kokosöl einnehmen. Dabei braucht ein großer Mensch mehr als ein kleiner. Sie können es löffelweise einnehmen, wenn Sie möchten, aber es schmeckt besser, wenn es unter das Essen gemischt wird. Beispielsweise können Sie schnell ein paar Esslöffel in ein Glas Orangensaft rühren. Dabei sollte der Orangensaft – oder jedes andere Getränk – mindestens zimmerwarm sein, damit das Öl nicht fest wird. Saft und Öl vermischen sich nicht so gut, geben Sie also das Öl hinzu, rühren Sie um und trinken Sie sofort. Wenn es für Ihren Geschmack zu viel Öl ist, können Sie auch die Rezepte aus Kapitel 9 verwenden. Achten Sie auf ausreichend Ruhe, trinken Sie viel Wasser und nehmen Sie Vitaminpräparate ein, besonders Vitamin C, um Ihren Körper bei der Erholung zu unterstützen. Wenn es Ihnen besser geht, nehmen Sie als Erhaltungsdosis weiterhin täglich ungefähr dreieinhalb Esslöffel Öl ein.

Während einer schweren Erkrankung mit Erbrechen ist es unter Umständen nicht möglich, Kokosöl oral einzunehmen. In diesem Fall können Sie das Öl in die Haut einmassieren. Öle werden über die Haut leicht aufgenommen. Dadurch werden dem Körper unter Umgehung des Verdauungstrakts die zur Infektionsbekämpfung dringend benötigte Nahrung, Energie und die antimikrobiell wirkenden Fettsäuren zugeführt. Selbst wenn der Erreger durch MCFA nicht angreifbar ist, werden die Nährstoffe, die das Öl liefert, den Körper stärken und ihm helfen, schnell wieder gesund zu werden. Ich empfehle, zwei- oder dreimal täglich einen Esslöffel über den ganzen Körper verteilt einzumassieren. Mehrere dünne Schichten von Öl werden viel besser absorbiert als eine dicke Schicht, denn zu viel Öl an einer Stelle sättigt das Gewebe und begrenzt die Absorption; ein Zuviel an Öl landet leicht in der Kleidung oder in der Bettwäsche. Achten Sie darauf, das Öl nahe dem am stärksten infizierten Teil des Körpers aufzutragen. Bei einer Halsentzündung massieren Sie es in den Hals ein, bei einer Brust- oder Lungeninfektion bringen Sie viel Öl auf Brust und Rücken.

Der aktivste antimikrobiell wirkende Inhaltsstoff des Kokosöls ist die Laurinsäure, oder genauer gesagt, das Monolaurin. Laurinsäure können Sie in Form von Monolaurin auch als Nahrungsergänzungsmittel kaufen. Es liefert die kräftige keimbekämpfende Fettsäure in hoher Konzentration. Es kann wie jedes andere Ergänzungsmittel mit einem Glas Wasser eingenommen werden. Dieses Laurinsäureergänzungsmittel, das unter dem Handelsnamen Lauricidin® bekannt ist, können Sie bestellen (siehe Quellen im Anhang). Es wird die folgende Dosierung von Monolaurin empfohlen: Beim ersten Anzeichen einer Infektion nehmen Sie vier bis fünf Tage lang 1800 bis 3600 Milligramm (sechs bis zwölf Kapseln à 300 mg) und verringern anschließend die Dosis auf zwei bis vier Kapseln, bis die Beschwerden völlig verschwunden sind.

Eine Selbstdiagnose und Selbstbehandlung mag bei leichteren Erkrankungen wie einer Erkältung in Ordnung sein, aber ich rate Ihnen dringend, einen Arzt oder sonstigen Heilkundigen zu konsultieren, bevor Sie irgendeine ernsthafte Krankheit selbst behandeln. Nachdem Sie über alle die wunderbaren Dinge gelesen haben, die das Kokosöl bewirkt, kann es verführerisch sein, es als Wundermittel gegen sämtliche Krankheiten zu betrachten. Aber denken Sie daran: So gut das Kokosöl auch ist, ein Allheilmittel ist es nicht. Die mittelkettigen Fettsäuren töten nicht alle Keime, sodass eine medizinische Behandlung erforderlich sein kann.

Ich glaube, Kokosöls ist am besten als kräftiger Nährstoff zu verwenden, der dazu beitragen kann, Krankheiten zu verhindern. Es ist viel einfacher, eine Erkrankung zu verhindern, als sie zu kurieren, wenn sie erst einmal zum Ausbruch gekommen ist. Wenn Sie jeden Tag drei bis vier Esslöffel Kokosöl einnehmen und sich gesund ernähren, werden Sie womöglich gar nicht krank. Wenn doch, dann wahrscheinlich durch eine Infektion mit Keimen, die nicht für MCFA anfällig sind. In diesem Fall sollten Sie zu anderen natürlichen Heilverfahren oder zu Medikamenten greifen.

Die Einstellung zum Kokosöl überdenken

Seit ungefähr 40 Jahren verfügen wir über wissenschaftlich gesicherte Erkenntnisse über den gesundheitlichen Nutzen von Kokosöl. Doch sie werden bisher nur von wenigen Forschern anerkannt. Obwohl Produkte, die

Kokosölderivate enthalten, seit Jahren zur Ernährung von Krankenhauspatienten verwendet werden, wissen die meisten Ärzte, Ernährungsberater und Ernährungswissenschaftler wenig von seinen potenziellen gesundheitlichen Vorzügen. Dementsprechend betrachten sie Kokosöl oft als Quelle ungesunder gesättigter Fette, die angeblich den Cholesterinwert erhöhen. Das ändert sich allerdings allmählich, weil man mehr über den vielfältigen Nutzen weiß. Dieses Buch soll unter anderem dazu dienen, die Öffentlichkeit, aber auch medizinische Fachleute über das enorme Potenzial des Kokosöls aufzuklären und Unwahrheiten entgegenzutreten, die durch das Marketing der konkurrierenden Industrie in die Welt gesetzt werden.

Trotz der Beweise, die in diesem Buch vorgestellt werden, behaupten viele Mediziner und Autoren noch immer, Kokosöl sei ungesund. Es ist schwer, eine neue Erkenntnis als Wahrheit anzuerkennen, wenn man jahrelang darauf abgerichtet worden ist, etwas anderes zu glauben. Doch wenn Sie offen sind für neue Wahrheiten und bereit, sie zu akzeptieren, werden Sie die Erkenntnisse über Kokosöl begrüßen. Es gibt zu viele Vorzüge, um sie zu ignorieren. Ich habe die Dinge nicht erfunden. Die Informationen in diesem Buch stammen sowohl aus veröffentlichten Studien und klinischen Beobachtungen als auch aus historischer und epidemiologischer Forschung. Die Fakten sind alle verfügbar, Sie können sie selbst nachlesen, wenn Sie sich die Mühe machen wollen, die medizinische Literatur zu durchforsten (siehe die Literaturangaben im Anhang des Buches). Wenn Sie Ihren gesunden Menschenverstand walten lassen, dann erkennen Sie, dass Kokosöl nicht schädlich ist. Menschen, die Kokosnüsse und Kokosöl in großen Mengen verzehren, gehören zu den gesündesten Menschen der Welt. Dennoch werden Sie auf absehbare Zeit wahrscheinlich kritische Stimmen hören. Aber wem werden Sie glauben, der Sojabohnenindustrie sowie schlecht informierten Autoren und Ärzten, die alle selbst an degenerativen Erkrankungen leiden, oder den gesunden Pazifikinsulanern und den Forschern, die die Entdeckungen machen? Ich vertraue den Fakten und nicht der Werbepropaganda der Sojaindustrie.

Wenn Schwarzseher es nicht glauben wollen, dann lassen Sie sich dadurch nicht zurückhalten. Auf Sie warten einmalige Chancen. Wenn Sie regelmäßig Kokosöl essen, wird die Kraft der antimikrobiellen MCFA Ihren Körper schützen und Ihr Immunsystem unterstützen. Der Verzehr von

Kokosöl kann Sie auf unschädliche und zudem preiswerte Weise vor vielen Krankheiten schützen, ja, diese womöglich bekämpfen. Vielleicht zeigt die Forschung sogar eines Tages, dass Kokosöl genauso wirksam ist wie viele der antimikrobiellen Medikamente und Impfstoffe, die wir heute verwenden. Es ist definitiv sicherer. Der Verzehr hat keinerlei unerwünschten Nebenwirkungen.

Denken Sie daran, dass die Ärzte nach ihrem Examen hauptsächlich von der Pharmaindustrie weitergebildet werden. Die Literatur, die sie erhalten, und die Seminare, an denen sie teilnehmen, werden fast ausschließlich von diesen Unternehmen finanziert. Also sind die Informationen natürlich extrem parteiisch, sie konzentrieren sich vornehmlich auf eine medikamentöse Therapie. Deshalb wissen die meisten Ärzte nur wenig über Ernährung und noch weniger über die neueste Forschung hinsichtlich mittelkettiger Fettsäuren. Das wird sich bei den meisten Ärzten wahrscheinlich in den nächsten Jahren auch nicht ändern. Sie werden Ihnen auch weiterhin den Rat erteilen, gesättigte Fette, auch das Kokosöl, zu meiden, weil sie es nicht besser wissen. Sie haben vielleicht noch nie von mittelkettigen Fettsäuren gehört und wissen nicht einmal, dass es verschiedene Arten von gesättigtem Fett gibt. Warten Sie nicht ab, bis sie auf dem Erkenntnisstand angelangt sind, den Sie inzwischen erreicht haben.

Ernährungsumstellung mit Kokosöl

Nachdem Sie dieses Buch gelesen haben, sind Sie mit Wissen bewaffnet, das Ihre Gesundheit ungemein stärken und Ihre Lebensqualität verbessern kann. Der einfache Schritt, raffinierte Pflanzenöle aus Ihrer Ernährung zu verbannen und sie durch Kokosöl zu ersetzen, wird Wunder wirken. Sie ersetzen eine toxische Substanz mit einer anderen, die ausgezeichneten gesundheitlichen Nutzen bringt.

Diese Veränderung sollte Ihnen ein lebenslanges Anliegen bleiben. Kokosöl zu essen, ist nichts, das Sie einige Monate lang tun sollten, wie es oft mit Modediäten gemacht wird. Wenn es Ihnen dauerhaft nützen soll, müssen Sie es ständig essen. Hören Sie nicht auf die abfälligen Kommentare von anderen, die nichts über die gesundheitlichen Vorteile von Kokosöl wissen. Lassen Sie sie ebenfalls dieses Buch lesen und die Wunder des Kokosöls für sich selbst entdecken. Zu den besten Dingen, die Sie einem Freund geben können, gehört das Geschenk der Gesundheit. Schenken Sie Ihren Freunden dieses Buch. Es wird ihnen nicht nur helfen, gesünder zu werden, sondern Sie werden Freunde gewinnen, die Sie ermuntern und unterstützen.

Wenn Sie immer noch zweifeln, dann fordere ich Sie heraus, es sechs Monate lang zu probieren – nur sechs Monate, mehr nicht. Und dann schauen Sie nach sechs Monaten, ob Sie nicht besser aussehen und sich besser fühlen als je zuvor. Meine Herausforderung an Sie lautet, sämtliche industriell verarbeiteten Pflanzenöle aus Ihrer Ernährung zu streichen, ganz besonders gehärtete Öle (Backfett und Margarine eingeschlossen). Ein wenig Butter und natives Olivenöl sind in Ordnung. Viele verzichten auf Butter, weil sie sie für schädlich halten. Dabei finden sich in der Milch viele der gesunden mittelkettigen Fettsäuren, darunter auch Laurinsäure. Butter liefert moderate Mengen davon. Bevölkerungsstudien haben gezeigt, dass die Häufigkeit von Herz-Kreislauf-Erkrankungen sogar steigt, wenn statt Butter Margarine gegessen wird. Verwenden Sie Kokosöl zum Kochen und Braten und natives Olivenöl für Ihre Salatsaucen.

Ich rate Ihnen, langsam zu beginnen. Versuchen Sie zunächst einen oder zwei Teelöffel Kokosöl. Manche nehmen anfänglich zu viel, der Körper ist nicht daran gewöhnt, so viel Öl zu verarbeiten, deshalb kommt es zu dünnem Stuhl. Fangen Sie vorsichtig an und steigern Sie die Menge langsam auf etwa drei bis vier Esslöffel pro Tag. Und nehmen Sie das Öl mit dem Essen ein. Verwenden Sie es wo immer möglich in der Küche, fügen Sie es den Speisen hinzu, wie Sie es sonst mit Butter tun würden. Verwenden Sie es auch auf der Haut.

Die Herausforderung anzunehmen, fällt am schwersten, wenn Sie in einem Restaurant essen gehen, weil Sie oft nicht wissen, welche Öle dort verwendet werden. Wenn es möglich ist, bitten Sie um Oliven- oder Kokosöl. Wählen Sie Butter statt Margarine. Ansonsten rate ich Ihnen, einfach nicht dort zu essen, wo Sie nicht wissen, was Ihnen vorgesetzt wird. Restaurants kümmern sich selten um die Gesundheit ihrer Gäste, besonders wenn es um Öle geht. Oft nehmen sie das billigste industriell verarbeitete Öl, das sie finden können. Öle werden oft tage-, ja wochenlang immer wieder auf sehr hohe Temperaturen erhitzt, sodass sie extrem ranzig und hochgradig toxisch werden. Frittierte Speisen wie Pommes frites, Chicken Nuggets und Donuts ge-

Ihre tägliche Dosis

Sie können sich Ihre tägliche Dosis MCFA verschaffen, indem Sie Kokosöl genauso einnehmen wie jedes andere flüssige Nahrungsergänzungsmittel – löffelweise oder in ein Getränk gerührt. Die empfohlene Tagesdosis für Erwachsene beträgt dreieinhalb Esslöffel. Denken Sie daran, dass manche auch mit geringeren Dosen gute Resultate erzielt haben. Wenn Sie also nur einen oder zwei Esslöffel nehmen, werden Sie noch immer davon profitieren.

Den meisten fällt es schwer, Öl – egal welches – direkt mit dem Löffel einzunehmen. Manchen gelingt es ohne Probleme, aber die meisten können den öligen Geschmack und die Konsistenz schlecht vertragen. Natives Kokosöl aus frischer Kokosnuss ist jedoch ein sehr delikat schmeckendes Produkt, das man leicht löffelweise genießen kann. Es schmeckt sehr gut, beinahe wie Kokoscreme. Aber wenn Sie Öl nicht löffelweise essen können, dann gibt es andere Möglichkeiten, sich die Tagesdosis zu verschaffen. Kapitel 9 enthält viele Rezepte, die Ihnen zeigen, wie Sie sich auf schmackhafte Weise damit versorgen können.

hören zu dem ungesündesten Essen, das Sie im Restaurant wählen können. Wenn Sie schon unbedingt Frittiertes essen müssen, dann sollte es zumindest in Kokosöl frittiert sein, weil es beim Erhitzen keine freie Radikale oder toxische Transfettsäuren bildet wie andere Pflanzenöle.

Gelegentlich sagt mir jemand, er habe Kokosöl eine Zeitlang ausprobiert, aber keine Verbesserung wahrnehmen können. Lassen Sie es mich noch einmal sagen: Kokosöl ist kein Allheilmittel. Es wird nicht jedes gesundheitliche Problem kurieren. Und zweitens müssen Sie ihm eine Chance geben. Wenn mir jemand sagt, bei ihm habe es nicht funktioniert, und ich frage, wie lange er es denn probiert habe, lautet die Antwort: drei oder vier Tage. Sie können nicht erwarten, in wenigen Tagen eine große Verbesserung zu sehen, schon gar nicht bei chronischen Problemen, die möglicherweise schon seit Jahren bestehen. Und die Ergebnisse können schwanken, je nach Lebensstil und Ernährung. Wenn Sie sich von Limonade und Fast Food ernähren, werden Sie nicht die gleiche Verbesserung erleben wie jemand, der sich gesünder ernährt. Kokosöl hilft dem Körper, sich selbst zu heilen. Wenn Sie nicht ausreichend Vitamine und Mineralstoffe zu sich nehmen, kann Ihr

Körper nicht heilen, und wenn Sie noch so viel Kokosöl verwenden. Das sagt schon der gesunde Menschenverstand.

Ich weiß, dass diese Nahrungsumstellung bei Ihnen funktionieren wird, weil ich es bei anderen erlebt habe. Ich würde mich freuen, von Ihnen zu hören. Schreiben Sie mir und berichten Sie, wie Kokosöl Ihr Leben verändert hat. Sie erreichen mich unter der Adresse: The Coconut Research Center, P.O. Box 25203, Colorado Springs, CO 80936. Wenn Sie weitere Informationen über Öle und Gesundheit wünschen, dann schreiben Sie und bestellen Sie den kostenlosen *Healthy Ways Newsletter,* oder besuchen Sie die Website www.coconutresearchcenter.org.

Kapitel 9 – Rezepte für Gaumenfreuden und gutes Aussehen

Die Rezepte in diesem Kapitel sind nützlich für alle, die normalerweise in der Küche wenig Fett verwenden und nun Kokosöl auf ihren Speisezettel setzen wollen. Denken Sie daran: Es ist nicht nötig, dreieinhalb Esslöffel Öl an ein einzelnes Gericht zu geben – im Gegenteil, es ist besser, die Menge über den Tag zu verteilen. Verwenden Sie die Rezepte so, wie sie sind, oder als Anregung für eigene Kreationen und passen Sie die Menge an Öl Ihren Bedürfnissen an.

Amerikanische Maßeinheit: Die bei amerikanischen Rezepten übliche Mengenangabe »eine Tasse« bezieht sich auf einen Rauminhalt von ca. 240 Milliliter, sie gilt für Flüssigkeiten und Substanzen wie Mehl etc. In diesen Rezepten wurden die Angaben nach Tasse(n) übernommen.

Das Einfachste ist es, sich zu Hause einen großen Kaffeebecher mit etwa 240 Milliliter Inhalt als Messbecher auszuwählen und die Zutaten darin abzumessen.

Getränke

Gesüßte Kokosmilch

1 Dose (400 ml) Kokosmilch • 200 ml Wasser (eine halbe Dose)
2 Esslöffel Honig (oder ein anderes Süßmittel) • Eine Prise Salz

Kokosmilch aus der Dose ist sehr dick, cremig und nicht besonders süß. Sie eignet sich deshalb ausgezeichnet für Suppen und Saucen. Direkt aus der Dose ist sie zum Trinken zu üppig. Aber Sie können daraus mühelos mit wenigen Zutaten einen hervorragenden Ersatz für Kuhmilch bereiten.

Dieses Rezept zeigt, wie Sie eine Dose Kokosmilch in ein wunderbar cremiges Kokosnussgetränk verwandeln, das Sie trinken können, wie sie ist, oder über heißes und kaltes Müsli gießen oder mit zerkleinerten frischen Früchten, beispielsweise Pfirsichen und Erdbeeren, in einer Schüssel mischen können. Wenn Sie die Milch ein wenig verdünnen und etwas Honig hinzugeben, erhält sie eine milde, angenehme Süße.

Zubereitung: Die Kokosmilch in einen Messbecher gießen. Wasser, Honig und Salz hinzufügen, sorgfältig mischen, kühl stellen und servieren. Achtung: Damit sich der Honig problemlos auflöst, sollte die Mischung Raumtemperatur haben. Für eine süßere Milch wird mehr Honig zugegeben, für eine weniger cremige Milch mehr Wasser.
Das Rezept ergibt gut zweieinhalb Tassen Milch. Eine Portion von einer halben Tasse enthält ungefähr einen Esslöffel Kokosöl. Ein großes Glas von 350 Millilitern liefert rund drei Esslöffel, 400 Milliliter liefern 3,5 Esslöffel.
Ergibt fünf Portionen von je einer halben Tasse.

Aromatisierte Kokosmilch

2½ Tassen (600 Milliliter) gesüßte Kokosmilch • 1 Teelöffel Vanille- oder Mandelextrakt

Zubereitung: Einfach den Extrakt zur Milch hinzufügen, umrühren und servieren. Ergibt fünf Portionen von je einer halben Tasse.

Vanille- und Mandelextrakt verleihen der Milch ein wunderbares zusätzliches Aroma. Zur Abwechslung können auch andere Extrakte verwendet werden.

Frühstück

Kartoffelpuffer

1 mittelgroße Kartoffel • 2 Esslöffel Kokosöl • Salz und Pfeffer nach Belieben

Zubereitung: Die Kartoffel reiben und beiseite stellen. Zwei Esslöffel Kokosöl in einer Pfanne auf 150 Grad Celsius erhitzen. (Ich verwende eine elektrische Bratpfanne, deshalb kann ich die Temperatur exakt angeben.) Die geriebene Kartoffel in die heiße Pfanne geben, gleichmäßig auf dem Pfannenboden verteilen, und mit einem Bratenwender andrücken, sodass die Kartoffelmasse eine ebene Fläche bildet. Die Kartoffel sollte mit dem Pfannenboden und dem Öl in Kontakt sein. Zudecken und zehn bis zwölf Minuten braten lassen. Den Deckel abnehmen. Die Kartoffelpuffer sind nun vollständig gar; sie brauchen nicht gewendet und auf der anderen Seite gebraten zu werden. Mit der gebratenen Seite nach oben servieren. Nach Geschmack mit Salz und Pfeffer würzen. Eine

Portion (eine Kartoffel) benötigt bei dieser Zubereitung ungefähr zwei Esslöffel Öl.
Ergibt eine Portion.

Kartoffelpuffer und Bratkartoffeln nehmen sehr viel Fett auf. Kokosöl ist ein hervorragendes Bratfett, weil es bei Hitze stabil bleibt.

Kokosmilch-Smoothie

1 reife Banane • 1 Tasse Kokosmilch • 1 Tasse Orangensaft

Zubereitung: Alle Zutaten vor der Zubereitung kühlen. Zusammen im Mixer mixen, bis eine glatte Mischung entsteht. Das Smoothie wird sämiger, wenn es vor dem Servieren für eine Stunde in den Gefrierschrank gestellt wird. Enthält zwei Esslöffel Kokosöl pro Portion.
Ergibt 1 Smoothie.

Piña-Colada-Smoothie

1 Tasse Kokosmilch • 1 Tasse Orangensaft • ½ Tasse frisch geraspelte Ananas

Zubereitung: Alle Zutaten vor der Verwendung kühlen. Zusammen im Mixer mixen, bis eine glatte Mischung entsteht. Das Smoothie wird sämiger, wenn es vor dem Servieren für 45 Minuten in den Gefrierschrank gestellt wird. Enthält zwei Esslöffel Kokosmilch pro Portion.
Ergibt 1 Smoothie.

Früchte-Smoothie

1 Tasse Kokosmilch • 1 Tasse (etwa 150 Gramm) frische Erdbeeren oder Blaubeeren • ½ reife Banane • Honig (nach Belieben)

Zubereitung: Alle Zutaten vor der Zubereitung kühlen. Das Obst kann frisch oder tiefgefroren sein. Zusammen im Mixer mixen, bis eine glatte Mischung entsteht. Das Smoothie wird sämiger, wenn es für 45 Minuten in den Gefrierschrank gestellt wird. Nach Geschmack kann etwas Honig oder ein anderes Süßmittel zugegeben werden. Enthält zwei Esslöffel Kokosöl pro Portion.
Ergibt 1 Smoothie.

Smoothie aus gemischten Früchten

1 Tasse (etwa 150 Gramm) Erdbeeren • 1 Tasse (etwa 150 Gramm) Himbeeren • 1 Tasse (etwa 150 Gramm) Blaubeeren • 1 Tasse Kokosmilch
1 Tasse Orangensaft • Honig (nach Belieben)

Zubereitung: Alle Zutaten vor der Zubereitung kühlen. Das Obst kann frisch oder tiefgefroren sein. Zusammen im Mixer mixen, bis eine glatte Mischung entsteht. Das Smoothie wird sämiger, wenn es für 45 Minuten in den Gefrierschrank gestellt wird. Nach Geschmack kann etwas Honig oder ein anderes Süßmittel zugegeben werden. Enthält einen Esslöffel Kokosöl pro Smoothie.
Ergibt 2 Smoothies.

Joghurt-Smoothie

1 Tasse Vanillejoghurt • 1 Tasse Fruchtsaft • 2 Tassen (etwa 300 Gramm) Obst • 2 Esslöffel geschmolzenes Kokosöl*

Zubereitung: Bis auf das Kokosöl alle Zutaten vor der Zubereitung kühlen. Das Obst kann frisch oder tiefgefroren sein. Mixen Sie Joghurt, Saft und Obst in einem Mixer, bis eine glatte Mischung entsteht. Am Ende das geschmolzene Kokosöl bei laufendem Mixer langsam einfließen lassen. Eine Minute weitermixen. Enthält einen Esslöffel Kokosöl pro Smoothie.
Ergibt 2 Smoothies.

Nach Belieben können Sie bis zu sechs Esslöffel Kokosöl verwenden. Das ergäbe drei Esslöffel Öl pro Portion.

* Um einem Smoothie Kokosöl zuzusetzen, muss nicht immer Kokosmilch verwendet werden. Hier ist ein Rezept mit Kokosöl. Achtung: Es darf erst ganz zum Schluss bei laufendem Mixer in das Smoothie gegeben werden. Dadurch verteilt sich das Öl besser in dem Getränk. Wird das Kokosöl schon zugegeben, während das Obst zerkleinert wird, kann es hart werden und kleine Kügelchen oder Bröckchen bilden.

Weizenvollkorn-Muffins

¾ Tasse lauwarmes Wasser • 1 Ei • ¼ Tasse Honig • ½ Tasse Apfelmus
1 Teelöffel Vanille • 2 Esslöffel geschmolzenes Kokosöl • 1¾ Tassen (etwa 175 Gramm) Weizenvollkornmehl •2 Teelöffel Backpulver • ¼ Teelöffel Salz

Zubereitung: Den Ofen auf 200 Grad Celsius vorheizen. In einer Schüssel Wasser, Ei, Honig, Apfelmus, Vanille und geschmolzenes (nicht heißes) Kokosöl sorgfältig verrühren. In einer zweiten Schüssel Mehl, Backpulver und Salz mischen. Die trockenen Zutaten zu den flüssigen geben und verrühren, bis alles gerade durchgefeuchtet ist. 15 Minuten backen. Jedes Muffin enthält einen viertel Esslöffel Öl. Wird der Teig mit sechs Esslöffeln Kokosöl zubereitet, enthält jedes Muffin einen halben Esslöffel Öl.
Ergibt 12 Muffins.

Weizenvollkorn-Blaubeer-Muffins

½ Tasse lauwarmes Wasser • 1 Ei • ½ Tasse Honig • 1 Teelöffel Vanille
3 Esslöffel geschmolzenes Kokosöl • 1½ Tassen (etwa 150 Gramm) Weizenvollkornmehl • 2 Teelöffel Backpulver • ¼ Teelöffel Salz • 1 Tasse frische Blaubeeren

Zubereitung: Den Ofen auf 200 Grad Celsius vorheizen. In einer Schüssel Wasser, Ei, Honig, Vanille und geschmolzenes (nicht heißes) Kokosöl sorgfältig verrühren. In einer zweiten Schüssel Mehl, Backpulver und Salz mischen. Die trockenen Zutaten zu den flüssigen geben und rühren, bis alles gerade durchgefeuchtet ist. Die Blaubeeren unterheben. In gefettete Muffinformen füllen. 15 Minuten backen. Jedes Muffin enthält etwa einen viertel Teelöffel Öl.
Ergibt 12 Muffins.

Als Variation können Sie statt Blaubeeren andere Früchte wie Himbeeren oder Kirschen verwenden.

Kokosnuss-Kleie-Muffins

1 Tasse Wasser • 1 Esslöffel Vanilleextrakt • ¼ Tasse Honig • 1 Ei
¼ Tasse (etwa 25 Gramm) Weizenkleie • 1 Tasse (etwa 100 Gramm) Weizenvollkornmehl • ¼ Tasse (etwa 20 Gramm) geraspelte Kokosnuss, unge-

süßt • 2 Teelöffel Backpulver • ¼ Teelöffel Salz • 1 Teelöffel Zimt
½ Teelöffel Muskat • 3 Esslöffel geschmolzenes Kokosöl • ½ Tasse Nüsse

Zubereitung: In einer Schüssel Wasser, Vanille, Honig, Eier und Kleie verrühren und etwa zehn Minuten ruhen lassen. Die Kleie saugt dabei etwas von der Flüssigkeit auf, die Muffins erhalten dadurch eine bessere Struktur. In einer zweiten Schüssel Mehl, Kokosnuss, Backpulver, Salz, Zimt und Muskat vermischen. Den Ofen auf 200 Grad Celsius vorheizen. Das geschmolzene (nicht heiße) Kokosöl zu den flüssigen Zutaten hinzugeben, danach die Nüsse unterrühren, alles vermischen. Flüssige und trockene Zutaten in eine Schüssel geben und nur so lange rühren, bis alles gut durchgefeuchtet ist. Nicht zu lange rühren, weil die Muffins dann nicht gut aufgehen. Den Teig in gefettete Muffinsformen geben und 15 Minuten backen. Jedes Muffin enthält einen viertel Esslöffel Kokosöl. Wird der Teig mit sechs Esslöffeln Kokosöl zubereitet, enthält jedes Muffin einen halben Esslöffel Öl.
Ergibt 12 Muffins

Kokos-Kekse

2 Tassen (etwa 200 Gramm) Weizenvollkornmehl • 3 Teelöffel Backpulver
½ Teelöffel Salz • 5 Esslöffel Kokosöl • ¾ Tasse Kokosmilch

Zubereitung: Den Ofen auf 230 Grad Celsius vorheizen. In einer Schüssel Mehl, Backpulver und Salz mischen. Das Kokosöl sollte fest sein, nicht geschmolzen. Das Kokosöl in das Mehl schneiden und grobe Streusel formen. Kokosmilch hinzufügen und schnell mit einer Gabel rühren, bis der Teig der Gabel durch die Schüssel folgt. Auf einer leicht bemehlten Fläche ungefähr zehn Mal durchkneten. Den Teig auf ca. 1,5 Zentimeter Dicke ausrollen. Einen Plätzchenausstecher in Mehl tauchen und die Kekse ausschneiden. Auf einem ungefetteten Backblech zwölf Minuten backen. Jeder Keks enthält einen halben Esslöffel Kokosöl.
Ergibt 10 Kekse.

Amerikanische Vollkorn-Pancakes

¼ Tasse Kokosöl • 1½ Tassen (etwa 150 Gramm) Weizenvollkornmehl
¼ Teelöffel Salz • 2 Teelöffel Backpulver • 1 Ei • ¾ Tasse lauwarmes Wasser
½ Tasse Apfelmus

Zubereitung: Das Kokosöl in einer Pfanne auf niedriger Stufe erwärmen, bis es gerade geschmolzen ist. In einer Schüssel Mehl, Salz und Backpulver mischen. In einer zweiten Schüssel Ei, Wasser, Apfelmus und geschmolzenes (nicht heißes) Öl verrühren. Verbleibendes Kokosöl in der Pfanne lassen und die Temperatur auf mittlere Stufe hochschalten (ca. 200 Grad Celsius). Während die Pfanne erhitzt wird, die flüssigen und trockenen Zutaten nur so lange verrühren, bis sie gut durchgefeuchtet sind. Nicht zu lange rühren, weil die Pancakes sonst zu schwer werden. Pro Pancake ungefähr drei Esslöffel Teig in die Pfanne geben. Backen, bis die Oberfläche Blasen wirft, vorsichtig wenden und auf der anderen Seite ebenfalls bräunen. Heiß mit Honig, Ahornsirup, Obst oder anderen Beilagen servieren.

Jeder Pancake enthält ein drittel Esslöffel Öl. Drei Pancakes liefern einen Esslöffel Öl, sechs Pancakes zwei. Die Menge des Öls kann nach Bedarf angepasst werden. Werden nur zwei Esslöffel Kokosöl in den Teig gegeben, enthalten je sechs Pancakes einen Esslöffel Öl.
Ergibt 12 Pancakes.

Kokosnuss-Orangen-Pancakes

1 Tasse (etwa 100 Gramm) Weizenvollkornmehl • 1½ Teelöffel Backpulver
¼ Teelöffel Salz • ¼ Tasse (etwa 20 Gramm) geraspelte Kokosnuss
1 Ei • 1 Esslöffel Melasse • ¼ Tasse Kokosöl • 1¼ Tassen lauwarmer Orangensaft

Zubereitung: In einer Schüssel Mehl, Backpulver, Salz und Kokosnuss mischen. In einer zweiten Schüssel Ei, Melasse, Kokosöl und Orangensaft verrühren. Der warme Orangensaft verhindert, dass das Kokosöl hart wird. In einer Pfanne einen weiteren Esslöffel Kokosöl erhitzen, damit die Pancakes nicht kleben bleiben. Die trockenen Zutaten mit den flüssigen mischen. Den Teig in die Pfanne geben, Pancakes von acht bis neun Zentimetern Durchmesser formen. Mit Beilagen nach Wunsch servieren. Jeder Pancake enthält einen drittel Esslöffel Kokosöl.
Ergibt ungefähr 12 Pancakes.

Müsli

6 Tassen (etwa 450 Gramm) Haferflocken • 2 Teelöffel Zimt • 4 Tassen (etwa 320 Gramm) geraspelte Kokosnuss • 2 Tassen Pecannüsse, gehackt
1 Tasse Sonnenblumenkerne • 1 Tasse Kokosöl • 1 Tasse Honig
1 Esslöffel Vanilleextrakt • 1 Tasse (etwa 200 Gramm) Rosinen

Zubereitung: In einer großen Schüssel Haferflocken, Zimt, Kokosnuss, Pecannüsse und Sonnenblumenkerne mischen. Öl und Honig in einer kleinen Pfanne bei mittlerer Hitze erwärmen, bis sie gerade geschmolzen, aber nicht heiß sind. Die Honigmischung in die Haferflockenmischung einrühren. In eine große Backform gießen. Bei 160 Grad Celsius 75 Minuten backen, bis die Haferflocken goldbraun sind. Für eine gleichmäßige Bräunung ab und zu umrühren. Aus dem Ofen nehmen und abkühlen lassen. Die Rosinen zugeben. In einem luftdichten Gefäß aufbewahren. Eine Portion enthält ungefähr einen Esslöffel Kokosöl.
Ergibt 14 Portionen von je einer Tasse.

Kokosnuss-Bananen-Brot

1 Tasse Kokosöl • 2 Tassen (etwa 350 Gramm) Zucker • 1 Dose (160 ml) Ananasschnitzel mit Saft • 4 Eier • 1 reife Banane, zerdrückt
4 Tassen (etwa 400 Gramm) Mehl • 1 Tasse (etwa 80 Gramm) Kokosnussraspel, ungesüßt • 2 Teelöffel Backpulver • 1 Teelöffel Backnatron
¾ Teelöffel Salz

Zubereitung: Den Backofen auf 180 Grad Celsius vorheizen. Kokosöl und Zucker verrühren. Ananas mit Saft, Eier und Banane hinzufügen. Mehl, Kokosnuss, Backpulver, Backnatron und Salz unterrühren. Den Teig in eine gefettete und bemehlte Brotform geben. Ungefähr 60 Minuten backen, bis an einem in die Mitte gestochenen Messer nichts mehr kleben bleibt. Ein Laib ergibt 16 Scheiben von etwa 1,5 Zentimeter Dicke. Jede Scheibe enthält einen Esslöffel Kokosöl.
Ergibt einen Laib.

Würzen

Aromatisiertes Kokosöl

3½ Esslöffel Kokosöl • 2 Esslöffel Zwiebeln, fein gewürfelt • 1 Esslöffel Knoblauch, fein gewürfelt • ½ Teelöffel Basilikum • ½ Teelöffel Oregano ¼ Teelöffel Paprikapulver • ¼ Teelöffel Salz • ¼ Teelöffel schwarzer Pfeffer (oder Cayennepfeffer)

Zubereitung: Alle Zutaten in eine kleine Pfanne geben. Erhitzen, bis die Mischung zu schmoren beginnt. Den Herd ausschalten und die Pfanne auf der Kochstelle stehen lassen, bis die Mischung erkaltet ist. Nicht überhitzen, die Zutaten sollen nicht gegart werden, nur die Aromen sollen sich vermischen. Geeignet als Dip oder als Brotaufstrich, über Pasta oder Gemüse oder als Salatsauce.
Ergibt ½ Tasse.

Ein beliebter Dip in italienischen Restaurants ist Olivenöl mit verschiedenen Gewürzen. Brot wird in die Mischung getaucht und als Appetitanreger gegessen. Ein ähnlicher Dip lässt sich auch mit Kokosöl zubereiten.

Kokosnussmayonnaise

1 Ei • 1 Esslöffel Apfelessig • ½ Esslöffel Senf • ¼ Teelöffel Paprikapulver ¼ Teelöffel Salz • 1¼ Tassen geschmolzenes Kokosöl

Zubereitung: Ei, Essig, Senf, Paprika, Salz und eine viertel Tasse geschmolzenes (nicht heißes) Kokosöl in den Mixer oder die Küchenmaschine geben. Ungefähr 60 Sekunden mixen. Das restliche Kokosöl bei laufender Maschine in feinem, gleichmäßigem Strom sehr langsam einfließen lassen. Das Geheimnis einer guten Mayonnaise ist das langsame Hinzufügen des Öls. Die Mayonnaise wird dick, wenn das Öl zugegeben wird. Abschmecken und wenn nötig nachwürzen. Ein Esslöffel Mayonnaise enthält etwa einen halben Esslöffel Kokosöl.
Kokosnussmayonnaise, die mit 100 Prozent Kokosöl hergestellt wird wie bei diesem Rezept, schmeckt am besten frisch. Gekühlt wird sie leicht hart, weil das Öl fest wird. Übrig gebliebene Mayonnaise, die am nächsten Tag verbraucht

werden sollte, am besten 30 Minuten vor dem Servieren aus dem Kühlschrank nehmen und bei Raumtemperatur (abhängig von der Wärme der Küche) stehen lassen, damit sie weich wird. Die Struktur ist nicht ganz so gut wie direkt nach der Zubereitung, die Mayonnaise kann aber noch verwendet werden.
Ergibt 1½ Tassen.

Essig-und-Kokosöl-Dressing

¼ Tasse Kokosöl • ¼ Tasse Olivenöl extra vergine • 3 Esslöffel Wasser
¼ Tasse Apfelessig • ½ Teelöffel Salz • ¼ Teelöffel schwarzer Pfeffer

Zubereitung: Alle Zutaten in ein Schraubglas geben. Schließen und kräftig schütteln, bis alles gut vermischt ist. Eine Stunde bei Raumtemperatur stehen lassen. Im Kühlschrank lagern. Das Öl steigt nach oben und wird im Kühlschrank hart. Es wird nach etwa einer Stunde bei Raumtemperatur wieder flüssig. Bei Bedarf kann das Glas auch für einige Minuten in heißes Wasser gestellt werden. Ein Esslöffel Dressing enthält etwa einen viertel Esslöffel Kokosöl.
Ergibt 1 Tasse

Zubereitung: Einer der Nachteile der Verwendung von Kokosöl in der Salatsauce ist sein hoher Schmelzpunkt (25 Grad Celsius). Salate werden in der Regel gekühlt serviert, also wird das Kokosöl beim Hinzufügen hart. Dies lässt sich dadurch vermeiden, dass ein weiteres Öl mit niedrigerem Schmelzpunkt, beispielsweise Olivenöl, hinzugegeben wird. Dieses Rezept ist ein gutes Beispiel.

Buttermilch-Dressing

¾ Tasse Kokosnussmayonnaise (Rezept Seite 207) • ½ Tasse Buttermilch
1 Teelöffel getrockneter Dill • ½ Teelöffel Zwiebelpulver • ¼ Teelöffel Knoblauchpulver • ½ Teelöffel Salz • 1 Prise schwarzer Pfeffer

Zubereitung: Alle Zutaten mischen. Mindestens eine Stunde kühl stellen. Ein Esslöffel Dressing enthält ungefähr einen drittel Esslöffel Kokosöl.
Ergibt 1 Tasse.

Salate

Tomaten-Vinaigrette-Salat

2 mittelgroße Tomaten, in Scheiben geschnitten • Einige Salatblätter
¾ Tasse Essig-und-Kokosöl-Dressing (Rezept Seite 208) • 1 Teelöffel
Oregano • ½ Teelöffel Salz • ¼ Teelöffel Pfeffer • ¼ Teelöffel Senfpulver
1 Knoblauchzehe, zerdrückt • 4 Frühlingszwiebeln, fein gehackt
1 Esslöffel Koriander, fein gehackt

Zubereitung: Die Tomatenscheiben auf mit Salatblättern belegten Tellern verteilen. Essig-und-Öl-Dressing, Oregano, Salz, Pfeffer, Senf und Knoblauch mischen und über die Tomaten geben. Mit Frühlingszwiebeln und Koriander garnieren. Eine Portion enthält drei viertel Esslöffel Kokosöl.
Ergibt 4 Portionen.

Waldorf-Salat

4 mittelgroße Kochäpfel, gewürfelt • ¾ Tasse Sellerie, fein gehackt
¼ Tasse Walnusskerne, gehackt • ½ Tasse (etwa 100 Gramm) Rosinen
¾ Tasse Kokosnussmayonnaise (Rezept Seite 207) • Einige Salatblätter

Zubereitung: Alle Zutaten vermischen. Auf einem Bett von Salatblättern servieren. Eine Portion enthält eineinhalb Esslöffel Kokosöl.
Ergibt 4 Portionen.

Obst-Kokosnuss-Salat

1½ Tassen frische Ananas, fein zerkleinert • 2 Bananen, in Scheiben geschnitten • 2 Orangen, geschält und in Spalten zerteilt • 2 Äpfel, entkernt und gewürfelt • 1 Tasse Rosinen oder gehackte Datteln • ½ Tasse (etwa 40 Gramm) Kokosnuss, geraspelt • ¾ Tasse Kokosnussmayonnaise (Rezept Seite 207) • Einige Salatblätter

Zubereitung: Alle Zutaten mischen. Auf einem Bett von Salatblättern servieren. Eine Portion enthält einen Esslöffel Kokosöl.
Ergibt 6 Portionen.

Kartoffelsalat

1 kg (etwa 6 mittelgroße) rote Kartoffeln • 1 kleine Zwiebel, gehackt
½ Tasse Dillgurken, fein gehackt • ¼ Tasse Essig-und-Kokosöl-Dressing (Rezept Seite 208) • 1 Teelöffel Salz • ¼ Teelöffel Pfeffer • ½ Tasse Kokosnuss-Mayonnaise (Rezept Seite 208) • 1 mittelgroße Selleriestange, gehackt
2 hart gekochte Eier, fein gehackt

Zubereitung: Die Kartoffeln in circa 1,5 cm große Würfel schneiden und in Wasser kochen, bis sie weich sind. Wasser abgießen, abkühlen lassen. Kartoffeln mit den übrigen Zutaten mischen, zudecken und vor dem Servieren für kurze Zeit kühl stellen. Eine Portion enthält einen halben Esslöffel Kokosöl.
Ergibt 4 Portionen

Dreierlei-Bohnen-Salat

1 Dose (450 g) grüne Bohnen • 1 Dose (450 g) Wachsbohnen
1 Dose (450 g) rote Kidneybohnen • 1 Tasse Sellerie, gehackt
4 Frühlingszwiebeln, fein gehackt • 1 Tasse Paprikaschote, gehackt
½ Tasse Dillgurken, gehackt • ¾ Tasse Essig-und-Kokosöl-Dressing (Rezept Seite 208) • ½ Teelöffel Salz • ¼ Teelöffel schwarzer Pfeffer

Zubereitung: Alle Zutaten mischen. Kurze Zeit kühl stellen und servieren. Eine Portion enthält einen halben Esslöffel Kokosöl.
Ergibt 6 Portionen.

Tomaten-und-Kichererbsen-Salat

2 mittelgroße Tomaten, gehackt • ½ Tasse Paprikaschote, fein gehackt
½ Tasse Gemüsezwiebel, gehackt • 1 Knoblauchzehe, zerdrückt
1 Dose (450 g) Kichererbsen, abgetropft • ¼ Tasse Koriander, fein gehackt
½ Teelöffel getrockneter Majoran oder Oregano • ¼ Teelöffel Salz
¼ Teelöffel schwarzer Pfeffer • ½ Tasse Essig-und-Kokosöl-Dressing (Rezept Seite 208)

Zubereitung: Zutaten in eine Schüssel geben und vermischen. Zudecken und eine Stunde bei Raumtemperatur ziehen lassen. Vor dem Servieren noch einmal mischen. Eine Portion enthält einen halben Esslöffel Kokosöl.
Ergibt 4 Portionen.

Nudelsalat

225 Gramm Hörnchennudeln • 1 Tasse Sellerie, gewürfelt • ½ Tasse Frühlingszwiebeln, gewürfelt • ½ Tasse Paprikaschote, fein gehackt
1 Tasse Kokosnussmayonnaise (Rezept Seite 207) • 2 Esslöffel Weißweinessig oder Zitronensaft • 2 Esslöffel Senf • 1½ Teelöffel Salz
¼ Teelöffel schwarzer Pfeffer

Zubereitung: Die Nudeln nach Packungsanweisung kochen, abgießen und abkühlen lassen. Mit den übrigen Zutaten vermischen, zudecken und vor dem Servieren für kurze Zeit kühl stellen. Eine Portion enthält zwei Esslöffel Kokosöl. Ergibt 4 Portionen.

Variation: 3 Tassen gekochtes Hühnerfleisch und zusätzlich ¼ Tasse Mayonnaise hinzufügen. Kann als Vorspeise serviert werden. Ergibt 6 Portionen. Jede Portion enthält ungefähr zwei Esslöffel Kokosöl.

Suppen

Clam Chowder (amerikanische Muschelsuppe)

½ Tasse Wasser • 1 Flasche (240 ml) Muschelsaft • ½ Tasse gelber Lauch, fein gehackt • 4 Knoblauchzehen, fein gehackt • 1 Stange Sellerie, gehackt
2 Tassen Kartoffeln, gewürfelt • 1 Teelöffel Salz • ¼ Teelöffel weißer Pfeffer
1 Dose (400 ml) Kokosmilch • 1 Dose (240 ml) Muscheln, fein gehackt oder gehackt • ¼ Teelöffel Paprikapulver

Zubereitung: In einem mittelgroßen Topf Wasser, Muschelsaft, Zwiebeln, Knoblauch, Sellerie, Kartoffeln, Salz und Pfeffer zum Kochen bringen. Die Hitze reduzieren und ungefähr 20 Minuten köcheln lassen, bis die Kartoffeln weich sind. Kokosmilch und die Muscheln (mit der Flüssigkeit) hinzugeben. Etwa fünf Minuten erhitzen, bis alles heiß ist. Mit Paprika bestreuen. Wenn gewünscht, kann mehr Kokosöl zugegeben werden.
Ergibt 4 Portionen.

Grünspargelcremesuppe

450 g grüner Spargel, gewaschen, geputzt und in drei Zentimeter große Stücke geschnitten • ½ Tasse Sellerie, gehackt • ¼ Tasse Zwiebeln, gehackt
1 Tasse Wasser • 1 Dose (400 ml) Kokosmilch • 1¼ Teelöffel Salz
¼ Teelöffel Pfeffer • ¼ Teelöffel Estragon

Zubereitung: Spargel, Sellerie und Zwiebeln bei geringer Hitze 20 Minuten köcheln, bis sie sehr weich sind. Kokosmilch hinzugeben. Portionsweise auf niedriger Stufe mixen. In den Topf zurückgeben, Salz, Pfeffer und Estragon hinzufügen, unter gelegentlichem Rühren erhitzen, aber nicht kochen. Eine Portion enthält eineindrittel Teelöffel Kokosöl.
Ergibt 3 Portionen.

Artischockencremesuppe

½ Tasse Sellerie, gehackt • ¼ Tasse Zwiebeln, gehackt • 2 Knoblauchzehen
2 Esslöffel Kokosöl • 2 Esslöffel Mehl • 1 Tasse Wasser • 1 Dose (400 ml) Kokosmilch • 1 Dose (400 ml) Artischockenherzen, abgetropft und abgespült • 1 Teelöffel Salz • ¼ Teelöffel weißer Pfeffer • ¼ Teelöffel Thymian

Zubereitung: In einem schweren Topf Sellerie, Zwiebeln und Knoblauch auf niedriger Stufe in Kokosöl anbraten, bis das Gemüse weich ist. Mehl einrühren und zwei Minuten anschwitzen. Wasser und Kokosmilch zugeben und zum Kochen bringen. Die Hitze reduzieren, acht bis zehn Minuten köcheln lassen. Die Hälfte der Mischung und alle Artischockenherzen im Mixer pürieren, in den Topf geben. Die übrigen Zutaten hinzufügen und unter Rühren zwei bis drei Minuten erhitzen. Eine Portion enthält zwei Esslöffel Kokosöl. Wird mehr Öl gewünscht, kann zum Anbraten des Gemüses entsprechend mehr verwendet werden.
Ergibt 3 Portionen.

Blumenkohlsuppe

2 Tassen Blumenkohlröschen • ½ Tasse Sellerie, gehackt • ½ Tasse Zwiebeln, gehackt • 1 Tasse Wasser • 2 Esslöffel Butter • 2 Esslöffel Mehl
1 Dose (400 ml) Kokosmilch • 1¼ Teelöffel Salz • ¼ Teelöffel schwarzer Pfeffer • ¼ Teelöffel Currypulver

Zubereitung: Blumenkohl, Sellerie und Zwiebeln 20 Minuten in Wasser köcheln, bis das Gemüse weich ist. Auf niedriger Stufe im Mixer pürieren. Die Butter bei mittlerer Hitze in einem Topf erhitzen, das Mehl hinzugeben und unter Rühren anschwitzen, bis es leicht gebräunt ist. Weiterrühren und langsam die Kokosmilch hinzugeben, bis eine glatte Suppe entsteht. Das Püree, Salz Pfeffer und Currypulver zufügen und unter Rühren erhitzen, aber nicht kochen lassen. Eine Portion enthält eineindrittel Esslöffel Kokosöl.
Ergibt 3 Portionen.

Gemüseeintopf mit Rindfleisch

¼ Tasse Kokosöl • 450 Gramm Rindfleisch, in mundgerechte Stücke geschnitten • ½ Zwiebel, gehackt • 2 Karotten, gehackt • 3 Tassen Wasser
½ Tasse Tomatensauce • 2 mittelgroße Kartoffeln, gewürfelt*
1 Tasse grüne Bohnen • 1 Esslöffel Koriander, gehackt • Salz und Pfeffer

Zubereitung: In einem großen Topf das Kokosöl auf mittlerer Stufe erhitzen. Rindfleisch hineingeben und anbräunen. Zwiebeln und Karotten dazugeben, unter häufigem Rühren einige Minuten weiterbraten. Wasser, Tomatensauce, Kartoffeln und grüne Bohnen zufügen, zudecken und 20 Minuten köcheln lassen, bis das Gemüse weich ist. Nach Geschmack Koriander, Salz und Pfeffer zugeben und noch eine Minute weiterköcheln. Eine Portion enthält einen Esslöffel Kokosöl, die Menge kann erhöht werden.
Ergibt 4 Portionen.

* Wird ein kohlenhydratarmer Eintopf gewünscht, können die Kartoffeln durch 2 Tassen Blumenkohl- oder Brokkoliröschen ersetzt werden.

Vorspeisen

Geflügelsalat

3 Tassen gekochtes Hühnerfleisch, gewürfelt • 1 Tasse Sellerie, gewürfelt
¼ Tasse Gemüsezwiebel, fein gehackt • ¼ Tasse Paprikaschote, fein gehackt • 2 Esslöffel Pimientoschoten • ¾ Tasse Kokosnussmayonnaise (Rezept Seite 207) • 2 Esslöffel Zitronensaft • ¼ Teelöffel Salz
¼ Teelöffel schwarzer Pfeffer • Etwas Paprikapulver

Zubereitung: Alle Zutaten (außer Paprikapulver) mischen, zudecken und vor dem Servieren kurz kühlen. Vor dem Servieren mit dem Paprikapulver bestreuen. Eine Portion enthält einen Esslöffel Kokosöl.
Ergibt 6 Portionen.

Eiersalat

12 hart gekochte Eier, abgekühlt, grob gehackt • 1 Esslöffel gelber Lauch, fein gehackt • ½ Tasse Sellerie, fein gehackt • 1 Esslöffel Petersilie, fein gehackt • 1 Teelöffel Salz • ¼ Teelöffel schwarzer Pfeffer
¼ Tasse Kokosnussmayonnaise (Rezept Seite 207)

Zubereitung: Alle Zutaten mischen. Gut rühren und auf einem Bett von Salatblättern oder Tomatenscheiben oder als Sandwichbelag servieren. Eine Portion enthält drei viertel Esslöffel Kokosöl.
Ergibt 4 Portionen.

Thunfisch-Salat

2 Dosen (à 200 ml) Thunfisch, abgetropft und in Stücke gezupft • ½ Tasse Gemüsezwiebel, fein gehackt • Saft einer halben Zitrone • ½ Tasse Kokosnussmayonnaise (Rezept Seite 207) • 2 Esslöffel Koriander, fein gehackt
½ Teelöffel getrockneter Dill • 1 Prise Salz • ¼ Teelöffel schwarzer Pfeffer

Zubereitung: Alle Zutaten vermischen. Auf einem Bett von Salatblättern oder Tomatenscheiben servieren. Kann auch als Sandwichbelag verwendet werden. Eine Portion enthält einen Esslöffel Kokosöl.
Ergibt 4 Portionen

Curry-Shrimps-Salat

¼ Tasse Kokosnussmayonnaise (Rezept Seite 207) • 3 Esslöffel saure Sahne
1 Teelöffel Currypulver • 1 Teelöffel Zitronensaft • 2 Frühlingszwiebeln, fein gehackt • ¼ Teelöffel schwarzer Pfeffer • 450 Gramm Shrimps, gekocht und geschält • Bunte Salatblätter

Alle Zutaten bis auf die Salatblätter mischen. Auf einem Bett von bunten Salatblättern servieren. Eine Portion enthält ¾ Esslöffel Kokosöl.
Ergibt 4 Portionen.

Hühnchen auf orientalische Art

¼ Tasse Kokosöl • 1 mittelgroße Zwiebel, gehackt • 3 Knoblauchzehen, gehackt • ½ Paprikaschote, gehackt • ½ Kopf Brokkoli, in Röschen zerteilt
450 Gramm Hühnerfleisch, in mundgerechte Stücke zerteilt • 225 Gramm Champignons, in Scheiben geschnitten • 2 Tassen Bohnensprossen
1 Teelöffel gemahlener Ingwer • 1 Teelöffel Salz • 3 Esslöffel Maisstärke
1½ Tassen Fleischbrühe oder Wasser • ¼ Tasse Tamari-Sauce
½ Tasse (etwa 45 Gramm) Mandelblättchen, geröstet

Zubereitung: In einer großen Pfanne das Kokosöl auf mittlerer Stufe erhitzen. Zwiebeln, Knoblauch, Paprikaschote und Brokkoli hineingeben und braten, bis das Gemüse weich ist. Hühnerfleisch, Champignons, Bohnensprossen, Ingwer und Salz zufügen, zudecken und unter gelegentlichem Rühren ungefähr drei Minuten braten. Maisstärke in die Hühnerbrühe einrühren und in die Pfanne geben, ständig rühren, bis die Masse dick und blasig ist. Von der Kochstelle nehmen, Tamari-Sauce einrühren. Mit gerösteten Mandeln bestreut servieren. Eine Portion enthält einen Esslöffel Kokosöl.
Ergibt 4 Portionen.

Brokkoli in Kokosnuss-Geflügel-Sauce

1 großer Kopf Brokkoli, in Röschen zerteilt (ca. 4 Tassen) • Tasse grüne Paprikaschote, gehackt • ½ Zwiebel, gehackt (ca. ½ Tasse) • ¼ Tasse Kokosöl
¼ Tasse (etwa 25 Gramm) Mehl • 1 Teelöffel Salz • ¼ Teelöffel Pfeffer
1 Dose (400 ml) Kokosmilch • 1 Tasse Wasser oder Hühnerbrühe
1 Dose (120 ml) Champignons, abgetropft • 3 Tassen gekochtes Hühnerfleisch

Zubereitung: Die Brokkoliröschen im Dampftopf garen. Inzwischen grüne Paprika und Zwiebeln fünf Minuten auf mittlerer Stufe anbraten. Mehl, Salz und Pfeffer einrühren, auf niedriger Stufe und unter ständigem Rühren braten, bis das Gemüse weich ist, von der Kochstelle nehmen. Kokosmilch, Wasser, Champignons und Hühnerfleisch hineingeben. Unter Rühren zum Kochen bringen, anschließend die Hitze reduzieren und etwa zehn Minuten köcheln lassen, bis die Sauce andickt. Über die gedämpften Brokkoli geben und servieren. Eine Portion enthält einen Esslöffel Kokosöl.
Ergibt 4 Portionen.

Lachs in Kokoscreme-Sauce

1 Dose (400 ml) Kokosmilch • 1 Esslöffel Maisstärke • 1 Teelöffel Currypulver
¼ Teelöffel Salz • ¼ Teelöffel weißer Pfeffer • 450 bis 700 Gramm Lachsfilet, ohne Haut • ½ Tasse Tomaten, gehackt • ¼ Tasse frischer Koriander, gehackt

Zubereitung: Den Backofen auf 190 Grad Celsius vorheizen. In einer Kasserolle Kokosmilch, Maisstärke, Currypulver, Salz und Pfeffer mischen. Den Lachs dazugeben, zudecken und eine Stunde backen. Den Lachs mit der Sauce bedeckt und mit frischen Tomaten und Koriander bestreut servieren. Ein wenig von der Sauce kann auf eine Beilage wie Brokkoli, grüne Bohnen oder Erbsen gegeben werden. Eine Portion enthält einen Esslöffel Kokosöl. Nach Geschmack kann mehr Öl zugegen werden.
Ergibt 4 Portionen.

Seezungenfilet in Kokosmilch

¼ Tasse Kokosöl • 1 Zwiebel, gehackt • 1 Paprikaschote, gehackt
2 Tassen Blumenkohlröschen • 5 Knoblauchzehen, gehackt • 4 Schollenfilets* • 1 Teelöffel Maisstärke • 1 Teelöffel Garam Masala**
1 Dose (400 ml) Kokosmilch • Salz und Pfeffer nach Belieben

Zubereitung: In einer Pfanne das Kokosöl erhitzen, Zwiebeln, Paprikaschote, Blumenkohl und Knoblauch anbraten, bis sie weich sind. Das Gemüse in der Pfanne an die Seite schieben und das Schollenfilet hineingeben. Maisstärke und Currypulver in die Kokosmilch einrühren und in die Pfanne geben. Zudecken und zehn Minuten köcheln lassen. Mit Salz und Pfeffer abschmecken. Eine Portion enthält zwei Esslöffel Kokosöl.
Ergibt 4 Portionen.

* Für dieses Rezept eignen sich alle Sorten von weißem Fisch.
** Garam Masala ist eine indische Gewürzmischung, ähnlich dem Currypulver. Es ist im Gewürzregal vieler Lebensmittelläden zu finden. Alternativ kann Currypulver verwendet werden.

Shrimps und Nudeln auf thailändische Art

220 bis 280 Gramm Weizen- oder Reisnudeln • ¼ Tasse Kokosöl
1 Zwiebel, gehackt • 1 grüne Paprikaschote, gehackt • 1 Kopf Brokkoli, in Röschen zerteilt • 1 Teelöffel grüne Currypaste* • 225 Gramm Shrimps, geschält, ohne Schwänze • ¼ Tasse Fischsauce* • Salz nach Belieben

Zubereitung: Die Nudeln nach Packungsanweisung kochen. In einer Pfanne das Kokosöl erhitzen, Zwiebel, Paprikaschote und Brokkoli anbraten, bis sie weich sind. Grüne Currypaste und Shrimps hinzufügen und weitere fünf Minuten braten, bis die Shrimps gar sind. Fischsauce zugeben, von der Kochstelle nehmen und die Nudeln unterrühren. Nach Geschmack salzen. Eine Portion enthält einen Esslöffel Kokosöl.
Ergibt 4 Portionen.

* Grüne Currypaste und Fischsauce sind beliebte Gewürze in der thailändischen Küche. Man findet sie in asiatischen Lebensmittelläden.

Desserts

Weizenvollkorn-Kokosnuss-Brownies

½ Tasse Kokosöl • 2 Eier • 1 Tasse Zucker • 1 Teelöffel Vanilleextrakt
¾ Tasse (etwa 75 Gramm) Weizenvollkornmehl • ¼ Tasse Kakaopulver
½ Teelöffel Backpulver • ¼ Teelöffel Salz • ½ Tasse Pecannüsse, gehackt
1 Tasse (etwa 80 Gramm) Kokosnuss, geraspelt oder als Flocken

Zubereitung: Den Backofen auf 180 Grad Celsius vorheizen. Kokosöl und Eier verrühren, Zucker und Vanilleextrakt zugeben, beiseite stellen. In einer zweiten Schüssel Mehl, Kakao, Backpulver und Salz mischen. Feuchte und trockene Zutaten verrühren, Pecannüsse hinzugeben. Den Teig in eine gefettete, eckige Backform (24 x 24 x 6 cm) geben. Mit Kokosnuss bestreuen und 30 bis 35 Minuten backen. Auf Raumtemperatur abkühlen lassen und in 16 Vierecke schneiden. Jedes Viereck enthält einen halben Esslöffel Kokosöl.
Ergibt 16 Vierecke.

Kokosnuss-Cookies

3 Tassen (etwa 300 Gramm) Mehl • 1½ Tassen (etwa 120 Gramm) Kokosnuss, geraspelt oder gemahlen • 1½ Teelöffel Backpulver • 1 Teelöffel Salz
1¼ Tassen Kokosöl • 3 Eier • 1½ Tassen (etwa 250 Gramm) Zucker
1½ Teelöffel Mandelextrakt

Zubereitung: Den Backofen auf 190 Grad Celsius vorheizen. Mehl, Kokosnuss, Backpulver und Salz mischen und beiseite stellen. Kokosöl, Eier, Zucker und Mandelextrakt verrühren. Feuchte und trockene Zutaten vermischen. Den Teig zu vier Zentimeter großen Bällchen rollen, anschließend flach drücken (ca. 2 cm). 12 bis 15 Minuten backen, bis sie leicht gebräunt sind. Auf einem Kuchengitter auskühlen lassen. Jedes Plätzchen enthält einen halben Esslöffel Kokosöl.
Ergibt 36 bis 40 Plätzchen.

Kokosnuss-Haferflocken-Cookies

1 Tasse (etwa 180 Gramm) brauner Zucker • ½ Tasse Kokosöl • 2 Eier
½ Teelöffel Vanilleextrakt • 1½ (etwa 150 Gramm) Tassen Mehl
1 Tasse (etwa 75 Gramm) Haferflocken • ½ Tasse (etwa 40 Gramm) Kokosnuss, geraspelt oder gemahlen • ½ Teelöffel Backnatron • ½ Teelöffel Zimt
¼ Teelöffel Salz • ½ Tasse Walnüsse, gehackt

Zubereitung: Den Backofen auf 190 Grad Celsius vorheizen. Zucker, Kokosöl, Eier und Vanille verrühren. In einer zweiten Schüssel Mehl, Haferflocken, Backnatron, Zimt und Salz mischen und mit den flüssigen Zutaten verrühren. Walnüsse unterheben. Zu vier Zentimeter großen Bällchen rollen, auf ein ungefettetes Backblech geben (6 cm Abstand), leicht flach drücken. 15 Minuten backen. Jedes Plätzchen enthält einen drittel Esslöffel Kokosöl.
Ergibt 24 Plätzchen.

Weizenvollkorn-Kokos-Kuchen

2½ Tassen (etwa 250 Gramm) Weizenvollkornmehl • 1¼ Tassen (etwa 300 Gramm) Zucker • 1¼ Teelöffel Backpulver • 1 Teelöffel Backnatron
1 Teelöffel Salz • 1 Tasse Kokosöl • 2 Eier • 2 reife Bananen, zerdrückt
2 Teelöffel Zitronensaft • ¾ Tasse Walnüsse, gehackt • 1 Tasse (etwa 80 Gramm) Kokosnuss, geraspelt

Zubereitung: Den Backofen auf 180 Grad Celsius vorheizen. In einer großen Schüssel Mehl, Zucker, Backpulver, Backnatron und Salz mischen. Kokosöl, Eier, Bananen und Zitronen zugeben und verrühren, bis der Teich gut durchgefeuchtet ist. Zwei Minuten lang kräftig rühren. Walnüsse unterziehen. Mit Kokosnuss bestreuen. In einer gefetteten, leicht bemehlten Backform (40 x 25 x 6 cm) circa 35 Minuten backen. Der Kuchen ist gar, wenn an einem in die Mitte gestochenen Messer nichts mehr kleben bleibt. In der Form zehn Minuten auskühlen lassen. In Stücke schneiden. Jedes Stück enthält einen Esslöffel Kokosöl.
Ergibt 16 Stücke.

Anhang

Weitere Informationen über Nährwert und gesundheitliche Aspekte von Fetten und Ölen, insbesondere über Kokosöl und mittelkettige Fettsäuren erfahren Sie aus den hier angegebenen Quellen. Sollten Sie die Bücher bei Ihrem Buchhändler nicht finden, können Sie sie bei den Herausgebern oder über Amazon.com bestellen.

Bücher

Bruce Fife, N.D.: *Coconut Lover's Cookbook.* (Das Kochbuch für die Freunde der Kokosnuss) Piccadilly Books, 2004. Tel.: 001-719-550-9887. Ein ganzes Buch (in englischer Sprache) über die Kokosnuss-Küche. Enthält 450 Rezepte mit Kokosnuss-Produkten.

Bruce Fife, N.D.: *Eat Fat, Look Thin: A Safe and Natural Way to Lose Weight Permanently.* (Fett essen, dünn aussehen: Wie Sie auf sichere und natürliche Weise dauerhaft abnehmen) Piccadilly Books, 2002. Tel.: 001-719-550-9887. Fett kann gesund sein und Ihnen beim Abnehmen helfen – vorausgesetzt, es ist das richtige Fett. Dieses Buch erläutert die »Kokosnuss-Diät«. Sie hilft Ihnen, überschüssige Pfunde loszuwerden und zwar ohne Kalorienzählen und ohne auf Ihre Lieblingsspeisen verzichten zu müssen. Mit Rezepten.

Charles T. McGee, M.D.: *Heart Frauds: Uncovering the Biggest Health Scam in History.* (Herz-Lügen: Der größte Schwindel über die Gesundheit wird entlarvt). Piccadilly Books, 2001. Tel.: 001-719-550-9887. Die Cholesterin-Theorie der Herz-Kreislauf-Erkrankungen wurde schon vor Jahren widerlegt, aber dennoch starrt alle Welt gebannt auf die Cholesterinwerte. Aus Profitinteresse halten der Medizinbetrieb, die Pharmakonzerne und die Lebensmittelindustrie am Cholesterin-Märchen fest. Dieses Buch erzählt die Geschichte der Cholesterin-Theorie und erklärt, warum sich die Mediziner so schwer tun, sie aufzugeben. Ein aufschlussreiches Buch, das Sie Ihrer Gesundheit zuliebe lesen sollten.

Sally Fallon, Mary G. Enig, Ph.D. und Patricia Connolly: *Nourishing Traditions: The Cookbook That Challenges Politically Correct Nutrition and the Diet Dictorats.* (Ernährungstraditionen: Das Kochbuch gegen das politisch korrekte Diktat über Ernährung und Diät) New Trends, 1999 Tel.: 001-877-707-1776. Dieses Buch ist weit mehr als nur ein Kochbuch. Es handelt von den realen Lebensmitteln, die Menschen überall auf der Welt seit Jahrhunderten zu sich nehmen. Es vereint die Weisheit unserer Vorfahren mit den Erkenntnissen der modernen wissenschaftlichen Forschung und vermittelt das Wissen vieler Ärzte und Ernährungswissenschaftler. Ausgezeichnete Rezepte mit gesunden Ölen wie Kokosöl.

Mary G. Enig, Ph.D.: *Know Your Fats: The Complete Primer for Understanding the Nutrition of Fats, Oils, and Cholesterol.* (Das Wissen über Fette: Ein Lesebuch zum Verständnis über Fette, Öle und Cholesterin), Bethesda Press, 2000. Tel.: 001-301-680-8600. Ein präziser Überblick über gesunde Aspekte von Fetten und Ölen, einschließlich der Vorzüge des Kokosöls.

Websites

www.coconutresearchcenter.org

Die Website des *Coconut Research Center,* der wichtigsten Informationsquelle über die Vorzüge von Kokosnussprodukten für Gesundheit und Ernährung. Auf der Website finden Sie Neuigkeiten und Artikel über die gesunden Eigenschaften der Kokosnuss, aber auch Hinweise auf andere nützliche Quellen und Links zu relevanten Websites.

www.lauric.org

Der Betreiber dieser Website ist das *Center for Research on Lauric Oils, Inc.* Sie finden neueste Forschungsergebnisse über Laurin- und Caprinsäure. Außerdem sehr interessante Informationen und Links zu anderen Websites.

www.price-pottenger.org

Die Price-Pottenger-Stiftung unterstützt die Prinzipien gesunder Ernährung auf der Grundlage der Erkenntnisse und des Lebenswerks von Dr. Weston A. Price und Dr. Francis M. Pottenger jun.

www.westonaprice.org
Eine hervorragende Informationsquelle über Ernährung und Nährstoffe, unterstützt von der *Weston A. Price Foundation.* Diese Stiftung hat es sich zur Aufgabe gemacht, die Öffentlichkeit über Ernährung und Nähstoffe zu informieren und die Märchen zu entlarven, die von profitorientierten Unternehmen in die Welt gesetzt werden. Die Seite enthält eine Vielzahl ausgezeichneter Artikel über Fragen der Ernährung, auch über Kokosöl und andere Öle.

Produkte

Die meisten Lebensmittelläden führen Kokosmilch, geraspelte Kokosnuss und frische Kokosnüsse. Kokosöl ist etwas schwerer zu finden. Am besten suchen Sie im Bioladen. Sollte es dort nicht auf Lager sein, bitten Sie, es für Sie zu bestellen. Wenn Sie an Ihrem Wohnort kein hochwertiges Kokosöl auftreiben können, bestellen Sie es entweder direkt bei den hier aufgelisteten Anbietern oder suchen Sie im Internet unter »Kokosöl« und »Kokosnussöl«. Die aufgeführten Firmen bieten verschiedene Kokosnuss-Produkte an, beispielsweise Nahrungsergänzungsmittel, Seifen und Lotionen. Rufen Sie an oder schauen Sie auf der jeweiligen Website nach, welche Produkte sie verkaufen.

Coconut Connections Ltd.: www.virgincoconutoil.co.uk
Coconut Oil UK: Organic Coconut Oil
C.W. Tropicai GmbH: www.tropicai.com.
Essence of Eden: www.essenceofeden.co.uk
Nardias: www.nardias.ch
Tiana Ltd.: www.tiana-coconut.com.
Cocomotioni: http://www.cocomotion-uk.com/index.html.
Dr. Georg: www.drgoerg.com
Kulau GmbH: www.kulau.com

Literaturangaben

Kapitel 1 – Die Wahrheit über Kokosöl

Blonz, E. R., Scientists revising villain status of coconut oil. *Oakland Tribune*, 23. Januar 1991.

Enig, M. G., 1991. Coconut: In support of good health in the twenty-first century. Referatbeim 36. Jahrestreffen der APCC.

Enig, M. G., 2000. *Know your fats.* Silver Spring, Md.: Bethesda Press.

Heimlich J., 1990. *What your doctor won't tell you.* New York; Harper Perennial.

Konlee, M., 1997. Return from the jungle: An interview with Chris Dafoe. *Positive Health News* 14 (Sommer).

Okoji, G. O., Peterside I. E., Oruamabo R. S., 1993. Childhood convulsions: A hospital survey on traditional remedies. *African Journal of Medicine and Medical Sciences* 22(2).

Price, W. A., 1998. *Nutrition and physical degeneration,* 6th edition. Los Angeles: Keats.

Prior, I. A. M., 1971. The price of civilization. *Nutrition Today,* Juli/August.

Spencer, P. L., 1995. Fat faddists. *Consumers' Research* 78(5).

Kapitel 2 – Fette verstehen

Addis, P. B. und G. J. Warner, 1991. In: *Free radicals and food additives,* herausgegeben von O. I. Arouma und B. Halliwell. London: Taylor and Francis.

Ball, M., 1993. Parenteral nutrition in the critically ill: Use of a medium chain triglyceride emulsion. *Intensive Care Medicine* 19(2).

Belitz, H. D. und W. Grosch, 1999. *Food chemistry.* 2nd edition. Translated by D. Hadziyev. New York: Springer-Verlag. Deutsche Ausgabe: *Lehrbuch der Lebensmittelchemie.* Berlin, Heidelberg: Springer.

Booyens, J. und C. C. Louwrens, 1986. »The Eskimo diet: Prophylactic effects ascribed to the balanced presence of natural cis unsaturated fatty acids. *Medical Hypotheses* 21.

Calabrese, C., Myer S., Munson S., Turet P., Birdsall T.C., 1999. A crossover study of the effect of a single oral feeding of medium chain triglyceride oil vs. canola oil on post-ingestion plasma triglyceride levels in healthy men. *Alternative Medicine Review.* 4(1).

Caroll, K. K. und H. T. Khor, 1971. Effects of level and type of dietary fat on incidence of mammary tumors induced in female Sprague-Dawley rats by 7, 12-dimethylbenzanthracene. *Lipids* 6.

Jiang, Z. M., Zhang S. Y., Wang X. R., 1993 A comparison of medium-chain and long-chain trigycerides in surgical patients. *Annals of Surgery* 217(2).

Kritchevsky, D. und S. A. Pepper, 1967. Cholesterol vehicle in experimental atherosclerosis. 9. Comparison of heated corn oil and heated olive oil. *Journal of Atherosclerosis Reseach* 7.

Lölinger, J., 1991. In *Free radicals and food additives,* herausgegeben von O. I. Aruoma und B. Halliwell. London: Taylor and Francis.

McCully, K. S., 1997. *The homocysteine revolution.* Los Angeles: Keats.

Moore, T. H., 1989. The cholesterol myth, *Atlantic Monthly,* September.

Passwater, R. A., 1985. *The antioxidants.* New Canaan, Conn.: Keats.

Passwater, R. A., 1992. *The new superantioxidant-plus.* New Canaan, Conn.: Keats.

Radloff, J., 1996. Unusual fats lose heart-friendly image. *Science News* 150(6).

Tantibhedhyangkul, P. und S. A. Hashim, 1978. Medium-chain triglyceride feeding in premature infants: Effects on calcium and magnesium absorption. *Pediatrics* 61(4).

Thampan, P. K., 1994. *Facts and fallacies about coconut oil.* Jakarta: Asian and Pacific Coconut Community.

Willet, W. C., Stampfer M. J., Manson J. E., Colditz G. A., Speizer F. E., Rosner B. A., Sampson L. A., Hennekens C. H., 1993. Intake of trans fatty acids and risk of coronary heart disease among women. *Lancet* 341(8845).

Kapitel 3 – Eine neue Waffe gegen Herz-Kreislauf-Erkrankungen

Ohne Angabe des Verfassers, 1998. Bad teeth and gums a risk factor for heart disease? *Harvard Heart Letter* 9(3).

Ascherio, A. und W. C. Willett, 1997. Health effects of trans fatty acids. *American Journal of Clinical Nutrition* 66(4 supp.).

Baba, N., 1982. Enhanced thermogenesis and diminished deposition of fat in response to overfeeding with a diet containing medium chain triglycerides. *American Journal of Clinical Nutrition* 35.

Bray, G. A., Cee M., Bray T. L., 1980. Weight gain of rats fed medium-chain triglycerides is less than rats fed long-chain triglycerides. *International Journal of Obesity* 4.

Danesh, J. und R. Collins, 1997. Chronic infections and coronary heart disease: Is there a link? *Lancet* 350.

Enig, M. G., 1993. Diet serum cholesterol and coronary heart disease. In: *Coronary heart disease: The dietary sense and nonsense,* herausgegeben von G. V. Man. London: Janus.

Enig M. G., 1999. Coconut: In support of good health in the twenty-first century. Referat bei der 36. Jahreskonferenz der APCC.

Enig, M. G., 2000. *Know your fats: The complete primer for understanding the nutrition of fats, oils and cholesterol.* Silver Spring, Md.: Bethesda Press.

Fong, I. W., 2000. Emerging relations between infectious diseases and coronary artery disease and atherosclerosis. *Canadian Medical Association Journal* 163(1).

Gaydos, C. A., Summersgill J.T., Sahney N. N., Ramirez J. A., Quinn T. C, 1996. Replication of Chlamydia pneumoniae in vitro in human macrophages, endothelial cells, and aortic artery smooth muscle cells. *Infection and Immunity* 64.

Geliebter, A., 1983. Overfeeding with medium-chain triglycerides diet results in diminished deposition of fat. *American Journal of Clinical Nutrition* 37.

Greenberger, N. J. und T. G. Skillman, 1969. Medium-chain triglycerides: physiologic considerations and clinical implications. *New England Journal of Medicine* 17.

Gura, T., 1998. Infections: A cause of artery-clogging plaques? *Science* 281.

Hegsted, D. M., McGandy R. B., Myers M. L., Stare F. J., 1965. Qualitative effects of dietary fat on serum cholesterol in man. *American Journal of Clinical Nutrition* 17.

Heimlich, J. 1990. *What your doctor won't tell you.* New York: Harper Collins.

Hornung, B., Amtmann E., Sauer G., 1994. Lauric acid inhibits the maturation of vesicular stomatitis virus. *Journal of General Virology* 75.

Kaunitz, H., 1986. Medium chain triglycerides (MCT) in aging and arteriosclerosis. *Journal of Environmental Pathology, Toxicology, and Oncology* 6 (3–4).

Kaunitz, H. und C. S. Dayrit, 1992. Coconut oil consumption and coronary heart disease. *Philippine Journal of Internal Medicine* 30.

Kurup, P. A. und T. Rajmohan, 1994. Consumption of coconut oil and coconut kernel and the incidence of artherosclerosis. In *Coconut and Cononut Oil in Human Nutrition, Proceedings,* Symposium über Kokosnuss und Kokosnussöl in der menschlichen Ernährung, veranstaltet vom Coconut Development Board, Kochi, Indien, 27. März 1994.

Leinonen, M. 1993. Pathogenic mechanisms and epidemiology of Chlamydia pneumoniae. *European Heart Journal* 14(supp. K).

Mendis, S. und R. Kumarasunderam, 1990. The effect of daily consumption of coconut fat and soya-bean fat on plasma lipids and lipoproteins of young normolipidaemic men. *British Journal of Nutrition* 63.

Millman, C., 1999. The route of all evil. *Men's Health* 14(10).

Muhlestein, J. B., 2003. Chronic infection and coronary artery disease. *Clinical Cardiology* 21(3).

Price, W. A., 1998. *Nutrition and physical degeneration.* 6th edition. Los Angeles: Keats.

Prior, I. A., Davidson F., Salmond C.E., Czochanska Z., 1981. Cholesterol, coconuts, and diet on Polynesian atolls: A natural experiment: The Pukapuka and Tokelau Island studies. *American Journal of Clinical Nutrition* 34(8).

Ross. R., 1993. The pathogenesis of atherosclerosis: A perspective for the 1990s. *Nature* 362.

Sircar, S. und U. Kansra, 1998. Choice of cooking oils – myths and realities. *Journal of the Indian Medical Association* 96(10).

Stanhope, J. M., Sampson V. M., Prior I. A., 1981. The Tokelau Island migrant study: Serum lipid concentrations in two environments. *Journal of Chronic Diseases* 34.

Thampan, P. K., 1994. *Facts and fallacies about coconut oil.* Jakarta: Asian and Pacific Coconut Community.

Kapitel 4 – Ein wunderbarer natürlicher Keimbekämpfer

Ohne Angabe des Verfassers, 1987. Monolaurin. *AIDS Treatment News* 33.

Ohne Angabe des Verfassers, 1998. Summertime blues: It's giardia season. *Journal of Environmental Health,* Juli/August 61.

Bergsson, G., Arnfinnsson S., Karlsson S. M., Steingrimsson O., Thormar H., 1998. In vitro inactivation of Chlamydia trachomatis by fatty acids and monoglycerides. *Antimicrobial Agents and Chemotherapy* 42.

Chowhan, G. S., Joshi K. R., Bhatnagar H. N., Khangarot D., 1985. Treatment of tapeworm infestation by coconut *(Conus nucifera)* preparations. *The Journal of the Association of Physicians of India* 33.

Crook, W., 1986. *The yeast connection.* New York: Vintage Books.

Crouch, A. A., Seow W. K., Whitman L. M., Thong Y. H., 1991. Effect of human milk and infant milk formulae on adherence of Giardia intestinalis. *Transactions of the Royal Society of Tropical Medicine and Hygiene* 85.

Enig M. G., 1999. Coconut: In support of good health in the twenty-first century. Referat bei der 36. Jahreskonferenz der APCC.

Galland, L. und M. Leem, 1990. *Giardia lamblia* infection as a cause of chronic fatigue. *Journal of Nutritional Medicine* 1.

Galland, L., 1999. Colonies within: Allergies from intestinal parasites. *Total Health* 21.

Hernell, O., Ward H., Blackberg L., Pereira M. E., 1986. Killing of Giardia lamblia by human milk lipases: An effect mediated by lipolysis of milk lipids. *Journal of Infectious Diseases* 153.

Hierholzer, J. C. und J. J. Kabara, 1982. In vitro effects of monolaurin compounds on enveloped RNA and DNA viruses. *Journal of Food Safety* 4.

Holland, K. T., Taylor D., Farrel A. M., 1994. The effect of glycerol monolaurate on growth of, and production of toxic shock syndrome toxin-1 and lipase by, Staphylococcus aureus. *Journal of Antimicrobial Chemotherapy* 33.

Isaacs, C. E. und H. Thormar, 1991. The role of milk-derived antimicrobial lipids as antiviral and antibacterial agents. In: *Immunology of milk and the neonate,* herausgegeben von J. Mestecky, Blair C. und Ogra P. L. New York: Plenum Press.

Isaacs, C. E., Kim K. S., Thormar H., 1994. Inactivation of enveloped viruses in human bodily fluids by purified lipid. *Annals of the New York Academy of Sciences* 724.

Isaacs, C. E., Litov R. E., Marie P., Thormar H., 1992. Addition of lipases to infant formulas produces antiviral and antibacterial activity. *Journal of Nutritional Biochemistry* 3.

Kabara, J. J., 1978. Fatty acids and derivatives as antimicrobial agents. In: *The pharmacological effect of lipids,* herausgegeben von J. J. Kabara. Champaign, Ill.: American Oil Chemists' Society.

Kabara, J. J., 1984. Antimicrobial agents derived from fatty acids. *Journal of the American Oil Chemists Society* 61.

Kent, C., 1966. Food-borne illnesses a growing threat to public health. *American Medical News,* 10. Juni.

Merewood, A., 1994. Taming the yeast beast. *Women's Sports and Fitness* 16.

Novotny, T. E., Hopkins R. S., Shillam P., Janoff E. N., 1990. Prevalence of Giardia lamblia and risk factors for infection among children attending day-care. *Public Health Reports* 105.

Petschow, B. W., Batema R. P., Ford L. L., 1996. Susceptibility of Helicobacter pylori to bactericidal properties of medium-chain monoglycerides and free fatty acids. *Antimocrobial Agents and Chemotherapy* 145.

Reiner, D. S., Wang C. S., Gillin F. D., 1986. Human milk kills Giardia lamblia by generating toxic lipolytic products. *Journal of Infectious Diseases* 154.

Thormar H., Isaacs C. E., Brown H. R., Barshatzky M. R., Pessolano T., 1987. Inactivation of enveloped viruses and killing of cells by fatty acids and monoglycerides. *Antimicrobial Agents and Chemotherapy* 31.

Wan, J. M. und R. F. Grimble, 1987. Effect of dietary linoleate content on the metabolic response of rats to *Escherichia coli* endotoxin. *Clinical Science* 72(3).

Kapitel 5 – Fett essen und abnehmen

Bab, N., 1982. Enhanced thermogenesis and diminished deposition of fat in response to overfeeding with diet containing medium-chain triglyceride. *American Journal of Clinical Nutrition* 35.

Bray, G. A., Cee M., Bray T.L., 1980. Weight gain of rats fed medium-chain triglycerides is less than rats fed long-chain triglycerides. *International Journal of Obesity* 4.

Divi, R. L, Chang H. C., Doerge D. R., 1997. Anti-thyroid isoflavones from soybean: Isolation, characterization, and mechanisms of action. *Biochemical Pharmacology* 54(10).

Geliebter, A., 1980. Overfeeding with a diet containing medium chain triglyceride impedes accumulation of body fat. *Clinical Research* 28.

Geliebter, A., Torbay N., Bracco E. F., Hashim S. A., Van Itallie T. B., 1983. Overfeeding with medium-chain triglycerides diet results in diminished deposition of fat. *American Journal of Clinical Nutrition* 37.

Hashim, S. A. und P. Tantibhedyangkul, 1987. Medium chain triglyceride in early life: Effects on growth of adipose tissue. *Lipids* 22.

Hill J. O., Peters J. C., Yang D., Sharp T., Kaler M., Abumrad N. N., Greene H. L. 1989. Thermogenesis in humans during overfeeding with medium-chain triglycerides. *Metabolism* 28.

Ingle, D. L., 1999. Dietary energy value of medium-chain triglycerides. *Journal of Food Science* 64(6).

Murray, M. T., 1966. Herbal formulas containing natural sources of caffeine and ephedrine. *American Journal of Natural Medicine* 3(3).

Seaton, T. B., Welle S. L., Warenko M. K., Campbell, R. G., 1986. Thermic effect of medium-chain and long-chain triglycerides in man. *American Journal of Clinical Nutrition* 44.

Shepard. T. H., 1960. Soybean goiter. *New England Journal of Medicine* 262.

Thampan, P. K., 1994. *Facts and fallacies about coconut oil.* Jakarta: Asian and Pacific Coconut Community.

Whitney, E. N., Cataldo C. B., Rolfes S. R., 1991. *Understanding normal and clinical nutrition.* 3rd ed. St. Paul, Minn.: West.

Kapitel 6 – Zarte Haut und schönes Haar

Ohne Angabe des Verfassers, 1999. Shine to dye for. *Redbook,* Februar.

Cross, C. E., Halliwell B., Borish E. T., Pryor W. A., Ames B. N., Saul R. L., McCord J. M., Harman D., 1987. Oxygen radicals and human disease. *Annals of Internal Medicine* 107.

Harman, D., 1986. Free radical theory of aging: Role of free radicals in the origination and evolution of life, aging, and disease processes. In: *Free radicals, aging and degenerative diseases,* herausgegeben von R. L. Walford, J. E. Johnson, D. Harman und J. Miguel. New York: John Wiley & Sons.

Kabara, J. J., 1978. *The pharmacological effect of lipids.* Champaign, Ill.: The American Oil Chemists' Society.

Noonan, P., 1994. Porcupine antibiotics. *Omni* 16.

Sadeghi, S., Wallace F. A., Calder P. C., 1999. Dietary lipids modify the cytokine response to bacterial lipopolysaccharide in mice. *Immunology* 96(3).

Kapitel 7 – Kokosöl als Nahrungsmittel und Medizin

Ohne Angabe des Verfassers, 1999. Low-fat diet alone reversed type 2 diabetes in mice. *Comprehensive Therapy* 25(1).

Campbell-Falck, D., Thomas T., Falck T. M., Tutuo N., Clem K., 2000. The intravenous use of coconut water. *American Journal of Emergency Medicine,* Januar 18(1).

Applegate, L., 1996. Nutrition, *Runner's World* 31.

Azain, M. J., 1993. Effects of adding medium-chain triglycerides to sow diets during late gestation and early lactation on litter performance. *Journal of Animal Science* 71(11).

Balzola, F. A., Castellino, F, Colombatto P., Manzini P., Astegiano M., Verme G., Brunetto M. R., Pera A., Bonino F., 1997. IgM antibody against measles virus in patients with inflammatory bowel disease: A marker of virus-related disease? *European Journal of Gastroenterology & Hepatology* 9(7).

Barnard, R. J., Massey M. R., Cherry S., O'Brien L. T., Pritikin, N., 1983. Long-term use of a high-complex-carbohydrate, high-fiber, low-fat diet and exercise in the treatment of NIDDM patients. *Diabetes Care* 6(3).

Berry, E. M., 1997. Dietary fatty acids in the management of diabetes mellitus. *American Journal of Clinical Nutrition* 66 (supp.).

Cha, Y. S. und D. S. Sachan, 1994. Opposite effects of dietary saturated and unsaturated fatty acids on ethanol-pharmacokinetics, triglycerides and carnitines. *Journal of the American College of Nutrition* 13(4).

Cohen, L. A., 1988. Medium chain triglycerides lack tumor-promoting effects in the n-methylnitrosourea-induced mammary tumor model. In *The pharmacological effects of lipids,* Bd. 3, herausgegeben von J. J. Kabara. Champaign, Ill.: The American Oil Chemists' Society.

Cohen, L. A. und D. O. Thompson, 1987. The influence of dietary medium chain triglycerides on rat mammary tumor development. *Lipids* 22(6).

Daszak, P., 1997. Detection and comparative analysis of persistent measles virus infection in Crohn's disease by immunogold electron microscopy. *Journal of Clinical Pathology* 50(4).

Dayrit, C. S., 2000. Coconut oil in health and disease: Its and monolaurin's potential as cure for HIV/AIDS. Referat beim 36. Cocotech-Jahreskongress, Chennai, Indien, 25. Juli.

François, C. A., Connor S. L., Wander R. L., Connor W. E., 1998. Acute effects of dietary fatty acids on the fatty acids of human milk. *American Journal of Clinical Nutrition* 67.

Fushiki, T. und K. Matsumoto, 1995. Swimming endurance capacity of mice is increased by chronic consumption of medium-chain triglycerides. *Journal of Nutrition* 125.

Garfinkel, M., Cee S., Opara E. C., Akwari O. E., 1992. Insulinotropic potency of lauric acid: A metabolic rationale for medium chain fatty acids (MCF) in TPN formulation. *Journal of Surgical Research* 52.

Ginsberg, B. H., Jabour J., Spector A. A., 1982. Effect of alterations in membrane lipid unsaturation on the properties of the insulin receptor of Ehrlich ascites cells. *Biochimica et biophysica acta* 690(2).

Goldberg, B., Hrsg., 1994. *Alternative medicine.* Fife, Wash.: Future Medicine.

Hopkins, G. J., Kennedy T. G., Carroll K. K., 1981. Polyunsaturated fatty acids as promoters of mammary carcinogenesis induced in Sprague-Dawley rats by 7, 12-dimethylbenz[a]antracene. *Journal of the National Cancer Institute* 66(3).

Jiang, Z. M., Zhang S. Y., Wang X. R., 1993. A comparison of medium-chain and long-chain triglycerides in surgical patients. *Annals of Surgery* 217(2).

Kiyasu, G. Y., 1952. The portal transport of absorbed fatty acids. *Journal of Biological Chemistry* 199.

Kono, H., Enomoto N., Connor H. D., Wheeler M. D., Bradford B. U., Rivera C. A., Kadiiska M. B., Mason R. P., Thurman R. G., 2000. Medium-chain triglycerides inhibit free radical formation and TNF-alpha production in rats given enteral ethanol. *American Journal of Physiology, Gastrointestinal and Liver Physiology* 278(3).

Lewin, J., Dhillon A. P., Sim R., Mazure G., Pounder R. E., Wakefied A. J., 1995. Persistent measles virus infection of the intestine: confirmation by immunogold electron microscopy. *Gut* 36(4).

Macalalag, E. V., Macalalag M. L., Macalalag A. L., Perez E. B., Cruz L. V., Valensuela L. S., Bustamante M. M., Macalalag M. E., 1997. Buko water of immature coconut is a universal urinary stone solvent. Referat bei der Konferenz der Padivid Coconut Community, Manila, 14.-18. August.

Monserrat, A. J., Romero M., Lago N., Aristi C., 1995. Protective effect of coconut oil on renal necrosis occurring in rats fed a methyl-deficient diet. *Renal Failure* 17(5).

Montgomery, S. M., Morris D. L., Pounder R. E., Wakefield A. J., 1999. Paramyxovirus infections in childhood and subsequent inflammatory bowel disease. *Gastroenterology* 116(4).

Murray, M., 1994. *Natural alternatives to over-the-counter and prescription drugs.* New York: Morrow.

Nanji, A. A., Sadrzadeh S. M., Yang E. K., Fogt F., Meydani M., Dannenberg A. J., 1995. Dietary saturated fatty acids: A novel treatment for alcoholic liver disease. *Gastroenterology* 109(2).

Oakes, N. D., Bell K. S., Furler S. M., Camilleri S., Saha A. K., Ruderman N. B., Chisholm D. S., Kraegen E. W., 1997. Diet-induced muscle insulin resistance in rats is ameliorated by acute dietary lipid withdrawal or a single bout of exercise: Parallel relationship between insulin stimulation of glucose uptake and suppression of long-chain fatty acyl-CoA. *Diabetes* 46(12).

Parekh, P. I., Petro A. E., Tiller J. M., Feinglos M. N., Surwit R. S., 1998. Reversal of diet-induced obesity and diabetes in C57BL/6J mice. *Metabolism* 47(9).

Reddy, B. S., 1992. Dietary fat and colon cancer: Animal model studies. *Lipids* 27(10).

Ross, D. L., Swaiman K. F., Torres F., Hansen J., 1985. Early biochemical and EEG correlates of the ketogenic diet in children with atypical absence epilepsy. *Pediatric Neurology* 1(2).

Shimada, H., Tyler V. E., McLaughlin J. L., 1997. Biologically active acylglycerides from the berries of saw-palmetto. *Journal of National Products* 60.

Sircar, S. und U. Kansra, 1998. Choice of cooking oils – myths and realities. *Journal of the Indian Medical Association* 96(10).

Tantibhedhyangkul, P. und S. A. Hashim, 1978. Medium-chain triglyceride feeding in premature infants: Effects on calcium and magnesium absorption. *Pediatrics* 61(4).

Thampan, P. K., 1994. *Facts and fallacies about coconut oil.* Jakarta: Asian and Pacific Coconut Community.

Vaidya, U. V., Hegde V. M., Bhave S. A., Pandit A. N., 1992. Vegetable oil fortified feeds in the nutrition of very low birthweight babies. *Indian Pediatrics* 29(12).

Wakefield, A. J., Montgomery S. M., Pounder R. E., 1999. Crohn's disease: The case for measles virus. *Italian Journal of Gastroenterology and Hepatology* 31(3).

Watkins, B. A., 2000. Importance of vitamin E in bone formation and in chondrocyte function, Purdue University. Zitiert in S. Fallon und M. G. Enig, Dem bones – do high protein diets cause osteoporosis? *Wise Traditions* 1(4).

Yost, T. J. und R. J. H. Eckel, 1989. Hypocaloric feeding in obese women: Metabolic effects of medium-chain triglyceride substitution. *American Journal of Clinical Nutrition* 49(2).

Kapitel 8 – Über das Essen zu besserer Gesundheit

Gerster, H., 1998. Can adults adequately convert alpha-linolenic acid (18:3n-3) to eicosapentaenoic acid (20:5n-3) and docosahexaenoic acid (22:6n-3)? *International Journal for Vitamin and Nutrition Research* 68(3).

Isaacs, C.E. und H. Thormar, 1990. Human milk lipids inactivated enveloped viruses. In: *Breastfeeding, nutrition, infection and infant growth in developed and emerging countries,* herausgegeben von S. A. Atkinson, L. A. Hanson und R. K. Chandra. St. John's, Neufundland: Arts Biomedical.

Kabara, J. J., 1984. Lauricidin: The nonionic emulsifier with antimicrobial properties. In: *Cosmetic and drug preservation, principles and practice,* herausgegeben von Jon J. Kabara. New York: Marcel Dekker.

Traul, K. A., Driedger A., Ingle D. L., Nakhasi D., 2000. Review of the toxicological properties of medium-chain triglycerides. *Food and Chemical Toxicology* 38(1).

World Health Organization/Food and Agriculture Organization, 1977. *Dietary fats and oils in human nutrition.* Bericht über eine Experten-Anhörung. Rom: U.N. Food and Agriculture Organization.

Über den Autor

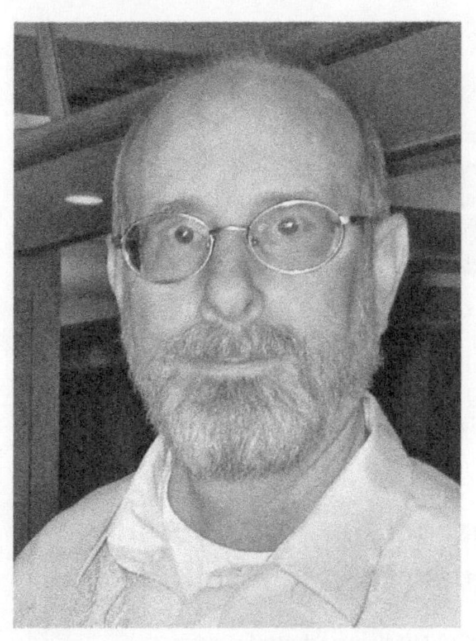

Dr. Bruce Fife ist Autor, Referent, zertifizierter Ernährungswissenschaftler und Naturheilarzt. Zur Behandlung von Patienten setzt er Diät, Ernährung, Bewegung, Physiotherapie und andere nichtmedikamentöse Verfahren und nichtinvasive Therapien ein. Er hat mehr als 25 Bücher über Ernährung und gesunde Fette geschrieben. Dazu gehören zum Beispiel *Die Heilkraft der Kokosnuss* und *Alzheimer jetzt stoppen!*. Er ist Herausgeber und Redakteur des Healthy Ways Newsletter und fungiert als Vorsitzender des Coconut Research Center *(http://www.coconutresearchcenter.org)*, einer gemeinnützigen Organisation, deren Zweck die Aufklärung der Öffentlichkeit und der medizinischen Gemeinschaft über die Gesundheits- und Ernährungsaspekte der Kokosnuss ist.

Dr. Fife ist international als führende Autorität in Gesundheits- und Ernährungsaspekten der Kokosnuss und verwandten Themen anerkannt. Er war der erste, der die medizinischen Forschungsergebnisse über den gesundheitlichen Nutzen von Kokosöl zusammenstellte und sie in verständlicher und lesbarer Form der breiten Öffentlichkeit präsentierte. Er reist um die ganze Welt, um medizinische Fachkräfte und Laien gleichermaßen über die Wunder der Kokosnuss zu unterrichten. Daher wird er häufig als »Kokos-Papst« bezeichnet, und viele nennen ihn respektvoll »Dr. Kokosnuss«.

Um ein Musterexemplar von Dr. Fifes Healthy Ways Newsletter zu sehen oder sich für ein kostenloses Abonnement anzumelden, besuchen Sie folgende Webseite: *http://www.coconutresearchcenter.org/?page_id=1917*.